EWALD KOEPKE

DER NEUE YOGA-WILLE

EWALD KOEPKE

Der neue Yoga-Wille

Von der Naturerkenntnis zur Geisterkenntnis

VERLAG FREIES GEISTESLEBEN

1. Auflage 2009

Verlag Freies Geistesleben
Landhausstraße 82, 70190 Stuttgart
Internet: www.geistesleben.com

ISBN 978-3-7725-2089-1

Umschlagfoto: Charlotte Fischer, Bexbach
Druck: CPI – Clausen & Bosse, Leck

Inhalt

Wir müssen fühlen lernen, wie durch unsere Augen unser Wille wirkt, und wie in der Tat die Aktivität der Sinne leise sich hineinmischt in die Passivität, wodurch sich Weltgedanken mit Menschheitswille kreuzen. Diesen neuen Yoga-Willen, den müssen wir entwickeln.

Rudolf Steiner[1]

Vorwort

Über einen Zeitraum von vierzig Jahren – von den *Grundlinien einer Erkenntnistheorie der Goetheschen Weltanschauung* bis zu den *Leitsätzen* – durchzieht ein Grundmotiv Rudolf Steiners unausschöpfliches Werk: Zwar bedarf die neuzeitliche Menschheit des Prüfungsweges durch die entspiritualisierte Sinneswelt, bedarf der Ausgestaltung einer geistentblößten Naturwissenschaft, um zum vollen, freien Selbstbewußtsein gelangen zu können; gleichzeitig jedoch droht die Bewußtseinsseele im stoffverhafteten Sinneswissen zu versinken, weshalb zur Naturerkenntnis ein Gegengewicht erforderlich ist: eine anthroposophisch orientierte Geisterkenntnis.

In seinen Vorträgen über *Die Naturwissenschaft und die weltgeschichtliche Entwickelung der Menschheit seit dem Altertum* hat Rudolf Steiner im Mai 1921 veranschaulicht, wie der Mensch vom mediterranen Süden her «ins Leere» hinuntergestiegen war, weshalb der Verstand sich genötigt sah, zur rein sinnlich-physischen Naturbetrachtung überzugehen. Seither sieht sich die Menschenseele in die geistentleerte materielle Außenwelt versetzt. Mit anderen Worten, die urzeitlich veranlagte Vertreibung aus der geistigen Welt ist zum Abschluß gelangt. Nunmehr steht die Menschheit vor der Frage, ob und wie die seelisch-geistige Zerreißung mit all ihren verheerenden Folgen behoben, die Umkehr vollzogen werden kann.

Kurz vor seinem Tode hat Ernst Mayr (1904–2005), einer der bedeutendsten Evolutionsbiologen des 20. Jahrhunderts, die Überzeugung vertreten, daß die menschliche Spezies vom baldigen Aussterben bedroht sei, weil es «keine Anzeichen einer natürlichen Selektion» gebe. «Eine neue Art Mensch wird sich nicht entwickeln.» Zumal die Evolution keinen Plan hat, kein intelligentes Design besitzt. «Wie denn auch? Jeder Biologe weiß, daß das Design der Welt alles andere als intelligent ist.»[2] Während Francis Bacons magische Parole «Wissen ist Macht» die moderne Naturwissenschaft seit Jahrhunderten zunehmend beherrscht und die hemmungslose Ausnützung wissenschaftlicher Resultate weltweit die sich bekämpfenden Egoismen einem Abgrund entgegentreibt, zieht Ernst Mayr die nüchterne Bilanz seines unermüdlichen Forscherlebens: Die Evolution besitzt keine Intelligenz; und die Menschheitsentwicklung hat ihr Ende erreicht.

Vorwort

Seit der Mitte des 15. Jahrhunderts ist der menschliche Intellekt zum Schatten geworden und muß sich deshalb an die sinnliche Außenwelt anklammern, um die eigene Leere mit materiellen Erkenntnisinhalten ausfüllen zu können. Das seelisch-geistige Menschenwesen verlor sich an ein Wissen, das den Menschen selbst nicht beinhalten kann: Ein Erkenntnis-Abgrund tut sich vor der Menschheit auf, über den keine Brücke zu führen scheint in die göttlich-geistige Welt, der das menschliche Wesen entstammt.

Ist denn aber der alte indische Yogaweg nicht nach wie vor beschreitbar? – jener spirituelle Läuterungsweg, auf dem das leidvolle Selbst-Bewußtsein im Ur-Selbst erlischt? In der vorliegenden Schrift wird zu betrachten sein, was dieser östliche Yoga-Wille verspricht, und was er hält.

Anthroposophie kann jenen Weg nicht nehmen. Sie muß Rechnung tragen der unumkehrbaren Menschheitsentwicklung, die zum Selbst-Bewußtsein des eigenverantwortlichen Menschen-Ich geführt hat. Das naturwissenschaftliche Zeitalter muß zur Hülle werden einer von innen her erneuerten, zukunftsgemäßen Spiritualität. Nie war deshalb Rudolf Steiner ein Feind der Naturwissenschaft. Am 24. Dezember 1922 eröffnete er seinen Zuhörern in einer Weihnachtsbetrachtung, worin der Sinn der naturwissenschaftlichen Denkungsart zu sehen ist. Wer den anthroposophisch orientierten Erkenntnisweg geht, der gelangt zu dem «Schauen des Embryonallebens einer neuen Geistigkeit in der Hülle naturwissenschaftlicher Vorstellungsarten.» Der Weg, den die neuzeitliche Menschheit gegangen ist, darf nicht als ein irrtümlicher angesehen werden. Trägt er doch «den Keim einer neuen Geist-Erkenntnis und einer neuen geistigen Willenstätigkeit in sich».[3]

Wie dieser neue Yoga-Wille aus der Gesamtentwicklung der Menschheit seit der urindischen Kulturepoche herauswächst und wie er in das Mysterium von Golgatha verwoben ist, möchte in dieser Schrift anschaubar werden.

Im März 2009 *Ewald Koepke*

I. DIE FLUCHT AUS DER SINNESWELT

Bis zum Ersticken gefangen

Aufs schärfste hatten die alten Hebräer ihren überweltlich-einzigen Gott von der gesamten physisch-sinnlichen Welt unterschieden, die sein Werk, sein Gewand ist und die in Staub zerfallen wird, weshalb auch der Leib des Menschen zerstäuben muß. Bereits im 8. vorchristlichen Jahrhundert verkündet der Prophet Jesaja: «Denn der Himmel wird wie Rauch vergehen und die Erde wie ein Kleid zerfallen, und die darauf wohnen, werden wie Mücken dahinsterben.»[4] Nur das Heil Jahves währet ewiglich, und nur seine Gerechtigkeit wird keinen Schaden nehmen.

Tausend Jahre später, im 4. nachchristlichen Jahrhundert, hatte sich nicht nur ein gähnender Abgrund zwischen Gott und Welt, Geist und Materie aufgetan; vielmehr drohte die Menschenseele vom gottleeren Diesseits verschlungen zu werden. Und niemand wohl sah sich während seiner Jugend anderthalb Jahrzehnte lang mehr zwischen Geist und Fleisch zerrissen als der spätere Kirchenlehrer Augustinus, der das ganze Mittelalter prägen sollte. Nie auch hat jemand derart schonungslos seinen gegen sich selbst gerichteten Seelenkampf geschildert wie Augustinus in seinen *Bekenntnissen*. Die selbstquälerische Intensität seiner Darstellungen ist beispiellos. Augustinus› von Zweifeln und von Verzweiflung heimgesuchter Wahrheitswille trachtete, die geheimsten Schlupfwinkel seines mit sich selbst verfeindeten Ichs aufzuspüren. Und so drang er in Tiefenschächte seiner zerrissenen Seele vor, um die Mächte niederzuzwingen, die sich in ihr eingenistet hatten.

Im fünften Buch seiner *Bekenntnisse* veranschaulicht Augustinus, warum er sich den «Schöpfer alles Sichtbaren und Unsichtbaren» ganz und gar nicht als einen Menschen vorstellen konnte, dessen todgezeichneter Leib «von den Umrissen unserer Körperglieder in Grenzen eingeschlossen» ist. Lange Jahre wollte es Augustinus nicht einleuchten, daß gerade deshalb die Fleischwerdung des Logos not-wendig geworden war, weil die Menschheit in der Gottesleere der sinnlichen Welt zu versinken begann, wie er selbst, indem er bekennen mußte: «Auf mich, der ich alles als Materie vorstellte und darin bis zum Ersticken gefangen war, drückten am allermeisten jene ‹Massen›, und unter ihren Lasten vermochte ich nicht, in der klaren und reinen Luft Deiner Wahrheit Atem zu holen.»

Im Banne der Materie wußte Augustinus nicht einmal Gott anders als eine ungeheure Stoffmasse vorzustellen. Als ein aus der Geisteswelt Vertriebener, ein ins Diesseits Ausgesperrter beschreibt sich Augustinus im dritten Buch – wie er «draußen wohnte, in dem, was meine Augen sahen, und wie ich im Innern nur wiederkäute, was ich durchs Auge verschlungen hatte.» Als ein Vorverkünder unseres geistentleerten Zeitalters steht Augustinus inmitten der Spätantike, in der Untergang und Aufgang ineinander verwoben sind.

Der Sohn eines heidnischen Vaters und einer christlichen Mutter, einer Griechin, wurde 354 im numidischen Thagaste geboren. Durch eine Schrift Ciceros zum Studium der Philosophie angeregt, traf der Jüngling wenig später in Karthago auf den Manichäerbischof Faustus, der ihn faszinierte. Von nun an hing er durch zehn Jahre dem von Mani, einem Perser, im 3. Jahrhundert gegründeten gnostischen Bekenntnis an, das er freilich gründlich mißverstand, was später grell zutage trat, als er in dieser spirituellen Weltschau eine materialistische Irrlehre zu bekämpfen glaubte.

Rudolf Steiner hat das Wesen dieser esoterischen Lehre in einem Vortrag charakterisiert, in dem er ausführt: «Die Worte oder Ideen ‹Geist› und ‹Materie› haben für den Manichäer keinen Sinn. Der Manichäismus sieht in dem, was den Sinnen materiell erscheint, Geistiges und erhebt sich nicht über dasjenige, was sich den Sinnen darbietet, wenn er vom Geistigen spricht.»[5]

Der Manichäismus war ein Nachzügler der altpersischen Kulturepoche, die alles sinnlich Wahrnehmbare in innigstem Zusammenhang mit dem Übersinnlich-Wesenhaften erlebte: Licht und Finsternis waren nicht weniger moralische als physische Entitäten. Augustinus hingegen trug Verlangen nach einem immateriellen, sinnlichkeitsfreien Gott, der ihn aus der Fesselung an die entgöttlichte Materie befreite. Mit der geballten Wucht seines leidenschaftlichen Wesens bekämpfte der Dreißigjährige die Manichäer als «Menschen des Stoffglaubens und des Irrgeschwätzes», die nicht anders als die Ägypter eine Kuh, die Sonne und den Mond für Götter hielten. Gewiß, so meint Augustinus im ersten Buch seiner *Bekenntnisse*, sei alles Sichtbare ein Werk Gottes. Aber, ruft er aus, zu seinem Schöpfer emporblickend: «Du bist nicht sie. Und auch die Seele bist du nicht, die beim Körper das Leben ausmacht – daher das Leben der Körper höher steht und gewisser ist als die Körper an und für sich –, sondern Du bist das Leben der Seelen, das Leben der Leben, als welche Du lebst durch Dich selbst und nicht Dich wandelst, Du Leben meiner Seele.»

Zum «Schlamm der Tiefe», zur «Finsternis des Irrwahns» war die sinnlich erfahrbare Welt für Augustinus geworden, in die er gestürzt war, «besiegt von der Lebensgier». Nunmehr, da er zu seinem Gott gefunden hatte, durchschaute er die Arglist des Versuchers, der in den Sinnen lauert. Besonders auch der Gehörsinn hatte dem Jüngling zu schaffen gemacht und ihn ins Joch gebeugt, indem ihn schöne Stimmen und Musik, neben dem Augenschmaus des Theaters, überwältigten. Ja, selbst in späteren Jahren, als der christliche Glaube in ihm Wurzeln zu schlagen begann, quälte ihn sogar der Wohlklang der feierlich gesungenen Psalmen Davids, weshalb er versucht war, am liebsten die heiligen Klänge aus seinem «und selbst der Kirche Ohr» zu verbannen.

Gleichzeitig war Augustinus alles bloße Erkenntnisstreben suspekt. «Die zehn Kategorien» des Aristoteles hatten bereits den Jüngling abgestoßen, obwohl sein Lehrer der Rhetorik und andere, die sich für gelehrt hielten, «sie mit stolzgeblähten Backen anzuführen pflegten», wie er dies im dritten Buch der *Bekenntnisse* schildert. In späteren Jahren widerte die «Wissensgier» Augustinus geradezu an. Sagte er sich doch, daß alle Gelehrsamkeit durch dieselben Sinne des Leibes entzündet wird, die alle fleischlichen Lüste entfachen. Indem Sinneserfahrungen die Grundlagen der Wissenschaft sind, müssen alle wissenschaftlichen Erkenntnisse üblen Quellen entsprungen sein. Insbesondere die «Begierlichkeit des Auges» untergräbt alles Erkenntnisstreben. Naturwissenschaft insgesamt ist gottlose Verirrung, obgleich sie beweist, daß Gott alles nach Maß, Zahl und Gewicht geordnet hat: Gott selbst aber sucht sie nicht, liebt sie nicht. Der schlichte Gläubige ist da in weit besserer Lage, auch dann, wenn er «nicht einmal vom Sternbild des Wagens und seinem Umlauf weiß» und kein Himmelsmesser, kein Sternenzähler, kein Elementewäger ist, wie dies im fünften Buch der *Confessiones* ausgeführt wird.

Nachdem Augustinus den von ihm gründlich mißverstandenen Manichäismus abgeschüttelt hatte, war er durch eine zwar kurze, aber intensive Phase des Skeptizismus gegangen, des radikalen Zweifels an der Erkenntnisfähigkeit des menschlichen Geistes. Dann hörte er in Mailand die neuplatonisch gefärbten Predigten des Bischofs Ambrosius, die ihn zutiefst ergriffen. Drei Jahre später ließ sich der Dreiunddreißigjährige am Karsamstag 387 von Ambrosius taufen, durchdrungen von der Überzeugung, daß die katholische Kirche mit ihrer unverletzbaren Sukzession den Heilsweg verkörpert. Zuvor aber fesselte den Gottessucher Plotins Weg nach innen: über die Ideenwelt hinauf zum ewig in sich selbst ruhenden Einen.

In dem genannten Vortrag vom 22. Mai 1920 charakterisiert Rudolf Steiner die nachhaltige Wirkung des vorrangig von Plotin geprägten Neuplatonismus auf die Seelenverfassung des Augustinus, die sein Christentum fortan tingierte. «Augustinus», heißt es dort, «ist viel mehr, als man gewöhnlich denkt, von diesem Neuplatonismus zugeführt worden. Die ganze Persönlichkeit und alles Ringen des Augustinus ist nur begreiflich, wenn man versteht, wie viel von neuplatonischer Weltanschauung hineingezogen ist in die Seele dieser Persönlichkeit. Und wenn man objektiv auf die Entwickelung des Augustinus eingeht, dann findet man eigentlich kaum, daß der Bruch, der in dieser Persönlichkeit war beim Übergang vom Manichäismus zum Plotinismus, sich in derselben Stärke wiederholt hat dann, als Augustinus vom Neuplatonismus zum Christentum überging.»

Mit der Gottheit eins geworden

Als ein Freund Plotins Porträt malen lassen wollte, verweigerte dieser es mit den Worten: «Ist es denn nicht genug, das Schattenbild zu tragen, mit dem die Natur uns umgeben hat? Und du achtest es gar der Mühe wert, ein Schattenbild des Schattenbildes folgenden Zeiten als etwas Sehenswürdiges zu hinterlassen!» Von Plotin wird auch berichtet, er habe sich geschämt, in einem Leibe zu wohnen. Das könnte der Wahrheit entsprechen.

Auf der Suche nach einer ihn befriedigenden Philosophie war der Achtundzwanzigjährige um 231 nach Alexandria gekommen, wo er in Ammonios Sakkas seinen Lehrer fand, bei dem er elf Jahre blieb.[6] Dann schloß er sich einem Feldzug des Kaisers Gordianus nach dem Osten an, um die indische Weisheit an der Quelle kennenzulernen. Das Unternehmen schlug jedoch fehl. Der Vierzigjährige begab sich nun nach Rom und entfaltete dort als Vorsteher einer eigenen Schule durch zweieinhalb Jahrzehnte seine philosophische Lehre in griechischer Sprache. Seine Rede war frei von sophistischem Prunk, glich vielmehr einer freundschaftlichen Unterredung. Milde, Besonnenheit und edle Gelassenheit gingen von seinem Wesen aus. Wenn er seine Ideen entwickelte, umleuchtete ihn das Licht des Geistes. Als der erblindete, an der Lepra Erkrankte isoliert auf dem Landgut eines Freundes in der Campagna starb, sagte er, nun wolle er versuchen, sein «Göttliches in uns» zum Göttlichen im Kosmos hinaufzuführen.

Plotins Ideengebäude kann auf wenige Grundbegriffe zurückgeführt werden: Die Welt ist eine stufenweise Ausstrahlung des Einen; und da die Seele in die Welt «gefallen», «geworfen» ist, besteht ihre Aufgabe darin, die Rückkehr zu dem Einen zu erlangen. Eine gründlichere Befassung mit Plotins Ideenbildungen zeigt jedoch, daß sie nicht nur spannungsreich, sondern gegenläufig und widersprüchlich sind. Offenkundig wollte Plotin sein ideelles Denken so intensiv wie möglich in sich selbst zurückstauen, bis es sich verwandelte und in ein Überindividuelles aufstieg, mit dem sich die Seele durch eine Ekstase, ein Aus-sich-Heraustreten vereinte. Solange wir als Erkennende von der Sinneserfahrung ausgehen, auf die sich unsere Begriffsbildungen beziehen – gibt Plotin zu bedenken –, können wir Seele und Geist nicht erfahren: «mit fleischlichen Augen» läßt sich Übersinnliches nicht wahrnehmen. Wir müssen unsere sterblichen Hüllen ablegen, wenn wir zum leibfreien Schauen aufsteigen wollen. Aus demselben Grunde müssen wir «unwillig sein über unsere Fesseln», müssen sie abschütteln, um in uns selbst Einkehr halten zu können. Wer zu dem allein Wesenhaften, dem Einen vordringen will, der «lasse draußen, was der Blick des Auges erschaut; er sehe sich nicht um nach dem, was ihm vormals als Glanz schöner Leiblichkeit erschien. Denn wenn man die leibliche Schönheit erblickt, muß man im Bewußtsein, daß sie nur Schemen und Schatten zeigt, zu dem flüchten, dessen Abbild sie ist.»[7]

Die Begriffswelt, zu der sich Plotin erhebt, indem er die sinnlichen Abbilder flieht, betrachtet er jedoch nicht als das eigentliche Ziel seines geistigen Strebens, wie bereits zu sehen war: Seine wahre Erfüllung ist die in der Ekstase erlangte Vereinigung mit dem Einen, mit Gott. Rudolf Steiner hat Plotins Philosophie mit den Worten charakterisiert: «Für uns liegt *unter* den Begriffen die sinnliche Welt; für Plotin liegt *über* den Begriffen eine geistige Welt, die Welt des eigentlichen Geistesreiches.»[8] Die instinktiv-imaginativen Schauungen Plotins spiegeln sich demnach nur unvollkommen in seinen Begriffsbestimmungen. Und doch ist er unausgesetzt bestrebt, das Überbegriffliche begrifflich abzufangen, im Medium des philosophischen Denkens erfahrbar zu machen. Vom Denken aus will Plotin den Weg zum Schauen des Einen bahnen. Darauf verweist Steiner im genannten Vortrag: Den anthroposophischen Schulungsweg, wie er in dem Buche *Wie erlangt man Erkenntnisse der höheren Welten?* für die Gegenwart umrissen ist, hat Plotin «im Sinne des alten ausgebildet».[9] Mit anderen Worten, Plotin wollte den Geist vom reinen Denken zu atavistischen Imaginationen erheben – in «die Welt des eigentlichen Geistesreiches».

Daß die Begriffswelt eine unzulängliche Spiegelung des Göttlich-Geistigen ist, daß folglich alles Philosophieren bestenfalls eine Vorbereitung auf das Schauen sein kann, war Plotin nicht nur bewußt; er hat auch immer wieder darauf aufmerksam gemacht, daß nur das Überschreiten der Grenze des bloßen Wissens durch die Ekstase in das unmittelbare Erleben des Einen einmündet. Das gilt es zu berücksichtigen, wenn man auf die ideellen Spannungen, Verwerfungen und Widersprüche im philosophischen Werk Plotins trifft. Auf dem mystischen Weg nach innen, den dieser Denker beschreitet, lösen sich zuletzt alle Begriffe auf. Das sei hier an einem Beispiel verdeutlicht, an Plotins Materie-Begriff. In der Befassung mit dem Demokritischen Atomismus verweist Plotin darauf, daß alles Körperlose wie das Denken und die Erinnerung aus Körperlichem niemals zu entstehen vermag: «Aus der ungeordneten Bewegung der Atome oder Elemente Ordnung, Vernunft und die leitende Seele hervorgehen zu lassen, ist ungereimt und unmöglich.» – «Denn die Materie formt sich nicht selbst, noch legt sie sich selbst Seele bei. Es muß also etwas geben, was den Reigen des Lebens anführt.» Mehr noch, vermutlich würde die Materie nicht einmal bestehen und «dieses gesamte All würde sich auflösen, wenn es jemand der zusammenhaltenden Kraft des Körpers anvertraute.»[10]

Plotin weist jegliche Art von Materialismus zurück; so betrachtet ist sein Begriff der Materie schlüssig. Da Plotin jedoch nur dem Einen als dem Überseienden im eigentlichen Sinne Realität beimißt, betrachtet er die Materie als wesenlos: sie ist die Abwesenheit des Einen, die bloße Negation. Gleichzeitig aber sieht Plotin in der Materie das Prinzip des

Häßlichen, des Bösen. Indem neben dem Einen kein Zweites, kein Widergöttliches bestehen kann, muß Plotin in anderem Zusammenhang die Materie denn auch notgedrungen ein Unzureichend-Gutes nennen.

Aber nicht nur der Begriff der Materie wird bei Plotin zum Proteus, nicht nur das Böse einerseits zur abgründigsten Widermacht des Einen, andererseits zu seiner wesenlosen Negation. Auch das Göttliche läßt sich begrifflich nicht fassen. Denn das Eine existiert auch im Menschen, der es nie genug lieben kann, gleichzeitig jedoch einen hochmütigen Eigenwillen besitzt und deshalb in die «Heimatlosigkeit», in das abgründige Verderben der ebenso wesenlosen wie häßlich-bösen Welt verbannt ist, deren anbetungswürdige Schönheit Plotin gleichzeitig hervorhebt. Durch den «Lethetrank» der Verkörperung ist die Seele sich selbst entfremdet. In Wahrheit ist sie ein Doppelwesen, verstrickt in den nie endenden Kampf aller gegen alle, die sich gegenseitig verschlingen. Zwei Seelen sind im Menschen zusammengewachsen, eine göttliche und eine tierische; die eine strebt nach dem Geist, die andere giert nach der Sinneswelt. Erst dann wird der Mensch erlöst sein, wenn er in keine weitere Verkörperung eingehen wird.

Plotin, der Augustinus so sehr beeinflußt hat, fragt sich: «Was war es doch, was die Seelen veranlaßte, Gottes, ihres Vaters, zu vergessen, und ihn, an dem sie Anteil haben und dem sie ganz angehören, und mit ihm sich selbst nicht mehr zu kennen? – Der Anfang des Unheils für sie war die Überhebung und der Werdegang und der erste Zwiespalt und der Wille, sich selber anzugehören. Und indem sie ihre Lust hatten an dieser Eigenmächtigkeit und sich immer mehr dem selbstischen Triebe hingaben, liefen sie den entgegengesetzten Weg, machten den Abfall immer größer und vergaßen, daß sie selbst von dorther stammen, Kindern vergleichbar, welche, früh ihrer Väter beraubt und lange entfernt von ihnen aufgezogen, sich selbst und ihre Väter nicht mehr kennen. Indem sie aber weder Ihn noch sich selbst erkannten, aus Verkennung ihres Ursprungs sich selbst erniedrigend, ein Fremdes verehrten, alles andere mehr als sich selbst hochhielten und dem Fremden mit staunender Bewunderung anhingen, brachen sie sich so arg wie möglich los und verachteten das, wovon sie sich abgewandt hatten.»[11]

Ein spirituelles Wetterleuchten durchzog Plotins Weltsicht an der Schwelle der Spätantike, wie sie Eingang fand in das katholische Christentum des unabsehbar wirkungsmächtigen Kirchenlehrers Augustinus, obwohl Plotin den Gott der Bibel, den Schöpfer der Welt und den Erlöser des Menschen, nicht kannte, vielmehr nur den ewigen Kreislauf von Selbstentfremdung und Selbstfindung in dem Einen.

In Indien hatte Plotin das Urbild seines Philosophierens zu finden gehofft. Da ihm dies verwehrt blieb, rang er sich in Rom ekstatisch hinauf zu dem Einen und fand in ihm sich «selbst als reines Licht und unbeschwert leicht, Gott werdend oder vielmehr seiend.» Feierlich bekennt Plotin: «Oft wenn ich aus dem Schlummer des Leibes erwache und aus der Außenwelt heraustretend bei mir selber Einkehr halte, schaue ich eine wundersame Schönheit: ich glaube dann am festesten an meine Zugehörigkeit an eine bessere und höhere Welt, wirke kräftig in mir das herrlichste Leben und bin mit der Gottheit eins geworden.»[12]

Aus der physisch-sinnlichen Außenwelt, die wenig später auch den Kirchenvater Augustinus so abgründig bedrängte und die in unserem naturwissenschaftlichen Zeitalter für immer mehr Menschen einzig und allein existiert, floh Plotin in das schwerelose Licht des Einen.

Losgelöst von den Fesseln des Körpers

Plotin verband sich als ein getreuer Nachfolger Platos, des «Göttlichen», wie er den Begründer der Ideenlehre nannte, der eine unübersehbare Wirkung auf die Nachwelt ausgeübt hat. Im *Phaidros* verweist Plato auf die Mysterien, aus denen alles wahre Wissen fließt. Der in die Mysterien Eingeweihte, läßt er Sokrates sagen, blickt in sein vorgeburtliches Leben zurück, das als Nachklang, als Erinnerung in die gegenwärtige Verkörperung hereinragt. Ideen sind bildhafte Nachwirkungen des «im Gefolge eines Gottes» leibfrei Angeschauten. Das «allerseligste» vorirdische Erleben jener göttlich-wesenhaften Bilder wird in Mysterienstätten bewahrt und gepflegt: sie sind Organe der Wahrnehmung des ewigen Seins.

Im selben Dialog sagt Sokrates: «Nur ein Mann, der solche Erinnerungen recht zu verwerten weiß und immer in die vollkommenen Weihen eingeweiht ist, kann wirklich vollkommen werden. Er, der die menschlichen Bestrebungen verschmäht und mit dem Göttlichen verkehrt, wird freilich von der Menge getadelt und heißt bei ihr ein Verrückter; daß er aber vom Gottesgeist ergriffen ist, merkt sie nicht.» Dabei ist das Geschaute unermeßlich beseligend. Gewahrt der Eingeweihte doch: Vormals war er «vollkommen rein und nicht befleckt von den Übeln, die unser für die künftige Zeit warteten, und so auch geweiht zu vollkommen reinen, einfachen, unwandelbaren, seligen Gesichten, die wir schauten im reinen Glanz, selbst rein und noch nicht gezeichnet mit dem Ding, das wir Körper nennen und das wir, darein eingekerkert, wie ein Schaltier mit uns herumtragen müssen.»[13]

Für Plato ist der sterbliche Leib ein Gefängnis, ein Grab der Seele. Weshalb Platos Philosophie nur ein Ziel kennt: sie möchte die ewige Seele aus dem Verhängnis der Körperwelt, in der kein Sein, nur Werden und Vergehen herrscht, für immer befreien. Wie später auch Plotin, interessierte Plato die sinnliche Wahrnehmungswelt im Grunde nicht. Nur einmal, im hohen Alter, verfaßt er einen naturphilosophischen Dialog, den *Timaios*, in dem zu erfahren ist, wie der göttliche Schöpfer, der Demiurg, die Welt aus dem Chaos erbildet hat, wobei er den rätselhaften Urstoff bereits vorfindet. Denn «der Vater, welcher das All erzeugt hatte», trifft auf ein Zweites, tragisch Entgegengesetztes.

In *Das Christentum als mystische Tatsache und die Mysterien des Altertums* geht Rudolf Steiner auf Platos *Timaios* ein, indem er ausführt, dieser Dialog sei es «besonders, der uns den Mysteriencharakter der platonischen Weltanschauung enthüllt. Gleich am Anfang dieses Gespräches ist von einem ‹Eingeweihten› die Rede. Solon wird von einem ägyptischen Priester in das Werden der Welt ‹eingeweiht›». Der göttliche Schöpfer des Alls hat die Welt aus der Weltseele und dem Weltleib gestaltet. «Und gespannt auf diesen Weltleib ist in *Kreuzesform* die Weltseele. Sie ist das Göttliche in der Welt. Sie hat den Kreuzestod gefunden, auf daß die Welt sein könne. Das *Grab* des Göttlichen darf also Plato die Natur nennen. Doch nicht ein Grab, in dem ein Totes liegt, sondern ein Ewiges, für das der Tod nur die Gelegenheit gibt, die Allmacht des Lebens zum Ausdruck zu bringen. Und derjenige Mensch erblickt diese Natur in dem rechten Lichte, der vor sie hintritt, die gekreuzigte Weltseele zu erlösen. Wo kann sie wieder aufleben? Allein in der Seele des eingeweihten Menschen.»[14]

Als Vierzigjähriger – wie fast sechshundert Jahre später Plotin – hat Plato seine Akademie eröffnet, als eine Art Mysteriengemeinschaft mit strengen Anforderungen an den Einzelnen. Das Hauptgewicht legte Plato auf die mündliche Unterredung, die Mitteilung von Mund zu Ohr, während er der schriftstellerischen Betätigung distanziert gegenüberstand. Demgemäß heißt es in einem Brief Platos: «Kein Mensch wird sich je entschließen, über ernste Dinge zu schreiben und so seine Gedanken der Mißgunst und der Verständnislosigkeit preiszugeben.» Schriftliches kann nie zum Ausdruck bringen, was im geheimen Innern der Seele spontan aufleuchtet, «plötzlich, wie von einem springenden Funken entzündet, ein Licht in der Seele, das von nun an sich selbst erhält».[15]

Im bereits herangezogenen *Phaidros* bekundet Sokrates, daß jede Seele als ein stets Tätiges unsterblich ist. Alles hingegen, von dem keine ursprüngliche Bewegung ausgeht, muß irgendwann zur Ruhe kommen. «Nur bei dem, was sich selbst bewegt, hört die Bewegung niemals auf, weil es nie sich selbst verläßt, sondern es ist auch für alles andere, was bewegt wird, Quelle und Anfang der Bewegung. Der Anfang ist unentstanden. Denn aus dem Anfang muß alles Entstehende entstehen, er selbst aber aus nichts. Denn wenn der Anfang aus etwas entstände, so wäre er nicht von Anfang an. Da er aber unentstanden ist, muß er notwendig auch unvergänglich sein.»[16]

Platons Dialoge sind spirituelle Kunstwerke, in denen Unaussprechliches beredt wird und sich gleichzeitig in Schweigen hüllt. Sie entströmen Mysterienquellen, in denen Wissenschaft, Kunst und Religion eines sind.

Vielleicht am eindringlichsten anschaubar wird Platos intuitive Ideen-Gestaltung an seinem Höhlengleichnis. Verkürzt dargestellt, würde dasselbe allerdings mißverständlich sein – als wäre die Sinneswelt ein wesenloses Schattenspiel, von dem sich der Erkenntnisblick zu den allein seienden Urbildern ab- und umwenden soll, sich befreiend aus der Fesselung an die dahinhuschende Scheinwelt. Bei näherer Betrachtung des im *Staat* Dargestellten hingegen ergibt sich ein wesentlich differenzierteres Bild. Wird doch, bevor das Höhlengleichnis zur Darstellung gelangt, der Blick auf die unschätzbare Bedeutung der sinnlichen Wahrnehmungsorgane gerichtet, die, wie Sokrates hervorhebt, der «Bildner unserer Sinne» geschaffen hat. Die kostbarste Fähigkeit jedoch, heißt es weiter, ist das Vermögen zu sehen. Ohne das Auge und das Licht wäre die Sehkraft allerdings bedeutungslos, weshalb Sokrates zu bedenken gibt: «Der Gesichtssinn also und das Vermögen, gesehen zu werden, Vermögen, die schon an und für sich nichts Geringes sind, sind mit einem noch kostbareren Band als die anderen entsprechenden Verbindungen zusammengehalten» – eben mit dem Licht. Wer aber ist «der Urheber des Lichts, durch das unsere Augen am besten sehen und das Sichtbare gesehen wird?» Natürlich die Sonne, die unter allen Organen der Sinneswahrnehmung das Auge als «das sonnenhafteste» gestaltet hat.[17] Das aber besagt, so im weiteren Sokrates, daß die Sehkraft ein «Ausfluß aus dem Machtbereich dieses Gottes» ist, nicht natürlich dieser Gott selbst, der «Sohn des Guten, den das Gute seinem eigenen Wesen entsprechend erzeugt hat, und was das Gute im Reiche des Denkbaren im Verhältnis zur Denkkraft und zu dem Gedachten ist, das ist die Sonne in der sichtbaren Welt im Verhältnis zum Sehvermögen und zu dem, was gesehen wird.»

Wie das Auge ein Werk der Sonne ist, so ist das Denkvermögen ein Geschenk des Guten, dessen Sohn der Sonnengott ist. Das Unsichtbare kann nur gedacht werden, wie das Sichtbare nur wahrgenommen werden kann. Ist doch das Denken ein Organ, das die Ideen schaut. Die höchste Idee ist die «Schöngutheit». Diese ist das erhabenste göttliche Wesen, mit dem sich die ewige Seele verbinden muß, um sich dem Grabe des Leibes entringen zu können, statt im Schlamm sinnlicher Begierden zu versinken. Zwar ist die Sinneswelt eine Offenbarung des göttlichen Sohnes, der sie wahrnehmbar macht und der zudem das Werden und Wachsen und die Nahrung hervorbringt. Das Schöngute jedoch steht sinnlichkeitsfrei über allem. Obwohl der Sonnengott «alle Zeiten und Jahre schafft und alles ordnet in dem sichtbaren Raume», ist das im Denken erstrahlende Urbildlich-Wesenhafte mittels der sinnlichen Wahrnehmung grundsätzlich unerreichbar. Deshalb sind die Menschen aufgerufen, sich von der Sinneswelt «ab- und umzukehren» zu dem nur in der Seele Erschaubaren.

Im *Staat* folgt erst auf diese Erörterungen das berühmte Höhlengleichnis, das veranschaulicht, warum der an seine Sinne völlig ahnungslos Gefesselte sich in einer dunklen Höhle befindet, wo er das Schattenspiel des wahrhaft Seienden, mithin «lauter Nichtigkeiten» anstarrt. Ist doch die Sinneswelt in Wirklichkeit der Hades.

Im elften Gesang der *Odyssee* hatte sich der Held ratsuchend in die Unterwelt begeben, wo ihm der Schatten des Achilleus erschienen war, der sich wehklagend nach dem Leben in der sinnlich wahrnehmbaren Welt sehnte. Plato greift diese Schilderung auf und wendet sie in seinem Sinne um: Der homerische Held, behauptet Sokrates, würde im leibfreien Schauen der Ideenwelt leben wollen, wenn er durchschauen würde, daß die Sinneswelt der Hades ist. Dann würde er «viel lieber hier oben einem andern unbegüterten Manne als Tagelöhner dienen wollen und lieber alles über sich ergehen lassen, als an jene Vorstellungen glauben und auf jene Weise leben».

Der Grieche – im Gegensatz zu Plato – schätzte über alles die Sinneswelt. Auch deshalb sah er in Homer seinen Erzieher. Plato hingegen wollte, wenn auch mit Ehren, diesen Seher aus seinem Idealstaat ausgewiesen wissen, aus einem Staat, in dem die individuelle Freiheit und Würde um des Gemeinwohls willen an der Wurzel gekappt wurde. Sollte doch letztlich das höchste Ziel aller Bildung und Erziehung darin bestehen, daß der «Aufschwung der Seele in die nur mit dem Denken erfaßbare Welt» gelingt. Um das ewige Sein, das höchste Göttliche schauend erkennen zu können «in der nur mit dem Denken erfaßbaren Welt», bedarf der Mensch der «Umkehrung».[18]

Plato war in ein Geheimnis eingeweiht, das er als das allerseligste betrachtete. Er wußte, was es heißt, «selbst vollkommen rein und unbefleckt von den Übeln» zu sein, die seiner in der Sinneswelt harrten. Die ihm zuteil gewordenen reinen, unwandelbaren Gesichte bewirkten aber auch, daß er seinen Körper als Leichnam empfand.

Weshalb Sokrates im *Georgias* zu bedenken gibt, daß «es etwas Gefährliches um das Leben» ist. Er, gesteht Sokrates, würde sich wenigstens nicht wundern, wenn der Tragiker Euripides im Recht sei, indem er sich frage, ob das Leben nicht ein Sterben sei und das Sterben Leben. «Wer weiß denn, ob das Leben nicht ein Sterben ist,/ Und Sterben Leben?» Vielleicht sind wir Menschen in Wirklichkeit tot. Für diesen Fall wäre der Körper «unser Grab, und der Teil der Seele, in dem die Begierden wohnen, sei derart, daß er sich verführen» ließ.

Die tragisch rückwärts gewandte Grundstimmung der platonischen Philosophie erreicht eine beklemmende Intensität im *Phaidon*, in dem Plato dem in den Tod gehenden Sokrates die denkbar bitterste Absage an das Diesseits in den Mund legt. Ein wahrer Philosoph, sagt der Sterbende, ist auf nichts gerichtet «als zu sterben und tot zu sein.» Denn die Trennung der Seele vom Leibe ist die Voraussetzung für das ungetrübte Schauen der Wahrheit. Es ist «das erste Merkmal des Philosophen, daß er die Seele so viel als möglich aus der Gemeinschaft mit dem Körper löst». Ja, die Seele des Philosophen «verachtet den Leib, flieht von ihm und sucht für sich allein zu sein». Augen und Ohren, kurz, der ganze Leib «verwirrt» die Seele nur in ihrer Suche nach der Wahrheit. Deshalb ist der

Körper das eigentliche Übel, mit dem wir «befleckt» sind. Der Tod ist unser Erlöser, weil durch ihn «der Gott selbst uns befreit.» Befreit «von dem Unverstand des Leibes». Dann endlich sind wir «losgelöst von den Fesseln des Körpers».

Plato betrachtete das Leben in der physischen Welt als einen leidvollen Krankheitsprozeß. Die letzten Worte des sterbenden Sokrates sind nur so zu verstehen: «O Kriton, wir sind dem Asklepios einen Hahn schuldig, entrichte ihm den und versäume es ja nicht.» Jahrzehnte zuvor hatte Sophokles den Kult des Asklepios, des Gottes der Ärzte, in Athen eingeführt; seither war der Hahn das übliche Opfer nach Genesung von einer Krankheit. Für Sokrates war sein Sterben folglich ein Genesen von einer allzu langen Krankheit. Ein Genesen für immer? Wer sich «durch Philosophie hinlänglich gereinigt hat, der lebt gänzlich ohne Leib für alle Zukunft.[19]

Sokrates trank den Giftbecher im Jahre 399 vor der Zeitenwende. Etwa achtzig Jahre vor dem Tod des griechischen Weisen ging Buddha in das Nirvana ein.

Nirvana

In Sokrates tritt uns eine unüberbrückbar scheinende Seelenspannung entgegen: Einerseits entzündet dieser griechische Weise, der sagt, er wisse, daß er nichts weiß, durch ein unermüdliches Fragen das intellektbegabte Selbstbewußtsein der nach Freiheit strebenden Persönlichkeit, ja, er betrachtet sein gesamtes Tun als eine Art Hebammenkunst, indem er dem Einzelnen zu sich selbst verhilft; andererseits sieht er, kaum anders als der Inder, in der Befreiung aus der Leibesverdüsterung das höchste Ziel des Strebens.

Weder das Leben noch die Lehre Buddhas weisen einen derartigen Antagonismus auf. Im Gegenteil. Für Gautama Buddha ist jegliches Streben abzuweisen, das in der Bindung des Menschen an seine intellektuelle Selbsterweckung einen unabdingbaren Eigenwert zu sehen vermeint.

Aber leugnet der Erhabene wirklich das Ich? Lehrt er nicht lediglich, was es nicht ist? – nicht die Körperlichkeit, nicht die Empfindungen, nicht die Vorstellungen, nicht die unbewußten Trieb- und Lebenskräfte? «Was der Veränderung unterworfen ist,» verkündet der Erleuchtete, «das ist nicht mein, das bin nicht ich, das ist nicht mein Selbst.»[20] Hier spricht ein Ich und sagt, was es nicht ist: im wahren Ich ist jeder Ich-Wahn verweht – ist Nirvana.

In der Ich-Sucht sieht Buddha die Wurzel aller Übel, deren Flechtwerk bis in die verborgensten Bereiche der Seele reicht, die deshalb ständig im Kampf mit sich selbst sein muß. Sokrates sieht das keineswegs anders, möchte aber durch unermüdliches Fragen das ethische Selbst um seiner selbst willen ans Tageslicht des Bewußtseins heben.

Rudolf Steiner hat 1912 in seinen Vorträgen zum *Markus-Evangelium* auf den gravierenden Unterschied aufmerksam gemacht, der zwischen Buddha und Sokrates zutage tritt, obwohl beide im selben Zeitraum der vierten Kulturepoche wirken. Während Buddha die ägyptisch-chaldäische Empfindungsseelenzeit bewahrt, nimmt Sokrates unser Bewußtseinszeitalter vorweg: beide bilden antipodische Gegengewichte zur Verstandes- und Gemütsseelenkultur aus. «Abendland und Morgenland sind dazu da, um diese zwei Verschiedenheiten aufzunehmen; das Morgenland, um zu bewahren die Größe der vergangenen Zeit; das Abendland beschäftigt sich damit, in einer früheren Zeit vorauszunehmen, was in späterer Zeit herauskommen soll.»[21]

Der Erlösung aus dem heillosen Kreislauf des Samsara stellt das Abendland den Willen zur autonomen Persönlichkeit entgegen, die das Ethisch-Gute aus dem freien Ichwesen heraus erkennt und tut. Indem Sokrates die von den Sophisten im 5. vorchristlichen Jahrhundert entwickelte, mit logischen Kunststücken und Kniffen blendende Dialektik aufgriff, um die Stimme des Gewissens, das «daimonion» im Dialog beredt zu machen, erweckte und stärkte er die zu entwickelnde intellektuelle Eigenständigkeit.

Scharf umrissene Vorstellungen und Begriffe fördern die Freiheit des Individuums, entbehren jedoch gerade deshalb des lebensvollen Bezugs zur göttlich-geistigen Welt, die dem traumähnlichen Schauen zuvor zugänglich war. «Die alte hellseherische Form», führt Steiner deshalb aus, «mußte untertauchen in das Reich des Pluto in der menschlichen Seele, und eine Weile, von der alten sokratischen Zeit bis in unsere Gegenwart herein, mußte gewissermaßen eine Epoche des Nichtwissens herrschen in bezug auf alle diese Verhältnisse. Die Menschen mußten ihr Ich konsolidieren, ihre Egoität ausbilden.» Und so wurde das alte mythisch-magische Erleben «unter dem Schutte der intellektuellen Kultur begraben. Jetzt taucht es wieder auf aus einer dunklen Geistestiefe.» In zeitgemäßer Gestalt beginnt es sich erneut zu entfalten in der anthroposophisch orientierten Geisteswissenschaft. «Dadurch aber wird die menschliche Seele wiederum vorbereitet zu einem künftigen, trotz der Intellektualität in Aussicht stehenden Hellsehen. Und die Vorbereitung auf dieses künftige Hellsehen ist unsere Geisteswissenschaft.»[22]

Suchte Sokrates die Keimkraft des Intellektes dadurch rege zu halten, daß er das darin ringende Ich ethisch impulsierte, während es aus der hellsichtig erlebten göttlich-geistigen Welt herausgelöst war, so stärkte Buddha seine Schüler durch die stufenweise Erweckung ihrer Seelenkräfte, um ihnen aus dem leidvollen Verhängnis der körperlichen Verfinsterung den Weg in das Nirvana zu bahnen.

In einer Landschaft, die unter den das ganze Jahr hindurch leuchtenden Schneebergen des Himalaya liegt, war Buddha zur Welt gekommen, dem Adelsgeschlecht der Sakya entstammend, das einen kleinen Staat in Kapilavastu regierte. Der Knabe und Jüngling verlebte eine sorglos-unbeschwerte Jugend. Seiner frühen Ehe entsproß sein Sohn Rahula. Dann aber sah Buddha zum ersten Mal einen Greis, einen Kranken und einen Leichnam – er sah Alter, Leiden und Tod. Da schwand ihm aller Lebensmut. Er verließ sein Zuhause, seine Heimat, seine Familie, um als Asket sein Heil zu suchen. In einsamen Wäldern gab er sich jahrelang strengsten Yogaübungen hin. Ohne Erfolg. Die Kasteiungen führten zu keiner Erleuchtung. Da entschloß sich Gautama zu etwas Ungeheuerlichem: um seine Lebenskräfte zurückzugewinnen, nahm er reichlich Nahrung zu sich. Die Meditation vollzog er von nun an ohne Askese. Und so erlangte der Neunundzwanzigjährige eines Nachts unter einem Feigenbaum die vollkommene Erleuchtung. Von nun an wußte Buddha, was ist und wie alles zusammenhängt, verschlungen in unstillbarem Lebensdurst, von Irrweg zu Irrweg eingesponnen in endlose Seelenwanderung: Also wußte er, was das Leid ist, wußte, woher es kommt, und wußte, wie allein es aufzuheben ist.

Sieben Tage saß der Erleuchtete, wie er sich von nun an selber nannte, mit untergeschlagenen Beinen am Fuße des Bodhibaumes im befreienden Erleben der Erlösung. Die Welt, so sah er, nimmt ihren Lauf; weiter dreht sich das Rad der Geburten durch Weltalter periodischer Zerstörung und

Wiederherstellung – nichts wird den blinden Zaubertrug bezwingen. Der Wissende allein erlangt Befreiung. Erbarmen ergriff den Erhabenen, Mitleid mit allem Leben. Und so zog er predigend und lehrend durch weite Gebiete des östlichen Nordindien. Eine stets wachsende Mönchsgemeinschaft in festen Formen begleitete ihn.

Seine erlösende Erkenntnis verkündete Buddha in der Volkssprache, nicht in Sanskrit. Die Autorität der Veden wie das von den Brahmanen verwaltete Opferwesen der vedischen Religion erkannte er nicht an. Allein die selbständig errungene Erkenntnis der Wahrheit war ihm der Heilsweg. Seelenläuterung führt von Meditationsstufe zu Meditationsstufe und öffnet die übersinnlichen Organe der Schau auf dem achtgliedrigen Pfad des rechten Glaubens, des rechten Denkens, des rechten Redens, des rechten Handelns, des rechten Lebens, des rechten Strebens, des rechten Gedenkens, des rechten Sich-Versenkens.

In *Wie erlangt man Erkenntnisse der höheren Welten?* hat Rudolf Steiner den achtgliedrigen Pfad in den anthroposophischen Schulungsweg verwoben. In einer Fußnote wird ausdrücklich darauf Bezug genommen. Steiner charakterisiert die acht Fähigkeiten im Zusammenhang mit der Ausbildung des geistigen Sinnesorgans in der Nähe des Kehlkopfes. Es handelt sich dabei um die «sechzehnblätterige Lotusblume», von der sich acht Blätter bereits in einer urfernen Vergangenheit ohne Mitwirkung des Menschen entwickelt haben, die sich aber, als das Bewußtsein sich aufhellte, verfinsterten und ihre Tätigkeit einstellten. «Die anderen acht kann der Mensch selbst durch bewußte Übungen ausbilden. Dadurch wird die ganze Lotusblume leuchtend und beweglich. Von der Entwikkelung eines jeden der sechzehn Blätter hängt die Erwerbung gewisser Fähigkeiten ab.» [23]

Was Rudolf Steiner in seinem Schulungsbuch auf dem Hintergrund der Anweisungen Buddhas zum achtgliedrigen Heilspfad ausführt, will er nicht etwa als eine Einbeziehung buddhistischer Meditationsanweisungen in den anthroposophischen Erkenntnisweg verstanden wissen. Denn – so heißt es an einer späteren Stelle in derselben Schrift –: «Des Menschen Aufgabe ist durchaus auf dieser Erde zu suchen. Und wer den Aufgaben auf dieser Erde sich entziehen und in eine andere Welt flüchten will, der mag sicher sein, daß er sein Ziel nicht erreicht.» [24] Mit größter Entschiedenheit wendet sich Steiner gegen die Flucht aus der Sinneswelt. Und doch greift er die Meditationschiffren des achtgliedrigen Pfades wie überhaupt des spirituellen Strebens Indiens auf. Wie ist das zu verstehen?

In Anknüpfung an die bisherigen Betrachtungen läßt sich zu dieser schwerwiegenden Frage ein Vortragszyklus heranziehen, den Steiner in den Septembertagen des Jahres 1909 über *Das Lukas-Evangelium* gehalten hat. Jene Vorträge geben Einblick in die Beschaffenheit des achtgliedrigen Pfades, lassen aber vor allem ersichtlich werden, wie sich der Buddha nach seiner letzten Verkörperung mit dem Zentralereignis der Erde verbunden hat. Das vom Christus-Impuls getragene Weiterwirken des Buddha tritt uns eindringlich aus dem Lukas-Evangelium entgegen. Deshalb enthält dasselbe «den Buddhismus in einer neuen Gestalt wie aus einem Jungbrunnen heraus, und daher spricht es die Religion des Mitleides und der Liebe für die einfältigsten Gemüter in einer selbstverständlichen Form aus.»

Im selben Vortrag heißt es zuvor: «Mit den Kranken den Schmerz mitempfinden kann der Buddhist; die Aufforderung, tätig zuzugreifen und zur Heilung zu bewirken, was er vermag, findet der Mensch aus dem Lukas-Evangelium heraus. Alles zu verstehen, was die Menschenseele belebt, das findet der Mensch aus dem Buddhismus heraus; nicht zu richten, mehr zu tun, als uns selbst getan wird, das geht als merkwürdige Forderung aus dem Lukas-Evangelium hervor. Mehr zu geben, als man empfängt! Die Liebe, umgewandelt in Tat, das ist etwas, was uns wie eine Erhöhung noch erscheinen muß, trotzdem wir im Lukas-Evangelium den reinsten, den echtesten Buddhismus haben.» Der Schreiber des Lukas-Evangeliums schildert den Christus Jesus «als den Leibes- und Seelenarzt» in tief zu Herzen gehender Weise, «weil er selbst als Arzt gewirkt hat und vom Standpunkt des Leibes- und Seelenarztes aufgezeichnet und betont hat, was er über den Christus Jesus zu sagen hatte.»[25]

Der durchchristete achtgliedrige Pfad führt zu dem Christus-Ich, das zum Geist der Erde geworden ist, in dem jedes freie Menschen-Ich auflebt, wenn es das Leiden bejaht.

Das Selbst

Vom Rigveda über die Upanishaden, die Bhagavadgita und Buddha bis zum Vedanta Shankaras (788–820), mithin durch mehr als zwei Jahrtausende, entfaltete sich der unerschöpfliche Reichtum des indischen Geisteslebens, der sich dem Abendland erst seit dem 19. Jahrhundert anfänglich zu erschließen begann. Als 1808 Friedrich Schlegels Buch *Über die Sprache und Weisheit der Inder* erschien, wurde in Deutschland die Aufmerksamkeit auf die Geisteswelt dieses Subkontinents gelenkt, in der alles Geschehen vom Schicksalsgesetz, vom Karmawirken durchdrungen und vorbestimmt ist – alles Räumliche und Zeitliche beherrschend und übergreifend.

Nach wie vor sieht der gläubige Hindu in den Veden göttliche Offenbarungen, die von Sehern der Vorzeit erschaut worden sind. Der älteste Teil der in Sanskrit verfaßten Dichtungen, der Rigveda mit seinen über tausend Hymnen an die Götter, reicht bis 1200 v. Chr., vermutlich aber viel weiter zurück. Er bewahrt die frühesten Zeugnisse des indogermanischen Sprachstammes und birgt geheime Tiefen der Menschheitsvergangenheit.[26]

Opferkultus als heilige Handlung erfüllt die Gedichte, Lieder und Sprüche des Rigveda, die von der Gewißheit getragen sind, daß alles Tun der Götter seinerseits Opfer-Handlung ist. Im sakralen Tun ahmt der Mensch diesen kosmischen Götter-Kultus nach, das Feuer, die aufgehende Sonne, die lebenerweckende Feuchtigkeit als Offenbarung des Götterwirkens erlebend, durchdrungen von der Überzeugung, daß die Götter ebenso anspruchsvolle wie kundige Beurteiler des dichterisch gestalteten Wortes sind. Daß die Gedichte des Rigveda durch hundert Generationen bis in die feinsten Feinheiten des Wortlauts bewahrt wurden, bezeugt die Ehrfurcht des Inders vor der religiösen Schöpferkraft des längst ausgestorbenen Sanskrit.[27]

In dem Gedicht «Purusha» wird der Mensch als ein kosmisches Ur- und Allwesen dargestellt. Die Götter opfern ihn, zerlegen seinen Leib und gestalten aus seinen Gliedern die Welt, alles, was geworden ist, alles, was werden soll: «auch über das Unsterbliche ist er Herr»; er ist übergewaltig, denn «ein Viertel von ihm sind alle Wesen, drei Viertel das Unsterbliche im Himmel.»

Ein anderer Hymnus ist «Vishvakarman» gewidmet, dem «Allschöpfer», «unserem Vater», der «das Erste verdeckt» hat und «in die späteren Wesen eingegangen» ist. Welchen Standort hat er eingenommen? welchen Stützpunkt? Er, «der alles schauende?» Forschen mögen die Verständigen, forschen «im Geist darnach, worauf er stand, als er die Welt festigte.» Der Allschöpfer möge seine Freunde – ruft der Dichter beschwörend aus – bei ihren Opfern belehren, er, der von eigener Macht lebt und der, indem er opfert, seine eigene Kraft erhöht, der «Allschöpfer, durch Opfer gestärkt», Erde und Himmel opfernd.[28]

Der wohl bekannteste Hymnus des Rigveda ist das «Weltschöpfungslied», das veranschaulicht, wie diese frühesten Dichtwerke der Indoarier von einem okkulten Erleben durchzogen waren, das bis in die Urgründe zurückschaute. Das Weltentstehungslied wurde wohl am Ende des zweiten vorchristlichen Jahrtausends gestaltet, ist jedenfalls ein spätes, reifes Zeugnis des Rigveda. Der Dichter-Seher gewahrt ein Wesenhaftes, das weder Nichtsein noch Sein ist. «Nicht Tod war damals noch Unsterblichkeit.» Nicht Tag, nicht Nacht. Es gab nur das Eine. Die Finsternis war «in Finsternis versteckt». Von der Leere umschlossen, wurde das Eine durch seinen heißen Drang geboren, denn sein Verlangen war «des Denkens erster Same». Noch gab es kein Unten und kein Oben. «Keimträger», «Besamer» waren da, Ausdehnungs-Kräfte. Da bildete sich Trieb und Gewährung, «Selbstsetzung» unten, «Anspannung» oben. Die Götter erschienen erst nachher. Wer kann da wissen, woraus sich die Welt entwickelt hat? Der «Aufseher» der Schöpfung im höchsten Himmel,

> Der sie gemacht hat oder nicht gemacht,
> Der weiß es! – oder weiß auch er es nicht?[29]

Veda heißt «Wissen», heiliges Wissen. Dieser Hymnus aber endet im Nicht-Wissen. Wie sechshundert Jahre später Sokrates in seiner Weise um das Nichtwissen weiß. Und noch im März 1816 wird Goethe im Namen dessen sprechen, der dem Wesen nach «immer unbekannt» geblieben ist.[30]

Nach einer Zwischenzeit von etwa zweihundert Jahren, in der sich die Opfermystik der Brahmanas herausbildet, beginnt das Zeitalter der älteren Upanishaden, der «Geheimlehren», das in der Mitte des 6. vorchristlichen Jahrhunderts ausklingt. Die Begriffe Brahman und Atman, des wahren Selbstes, werden in immer neuen Variationen zum Hauptthema, ausgehend von der Gleichung «das Brahma ist der Atman».[31]

Entscheidend jedoch für die Grundstimmung der Upanishaden ist ein tiefgreifender Umbruch des gesamten Seelenlebens der Indoarier, die während der Rigvedazeit in der Natur die Offenbarung des vielgestaltigen Götterwirkens erlebt hatten und keine Veranlassung sahen, die Sinneswelt zu fliehen. Nun ist alles spirituelle Streben darauf gerichtet, sich mit dem All-Einen, das die Ursubstanz jedes Einzelwesens ist, dergestalt zu verbinden, daß die von allesverzehrenden Todesmächten beherrschte Welt nie wieder betreten werden muß. Das körperliche Dasein ist erfüllt von Leiden: diese Überzeugung wird von nun an alles indische Denken bestimmen, getragen von der erst jetzt aufkommenden Wiederverkörperungs- und Schicksalslehre, die im älteren vedischen Schrifttum keine direkten Vorstufen aufweist.

Die eindringlichste Gestalt der älteren Upanishaden ist Yajnavalkya, ein mythischer Weiser, der aber wohl wirklich gelebt hat. Als er gefragt wird, was das Brahman sei, entgegnet er: «Es ist dein Selbst, das allem innewohnt.» Und auf die weitere Frage, was das denn sei, das allem innewohnt, erhält der Fragende die Antwort: «Das, was jenseits von Hunger und Durst, von Kummer, Irrtum, Alter und Tod steht, darin sehen die Brahmanen das Selbst, lassen ab von dem Wunsch nach Kindern, von dem Wunsch nach Besitz, von dem Wunsch nach der Welt und ziehen als Bettler hinaus. Denn der Wunsch nach Söhnen ist der Wunsch nach Besitz, der Wunsch nach Besitz ist der Wunsch nach der Welt. Wunsch ist beides. Darum soll ein Gelehrter, der Gelehrsamkeit überdrüssig geworden, in Einfalt verharren. Der Einfalt wie der Gelehrsamkeit überdrüssig geworden, wird er ein schweigender Asket. Des Nichtschweigens wie des Schweigens überdrüssig geworden, wird er ein echter Brahman. Auf welche Weise ist er ein Brahman? So wie er ist, dadurch ist er ein solcher. Alles andere ist leidvoll.»[32]

Da diese vergängliche Welt – Buddhas Erfahrung wird in den Upanishaden erstmalig beredt – von Krankheit, Alter und Tod beherrscht wird, gilt es alles Irdische preiszugeben und in dem wahren Selbst aufzugehen, in Atman, der als das allein Ewig-Seiende allem innewohnt. Im Brihad-Aranyaka-Upanishad heißt es von ihm: «Am Anfang war hier nur das Selbst; es war wie ein Mensch. Es blickte um sich und sah nichts anderes als sich selbst. ‹Das bin ich›, war sein erstes Wort. Daher erhielt es den Namen ‹Ich›. Darum sagt auch jetzt jemand, der begrüßt worden ist, zuerst, ‹ich bin der› und nennt den andern Namen, den er führt.» Aber dieses Selbst «empfand keine Freude. Darum empfindet ein Einsamer keine Freude.» Und so wünschte sich das Selbst ein Zweites und «ließ sich in zwei Teile zerfallen.»

Das Selbst, das am Anfang war, war – allein. Und doch beginnt mit der Zweiheit zugleich die Entzweiung, die nur wieder aufzuheben ist in dem all-einen Selbst. Alles andere ist leidvoll. Alles andere ist Staub, wohnt im Elend, wohnt im Übel. Denn nur da, wo keine Zweiheit ist, keine Vielheit, ist das Heil. Weshalb Yajnavalkya seiner Frau Maitreyi, die seine Belehrung erbeten hat, zu bedenken gibt: «Das Selbst, fürwahr, soll man verstehen, soll man überdenken, o Maitreyi; wer das Selbst gesehen, gehört, verstanden hat, von dem wird diese ganze Welt gewußt!»

Nicht etwa eine Einzelseele, die von Verkörperung zu Verkörperung wandert, um immer neues Karma auszugleichen, ist unvergänglich. Dadurch aber, daß der Atman sich mit der Materie vermischt, lehrt Yajnavalkya, wird der dem Gesetz der Vernichtung nicht unterworfene Atman in des Menschen Leib gefangen. «Wie ein Lastwagen, schwer beladen, knarrend dahinzieht, so zieht dieser im Körper eingeschlossene Atman mit dem erkennenden Selbst beladen unter Knarren dahin.» Diesen an den Leib «gebannten Atman » gilt es schon hier durch strenge Schulung zu befreien, zu erlösen. Nur durch äußerste Konzentration und Sammlung aller Kräfte, durch Yoga ist dieses Ziel erreichbar.

Wörtlich bedeutet Yoga «Joch» und ist auch sprachlich mit diesem deutschen Wort verwandt. Im Sanskrit hingegen hat das Wort viele Bedeutungen, wird unter anderm im Sinne von «Inswerksetzen, Handeln, Praxis» gebraucht, dazu im Sinne von «Verbindung», beispielsweise von Seele und Gottheit, sowie von «Andacht», welche eine solche Verbindung herstellt. Das Wesen der Yogalehre, deren Wurzeln bereits im Veda auffindbar sind, besteht in einer vergeistigten Willensschulung und der damit verbundenen Verinnerlichung der Anschauungen und des Denkens. Bereits in den älteren Upanishaden spielt die Meditation eine bedeutende Rolle; als Hilfsmittel derselben werden Atemübungen und das Zurückziehen der Organe in den Atman erwähnt. In den folgenden Jahrhunderten wird das klassische Yoga-System voll entwickelt, aber auch tiefgreifenden Wandlungen unterworfen. Immer aber geht es dem Yogi um die Beherrschung der fluktuierenden Denksubstanz, um dadurch den «Seher» als das Subjekt aller Erkenntnis zur Erfahrung seiner Wesenheit gelangen zu lassen, zum Gewahrwerden des wahren

Ich. Nur so wird der Ich-Wahn, das Grundübel, der blinde Lebensdrang behoben.

Bereits die älteren Upanishaden sind davon beherrscht, alle Wünsche dahinschwinden zu lassen und Brahman zu erlangen. Demgemäß sagt Yajnavalkya zu einem Großkönig, der seinen Rat einholt: «Es gibt einen schmalen, sicheren, hinüberführenden, alten Weg ..., den ich gefunden habe. Auf ihm ziehen die Weisen, die Brahmakenner zum Himmel empor, die von dieser Welt erlöst sind.» – «Wer sein Selbst gefunden und in diesem dichten Behälter (des Leibes) befindlich wahrgenommen hat, der ist allschaffend; der ist der Schöpfer von allem. Dem gehört die Welt, und er ist die Welt.» – «Gut und Schlecht, getan und nicht getan schmerzt ihn nicht. Für ihn wird durch keinerlei Werk ein Werk mehr auferbaut.» – «Dieses große, ungeborene Selbst, das frei ist von Alter und Tod, frei von Furcht und unsterblich, ist Brahman.»[33] Das ist das wahre Selbst: alle Übel hat es überwunden; es ist frei von Hunger und Durst, frei von Kummer, Alter und Tod. Denn diesen Leib mit seinen Sinnesorganen, diesen Leichnam, die Ursache aller Zweifel, hat er verworfen. Selbst das Vedastudium hat er aufgegeben, denn er hat die Welt verlassen. «Ohne Stab, ohne Haarschopf, ohne Opferschnur, ohne Decke wandelt der höchste Jogin.»[34]

Krishna

Friedrich Schlegel war überzeugt, man müsse nach Indien gehen, um Religion zu studieren, wie man nach Italien gehe, um Kunst zu studieren. Der Hindu Gandhi hingegen mußte zum Jurastudium nach London kommen – und dafür aus seiner Kaste ausgestoßen werden –, um die Bhagavadgita kennenzulernen, die sein ganzes Leben zuinnerst prägen sollte, weshalb er sie rückblickend «das Buch par excellence für die Erkenntnis der Wahrheit» nannte, während es ihm zeitlebens «unmöglich (war), das Christentum als eine vollkommene Religion oder die größte aller Religionen anzusehen.»[35]

Zwei Theosophen, so erinnert sich Gandhi, waren es, die ihm 1890 in London zuerst von der Gita sprachen und ihn fragten, ob er nicht mit ihnen diese in Indien nach wie vor beliebteste Dichtung im Original lesen möchte. Obwohl Gandhis Sanskrit-Kenntnis, wie er gestand, mager war, willigte er ein. Von nun an sollten ihm die siebenhundert Strophen dieses Gedichtes «unschätzbar wertvoll» werden, weshalb er die Bhagavadgita nach und nach auswendig lernte und später, mit einem Kommentar versehen, in seine Muttersprache Gujarati übersetzte.

Zeitlebens blieben Gandhi einige Verse des zweiten Kapitels ein Schlüsselerlebnis, weshalb er sie, in seinem Rückblick auf die Zeit in England, mit eigenen Worten wiedergibt. Gandhi zitiert die Worte Krishnas (Gita 2, 62-63): «Wenn ein Mensch an die Sinnesobjekte denkt, entsteht Verhaftung an sie, aus der Verhaftung entspringt Begierde, aus der Begierde flammt wilde Leidenschaft. Aus der Leidenschaft entsteht Geistesverwirrung, aus dieser Vergessenheit schon erkannter Wahrheiten, aus dieser Zerstörung des Verstandes, an dieser geht der Mensch zugrunde.»[36]

Gandhis Leben ist eine ergreifende Offenbarung dieser seit der älteren Upanishadenzeit nie wieder verstummten Mahnung: Alles Unheil steigt aus der Sinneswelt auf; wer ihr verfällt, ist verloren. Verschließe die Tore deiner Sinne. Befreie dich von den Fesseln des Trugs im Frieden des Geistes.

Indem sich der Westen, so war Gandhi überzeugt, an die Welt der Sinne ausgeliefert hat, versinkt er in einer rein materialistischen Zivilisation. Ost und West könnten sich erst dann wirklich begegnen, meint der Siebenunddreißigjährige, «wenn der Westen die moderne Zivilisation, so ziemlich in ihrer Gänze, über Bord werfen würde. ... Die medizinische Wissenschaft ist das konzentrierte Wesen der schwarzen Magie ... Indiens Heil besteht darin, all das aufzugeben, was es in den letzten fünfzig Jahren» – seit der Mitte des 19. Jahrhunderts – «gelernt hat: Eisenbahn, Telegraph, Krankenhäuser, Medizin – all das hat zu verschwinden.»[37]

Nun war freilich Indien bereits um die Mitte des ersten vorchristlichen Jahrtausends, als sich im mediterranen Bereich die abendländische Kultur erst zu entwickeln begann, von einem krassen materialistischen Denken durchsetzt. Die Lehre von Atman und Brahman galt vielen Indern als Täuschung, erdacht von listigen Brahmanen, um die Menschen zu beherrschen und auszunehmen. Es gibt in Wahrheit gar keine Seele, keinen Geist, nur die Materie in Gestalt der vier Elemente. Der bekannteste Vertreter dieser Richtung, Brihaspati, rät deshalb, Fett zu schlürfen und

Schulden zu machen und das allzukurze Leben in vollen Zügen zu genießen; denn mit dem Tode ist alles aus.

So mächtig muß jener radikale Materialismus um die Entstehungszeit der Bhagavadgita gewesen sein, daß der «Gesang des Erhabenen» in eindringlichsten Versen die Ungläubigen geißelt, die «zu Dämonenlos»[38] geboren und verurteilt sind. Im sechzehnten Gesang belehrt Krishna den trostbedürftigen Arjuna: Die dämonischen Menschen wissen weder zu handeln noch nicht zu handeln, denn sie mögen tun oder lassen, was sie wollen: alles ist von Ungutem, Unreinem, Unwahrem durchsetzt. Sie selbst freilich sagen, die Welt sei ungut, unwahr und herrenlos, aus blinder Begierde entstanden. Unseliges Volk! Von unstillbarer Gier erfüllt, voller Torheit, führen sie ein schmutziges, böses Leben. Zügellos schweift ihr Denken umher, in der Meinung, mit dem Tode sei ja doch alles vorbei. Diese verworfenen Menschen, dem Sinnenschein verfallen, häufen gierig unermeßliche Schätze auf; selbstherrlich, erfolgsbesessen, glückssüchtig, sind sie von «Ichsucht, Gewalt, Begierde» beherrscht. Und so beschwört Krishna den verzweifelten Helden Arjuna:

> Durch dämonischen Mutterschoß betört in jeglicher Geburt,
> Erreichen sie mich nimmermehr und wandeln so die tiefste Bahn.
> Dreifältig ist das Höllentor, wodurch die Seele geht zugrund:
> Begierde, Zorn und Habsucht sind's – darum laß fahren diese drei!

Der ewige Abgrund des Bösen, dem die dämonischen Menschen entsteigen, öffnet sich in der Bhagavadgita, ohne sich wirklich schließen zu lassen. Krishna kann den Menschen nur retten, wenn dieser sein Selbst besiegt, das sein eigener Feind ist (II, 55):

> Wer stets bei seinem Tun nur meiner denkt im Leben,
> Mich über alles liebt, sich ganz mir hingegeben,
> Wer niemand haßt und wer an keinem Ding mag hangen,
> Der wird, o Pandusohn, dereinst zu mir gelangen.

Wie in einem sonnengleich leuchtenden, güldenen Gefäß umschließt der «Gesang des Erhabenen» alles spirituelle Erleben Indiens seit der Rigvedazeit, was der fünfzehnte Gesang besonders eindringlich verdeutlicht, der jenen Glanz preist, «der in der Sonne ist und die ganze Welt erhellt», den Glanz, der auch im Mond und im Feuer erlebt werden kann. Denn wisse, sagt Krishna zu Arjuna, das «ist mein eigner Glanz.» Wer so die Welt im göttlichen Widerschein wahrnimmt, der «genießt die Sinnenwelt.» Aber er ist ihr nicht verfallen:

Die Edlen, die zu mir gelangt und die Vollendung so erreicht,
Erleiden keine Neugeburt, wo Schmerz wohnt und Vergänglichkeit.
Die Welten, bis zu Brahmans Welt, bewahren nicht vor Neugeburt,
Doch wer zu mir gekommen ist, für den gibt's keine Neugeburt.

Krishna heilt das Selbst des Menschen, indem es auf dem Yogaweg des Denkens und der Andacht sich mit seinem göttlichen Urgrund verbindet.

Als Gandhi in London durch die erwähnten beiden Theosophen die Bhagavadgita kennenlernte, begegnete er auch Helena Petrovna Blavatsky, die bald darauf starb, und Anni Besant, deren Buch *How I Became a Theosophist* ihn beeindruckte, weil es den Weg dieser bedeutenden Persönlichkeit vom Atheismus zum spirituellen Erleben aufzeigte. Viel später, am 4. Februar 1916, hielt Gandhi zur Einweihung der Hindu-Universität in Benares seine erste große öffentliche Ansprache, in der er die in großer Zahl erschienenen Fürsten attackierte und aufforderte, ihre Juwelen der armen Landbevölkerung zur Verfügung zu stellen. Voller Empörung unterbrach ihn Anni Besant, die Präsidentin der Versammlung, und entzog ihm das Wort.[39]

Anni Besant hatte im Sommer 1902 Rudolf Steiner in London kennengelernt und seinem Wirken in der Theosophischen Gesellschaft sodann lange Wohlwollen entgegengebracht, obwohl er als Generalsekretär der deutschen Sektion von vornherein die christlich-abendländische Esoterik vertrat. Dann aber sollte sie, obzwar unbeabsichtigt, den letzten entscheidenden Anstoß zur Begründung der Anthroposophischen Gesellschaft geben. Im indischen Adyar hatte sie 1912 auf der Jahresversammlung der Theosophischen Gesellschaft, deren Präsidentin sie war, Rudolf Steiner, «the German General Secretary», als «educated by the Jesuits» verleumdet und wenig später, in der Januar-Nummer des Jahres 1913, einen Agenten der Jesuiten genannt, die angeblich «die T.S. zu einer christianisierten Sekte» machen wollten.[40]

Vom 28. Dezember 1912, dem Gründungstag der Anthroposophischen Gesellschaft, bis zum 1. Januar 1913 hielt Steiner in Köln vor den versammelten Anthroposophen einen Zyklus von fünf Vorträgen über *Die Bhagavad Gita und die Paulusbriefe*,[41] in denen er die unschätzbare Bedeutung dieses erhabenen Gesanges veranschaulichte und aufzeigte, wie das spirituelle Weisheitsgut Indiens nicht etwa zurückzuweisen, sondern in den Geistesgang der Menschheit einzubeziehen ist, dessen Mittelpunktereignis, das Mysterium von Golgatha, die Paulusbriefe aurisch umleuchtet.

Im ersten Vortrag richtet Steiner den Blick seiner Hörer auf drei «aus grauer indischer Vorzeit» in die Gita hereinragende Geistesströmungen: «die Veden-, Sankhya- und Yogaströmung», die sich in dieser Dichtung harmonisch durchdringen, was die Größe des Gedichtes ausmacht. Die Vedenströmung ist «der spirituellste Monismus, der gedacht werden kann.» Das Selbst des Menschen ist eins mit dem allumfassenden Weltenselbst. Was aus diesem in den Menschen hereindringt, «ist Atman: das Atmen, das in bezug auf uns selber so ist wie das Stück Luft, das wir einatmen und das nicht unterschieden werden kann von der allgemeinen Luft. So ist Atem in uns, kann aber nicht unterschieden werden von dem, was das allwaltende ‹Selbst der Welt› ist. Und wie wir ausatmen physisch, so gibt es eine Andacht der Seele, durch die sie ihr Bestes, das sie hat, gebetartig und opfernd hinwendet zu diesem Selbst. Das ist wie das geistige Ausatmen: Brahman. Atman und Brahman, wie Ein- und Ausatmen, macht uns zu Teilnehmern an dem allwaltenden Weltenselbst.»[42]

Neben dieser spirituell-monistisch gestimmten Philosophie, die zugleich Religion ist, ist die Bhagavadgita von der Sankhyaphilosophie, dem Gegenteil der Einheitslehre, durchzogen, indem «die Selbständigkeit jeder einzelnen Seele» scharf betont wird. Indem die Seelen die Elemente zum räumlich-zeitlichen Dasein aus einer Ursubstanz nehmen, umkleiden sie sich «mit diesem materiellen Elemente». Dasselbe ist aber nicht etwa die Materie im modernen Sinne, sondern ein ursprünglich übersinnliches Element, eine spirituelle «Urflut», die sich stufenweise verdichtet hat.

Die dritte Geistesströmung, die in die Gita eingegangen ist, «geht auf das Seelische selbst». Die genannte Sankhyaphilosophie ist auf die Betrachtung der Seelenhüllen gerichtet. Dagegen ist «Yoga die Anleitung des Seelischen zu höheren und immer höheren Stufen inneren Erlebens. Die Hingabe an den Yoga ist daher ein allmähliches Erwecken der höheren Kräfte der Seele.» Yoga ist «der Weg in die geistigen Welten, der Weg zur Befreiung der Seele von den äußeren Formen, der Weg zum selbständigen Seelenleben in seinem Innern.»

Dergestalt treten uns in der Gita mithin «drei scharf nuancierte Geistesströmungen» entgegen. In der Gegenwart aber sind wir aufgerufen, diese geistigen Strömungen «für unser Zeitalter in der richtigen Weise heraufzuholen aus den Untergründen der Seelen- und Weltentiefen.» Weshalb die drei Strömungen in der Anthroposophie wiederzufinden sind. «Unsere Zeit muß in einer organischen Weise verbinden das, was uns so als drei scharf nuancierte Geistesströmungen vom alten Indertum herüberleuchtet, als die Vedenphilosophie, die Sankhyaphilosophie und Yoga. ... Und wir müssen etwas suchen wie eine Kongenialität unseres eigenen Geistesstrebens zu dem tieferen Gehalt der Bhagavad Gita.»

Nachdem Rudolf Steiner das hier nur unzulänglich Zusammengefaßte am 28. Dezember 1912 ausgeführt hat, verweist er darauf, daß es Krishna ist, der dem Arjuna all diese Inhalte übermittelt, in einer Zeit, in der sich die Blutsbande zu lockern begannen. Ist doch die Gita nur eine Episode in dem Kampf, der in dem Mahabbarata geschildert wird. «Für diejenigen, für welche die alten Blutsbande keine Bedeutung haben, tritt Krishna als großer Lehrer auf. Er muß der Lehrer sein des neuen, aus den alten Blutsbanden herausgefallenen Zeitalters.» Als Verkünder des Weltenwortes, «welches das schöpferische Prinzip selber enthält», tritt Krishna auf und faßt die charakterisierten drei indischen Geistesströmungen zusammen. Wobei die dritte Bestrebung, der Yoga, aufgetreten war, «weil nach und nach das ursprüngliche Hellsehen abhanden kam und man neue Wege zu den geistigen Höhen suchen mußte.»[43]

In grundlegend anderer Weise, so führt Steiner weiter aus, haben wir die Paulusbriefe zu erleben, denen das Erhabene der dichterischen Sprache und «selbst die Leidenschaftslosigkeit der Gita fehlt.» Vielmehr sind diese Briefe durchpulst vom «Hauch des Persönlichen» – sind «wie die Ur-Urkunde des Christentums»[44]. Krishna hingegen lehrt die höchste menschliche Weisheit, das höchste Menschentum als sein eigenes Wesen. Er repräsentiert das höchste Selbst des Menschen. Aber man kann sich ihm nur nahen, wenn man alle Aufmerksamkeit von der physischen Welt abwendet, «das Tor der Sinne» schließt, um durch Yoga immer höher und höher zu steigen, bis man «aufgeht im All durch Yoga.» Krishna selbst ist der «Herr des Yoga, der zurückführt in die Urweisheit der Menschheit»; er ist der «Geist in seiner uralten Reinheit, da er nicht herabgestiegen war in die Materie».[45]

Die Bhagavadgita ist folglich «die höchste Blüte des untergehenden

Zeitalters». Sie gibt dem einzelnen Menschen einen Ersatz für das untergegangene Erleben. Krishna führt sie zurück in den Ursprung ihres Seins. Aber die Begegnung mit dem Herrn des Yoga kann die Seele nur dadurch vollziehen, daß sie sich aufgibt.

Der Christus-Impuls hingegen, wie er uns auch aus dem Hohelied der Liebe des Paulus entgegentritt, fördert jede Individualität mit ihren differenzierten Seelen- und Geisteskräften. Demgemäß geht der geistige Weg zu dem Christus vom physischen Plan aus. Das ist der Grundunterschied des christlich-abendländischen und des morgenländischen Denkens, das jeden Durst nach Wiederverkörperung überwindet – alles materielle Dasein hinter sich läßt. Aber der Mensch ist heruntergestiegen in die materielle Welt, um ihr sein Ich zu entbinden. «Das Abendland bleibt deshalb auch nicht bei der Frage stehen, ob alles Maja ist; es fragt nach dem Warum der Maja.» Und die Antwort lautet: weil die Menschenseele Luzifer erlegen war. «Von der höchsten geisteswissenschaftlichen Fassung dieser Formel» – so Rudolf Steiner am 1. Januar 1913 – «bis herunter zu dem Goethewort: ‹Die Sinne trügen nicht, aber das Urteil trügt›, ist eine Linie. Und die Philister und Zeloten mögen Goethe, mögen Goethes Christentum noch so sehr bekämpfen, er durfte doch sagen, daß er einer der allerchristlichsten Menschen ist, weil er in den Tiefen seines Wesens christlich dachte, selbst bis in die Formel hinein: ‹Die Sinne trügen nicht, aber das Urteil trügt›. Die Seele ist schuld, daß das, was sie sieht, nicht in der Wahrheit, sondern als Maja erscheint. Da wird dasjenige, was im Orientalismus einfach dasteht wie eine Tat der Götter selber, abgelenkt in die Tiefen der menschlichen Seele hinein, wo der große Kampf mit Luzifer stattfindet.

So ist der Orientalismus, wenn wir ihn recht betrachten, gerade dadurch in einer gewissen Weise Materialismus, weil er die Geistigkeit der Maja nicht erkennt und heraus will aus dem Materiellen.» Der Mensch ist «in ein falsches Erleben der Materie verstrickt» worden. «Die Materie da draußen als Gottesschöpfung ist gut. Das, was da vorgeht, das ist gut. Dasjenige, was die Seele daran erlebte im Laufe der Menschheitsentwikkelung, das wurde immer schlimmer und schlimmer, weil die Seele am Anfang der Gewalt des Luzifer erlegen war. Und Paulus nennt deshalb den Christus den zweiten Adam, weil er in die Welt getreten ist unversucht von Luzifer und daher jener Führer und Freund der Menschenseele sein kann, der sie von Luzifer allmählich hinweg, das heißt, in ein rechtes Verhältnis zu ihm bringt.»

Rudolf Steiners weitere Ausführungen in dem letzten Vortrag des genannten Zyklus können hier nicht in der Ausführlichkeit berücksichtigt werden, die ihnen zukommt. Es muß dem Leser anheimgestellt werden, sich zureichender mit diesen Darlegungen zu befassen, um Krishna, die Schwesterseele des Adam, mit der nur die Eingeweihten der Mysterien verkehrten, in dem Lukas-Jesusknaben erleben zu lernen. «Diese Seele war es, welche statt eines Ich inkarniert wurde in dem Jesusknaben des Lukasevangeliums.» Wie der Buddha seinerseits sich in den astralischen Leib des Lukas-Jesusknaben «hineinmischt», weshalb die Hirten eine Engelschar schauen und die Worte ertönen: «Es offenbaren sich die Gotteskräfte in den Höhen, und Friede breitet sich aus unter den Menschen, die eines guten Willens sind.» Mit diesem zu seiner einzigen Inkarnation gelangenden «Krishnageist» verbindet sich zu einem späteren Zeitpunkt das Zarathustra-Ich, wodurch der zwölfjährige Jesusknabe des Lukasevangeliums wundersam verwandelt erscheint und die bedeutendsten Weltanschauungen Asiens zusammenzuwirken beginnen.

Als Paulus vor Damaskus den Auferstandenen schaut, ist «der Lichtschein, in den sich der Christus kleidet», der Krishna. «Und weil der Christus den Krishna zu seiner eigenen Seelenhülle genommen hat, ist in dem Christus auch alles das, was einstmals Inhalt der erhabenen Gita war.»

Von nun an gilt es die Welt der Sinne nicht mehr zu fliehen, vielmehr mit dem Christus verbunden erleben zu lernen. Er, der Geist der Erde, läßt den Menschen die Gottesoffenbarung in wahrer Gestalt schauen. «Tönt uns denn nicht herüber von dieser Welt, die uns umgibt, daß sie eine Schöpfung der Elohim ist, und daß diese Elohim am letzten Schöpfungstage fanden: Und siehe da, alles war sehr gut –?» Würde es nur eine Krishna-Lehre geben, dann müßte der Mensch urteilen: diese erhabene Gottesoffenbarung, diese Schöpfertat der Elohim, «sie ist nicht gut, ich muß sie verlassen! – Das Menschenurteil wäre über das Gottesurteil gestellt. … Wenn überall alles, was an Schuld an uns haften könnte, jemals von uns fallen könnte und die eine Schuld verbliebe, daß wir die Schöpfung der Elohim verlästern – so müßte sich das Erdenkarma erfüllen und alles müßte in der Zukunft auf uns stürzen. So müßte sich das Karma erfüllen.»

Wenn wir lernen, die Gottesoffenbarung in der wahren Gestalt zu sehen, dann werden wir den Weg von der Naturerkenntnis zur Geisterkenntnis finden – den Weg zur Anthroposophie.

II. DIE EROBERUNG DER PHYSISCH-SINNLICHEN WELT

Der Keimboden

Nur innerhalb der physisch-sinnlichen Welt erbildet der Mensch sein Ich-Bewußtsein als unverwechselbares Eigenwesen. Flieht er aus der Sinnenwelt, geht er dieser Fruchtbildung seiner selbst als einer unverwechselbaren Geistwesenheit verlustig.

Krishna war der Herr eines Yogaweges, auf dem der Mensch letztlich ebenso seiner Entwicklung entgegenwirkte, wie er sich durch Luzifer in die sinnliche Außenwelt verstrickt hat, in der er sich an seine Entgeistigung ausliefert: Die Menschenseele kann weder auf dem einen noch auf dem anderen Wege ihr Ziel erreichen.

In Helsingfors hat Rudolf Steiner vom 28. Mai bis zum 5. Juni 1913 seine Vorträge über die Gita und die Paulusbriefe durch einen Zyklus über *Die okkulten Grundlagen der Bhagavad Gita* ergänzt. Im letzten dieser Vorträge verdeutlicht Steiner seinen Zuhörern, warum Luzifer wie Krishna – der Geist, der durch Krishna zu Arjuna sprach – einseitige Impulse gaben. Luzifer, so legt Steiner dar, hatte gesagt: «‹Eure Augen werden geöffnet werden, und ihr werdet unterscheiden das Gute und das Böse und werdet sein wie Gott.› ... Luzifer hat die Menschen hingewiesen auf die Außenwelt. So mußten die Menschen kennenlernen auf Anstiftung des Luzifer die Außenwelt, so mußten sie durch die Evolution hindurchgehen bis in die Christus-Zeit hinein.» Bis dahin, bis zu seiner einmaligen Verkörperung in dem Jesusknaben des Lukasevangeliums, hatte Krishna dazu aufgerufen, die Augen zu schließen und das Selbst aus der sinnlich wahrnehmbaren Außenwelt zurückzuziehen. Wäre es dabei geblieben, «dann wäre nur die eine Einseitigkeit zu der anderen gekommen, dann hätte der Mensch Abschied genommen von allem, was ihn umgibt, er hätte alles Interesse auch an der äußeren Entwickelung verloren, dann hätte jeder nur seine eigene Vervollkommnung auf der Erde gesucht. Streben nach Vervollkommnung ist recht, aber das Streben erkauft durch Interesselosigkeit an der ganzen Menschheit, ist eine Einseitigkeit, wie das Luziferische eine Einseitigkeit war. Daher trat das Allumfassende entgegen, der Christus-Impuls, die höhere Synthese beider Einseitigkeiten. In der Person des Lukas-Jesusknaben lebte drei Jahre hindurch der Christus-Impuls, um diese beiden Einseitigkeiten zusammenzubringen.»

Die Augen zu schließen, aus der Sinneswelt zu fliehen, ist ebenso verhängnisvoll, wie es unheilvoll ist, in der entgeistigten Sinneserfahrung der gottleeren Außenwelt sein wahres Menschenwesen zu verlieren. «Der Christus nahm auf sich die Sünde, er gab den Menschen dasjenige, was die beiden Einseitigkeiten ausgleicht. Er nahm auf sich die Versündigung des Selbstbewußtseins, das die Augen schließen wollte gegenüber der Außenwelt; er nahm auf sich die Sünde des Krishna und aller, die Krishnas Sünde begehen wollten. Er nahm auf sich die Lufersünde und aller, die sie begehen wollten ... Indem er diese Einseitigkeiten auf sich nimmt, gibt er den Menschen die Möglichkeit, allmählich wieder einen Zusammenklang zu finden zwischen Innen- und Außenwelt, in welchem Zusammenklang allein das Heil der Menschen zu finden ist.»

Krishna, der «Herr des Yoga», führte den Menschen aus seiner durch Luzifer bewirkten Verstrickung zurück in den Urgrund. Luzifer und in der Folge Ahriman fesseln den Menschen an die physisch-sinnliche Welt. Auf beiden Wegen verliert das Menschen-Ich sich selbst. Entweder hebt es seine Entwicklung wieder auf, oder es verliert sich an die materielle Außenwelt. Dem gestörten Verhältnis zur physischen Welt und dem in ihr sich offenbarenden Götterwirken steht ein paralysiertes Verhältnis zum eigenen seelisch-geistigen Wesenszentrum gegenüber.

Indem der Christus die durch Luzifer bewirkte Versündigung der Menschenseele und die Sünde des Krishna, der Flucht aus der Sinneswelt, auf sich nahm – so dürfen wir Rudolf Steiner verstehen –, ist er der *wahre Herr des Yoga*, der in uns den *neuen Yoga-Willen* erweckt, damit nach und nach jener Zusammenklang von Innen- und Außenwelt sich herausbildet, in dem «allein das Heil der Menschen zu finden ist.»

Nur derjenige wird den Majaschleier der Sinneswelt durchdringen und die Gottesoffenbarung in wahrer Gestalt sehen lernen, der sich mit dem Heiland der Menschenseele verbindet. Andernfalls wird er eine gestörte Beziehung zur physisch-sinnlichen Außenwelt oder zur seelisch-geistigen Innenwelt behalten – in tragischer Verwirrung sogar weder zu sich selbst noch zu seiner Umwelt einen geistbelebten Zugang finden.

Bereits in der 1910 erschienenen *Geheimwissenschaft im Umriß* hatten Rudolf Steiners Helsingforser Zuhörer erfahren: «Seit dem Christus-Ereignis können die Menschen, welche sich zu dem Christus-Geheimnis erheben, aus der sinnlichen Welt in die geistige das Errungene hinübernehmen. Und aus dieser fließt es dann wieder in die irdisch-sinnliche zurück, indem die Menschen bei ihrer Wiederverkörperung dasjenige mitbringen, was ihnen der Christus-Impuls in der geistigen Welt zwischen dem Tode und einer neuen Geburt geworden ist.

Was durch die Christus-Erscheinung der Menschheit zugeflossen ist, wirkt wie ein Same in derselben. Der Same kann nur allmählich reifen. Nur der allergeringste Teil der Tiefen der neuen Weistümer ist bis auf die Gegenwart herein in das physische Dasein eingeflossen. Diese steht erst im Anfange der christlichen Entwickelung.»[46]

Die Sinneswelt gewinnt durch das Mysterium von Golgatha eine völlig neue Bedeutung für die seelisch-geistige Entwicklung des Menschen, indem der Christus sich mit der gesamten zukünftigen Evolution der Erde verbunden hat. In Goethes Märchenbild gesprochen: Die mit ihrem ganzen Wesen an die Sinnenwelt hingegebene grüne Schlange vermag durch ihr Opfer – und das ist der neue Yoga-Wille – zur Brücke zu werden, die die Welt der Sinne und die Welt des Geistes, die Welt der schönen weißen Lilie, dauerhaft miteinander verbindet.

Von nun an kann die ewige Menschenseele die durchchristeten Erfahrungen der physisch-sinnlichen Welt ebenso hin- wie herübertragen und den Logossamen ihrer Ichwesenheit weiter und weiter zur Ausreifung bringen. Erst dadurch erhält der physische Plan seinen Sinn: er wird zum Keimboden, aus dem dieser Same erwächst.

In den Evangelien haben die Synoptiker ein Gleichnis bewahrt, das dieses Geschehen in ein Bild faßt. Nachdem Jesus von Nazareth am Meer eine Volksmenge um sich versammelt hat, setzt er sich in ein Boot und spricht zu dem am Ufer stehenden Volk: «Siehe, es ging ein Sämann aus, zu säen. Und indem er säte, fiel etliches an den Weg; da kamen die Vögel und fraßen's auf. Etliches fiel auf das Felsige, wo es nicht viel Erde hatte, und ging bald auf, darum daß es nicht viel Erde hatte. Als aber die Sonne hochstieg, verwelkte es, und weil es nicht Wurzeln hatte, ward es dürre. Etliches fiel unter die Dornen; und die Dornen wuchsen auf und erstickten's. Etliches fiel auf ein gutes Land und trug Frucht, etliches hundertfältig, etliches sechzigfältig, etliches dreißigfältig. Wer Ohren hat zu hören, der höre!» – Als die Jünger hernach Jesus baten, ihnen das Gleichnis zu deuten, erfuhren sie: In der Menschenseele kann das Gotteswort unterschiedlich gedeihen, und es kann in ihr auch wieder zerfallen; das Unkraut zudem, das der Widersacher gesät hat, kann erst vernichtet werden, wenn die Ernte eingebracht wird. Und die Jünger vernahmen: «Der Acker ist die Welt. Der gute Same sind die Kinder des Reichs. Das Unkraut sind die Kinder der Bosheit. Der Feind, der es sät, ist der Teufel. Die Ernte ist das Ende der Welt.»[47] Die physisch-sinnliche Welt wird ihr Ende finden, wenn sie als Keimboden des Logossamens ihre Aufgabe erfüllt hat. Nicht die Sinneswelt ist ewig; ewig ist allein das geistig-seelische Wesen, das sich nur in dieser Welt entwickeln kann.

In dem Schulungsbuch *Wie erlangt man Erkenntnisse der höheren Welten?* gibt Rudolf Steiner einen Einblick in die Beschaffenheit der sinnlichen Welt, der sich in den Evangelien noch nicht findet. Es ist eben wirklich erst «der allergeringste Teil der neueren Weistümer» dem menschlichen Bewußtsein zugänglich. In dem Kapitel «Leben und Tod. Der große Hüter der Schwelle» stellt Steiner dar, daß die einstige übersinnliche Welt den Durchgang durch die sinnliche Welt brauchte. «Ihre Weiterentwikkelung wäre ohne diesen Durchgang nicht möglich gewesen. Erst wenn sich innerhalb des sinnlichen Reiches Wesen entwickelt haben werden mit entsprechenden Fähigkeiten, kann die übersinnliche wieder ihren Fortgang nehmen. Und diese Wesenheiten sind die Menschen. Diese sind somit, wie sie jetzt leben, einer unvollkommenen Stufe des geistigen Daseins entsprungen und werden selbst innerhalb derselben zu derjenigen Vollkommenheit geführt, durch die sie dann tauglich sein werden zur Weiterarbeit an einer höheren Welt. – Und hier knüpft der Ausblick in die Zukunft an. Er weist auf eine höhere Stufe der übersinnlichen Welt. In dieser werden die Früchte sein, die in der sinnlichen ausgebildet werden. Die letztere als solche wird überwunden; ihre Ergebnisse aber einer höheren einverleibt sein.

Damit ist das Verständnis gegeben für Krankheit und Tod in der sinnlichen Welt. Der Tod ist nämlich nichts anderes als der Ausdruck dafür, daß die einstige übersinnliche Welt an einem Punkte angekommen war, von dem aus sie durch sich selbst nicht weitergehen konnte. Ein allgemeiner Tod wäre notwendig für sie gewesen, wenn sie nicht einen neuen Lebenseinschlag erhalten hätte. Und so ist dieses neue Leben zu einem Kampf gegen den allgemeinen Tod geworden. Aus den Resten einer absterbenden, in sich erstarrenden Welt erblühen die Keime einer neuen. Deshalb haben wir Sterben und Leben in der Welt. ... Den deutlichsten Ausdruck findet das eben im Menschen. Er trägt als seine Hülle an sich, was sich aus jener alten Welt erhalten hat; und innerhalb dieser Hülle bildet sich der Keim jenes Wesens aus, das zukünftig leben wird. Er ist ein Doppelwesen, ein sterbliches und ein unsterbliches. Das Sterbliche ist in seinem End-, das Unsterbliche in seinem Anfangszustand. Aber erst innerhalb dieser Doppelwelt, die ihren Ausdruck in dem Sinnlich-Physischen findet, eignet er sich die Fähigkeiten dazu an, die Welt der Unsterblichkeit zuzuführen. Ja, seine Aufgabe ist, aus dem Sterblichen selbst die Früchte für das Unsterbliche herauszuholen.»[48]

Rudolf Steiners Ausführungen in dem genannten Kapitel sind wesentlich ausführlicher, als sie hier berücksichtigt werden können. Aufs eindringlichste ist denselben zu entnehmen, welche unersetzliche Bedeutung die sinnlich sichtbare Welt für die Entwicklung des Menschen besitzt. Weshalb der Eingeweihte nicht in den Irrtum verfallen kann, die sinnliche Welt zu unterschätzen. Er weiß, daß auch er selbst in der Sinnenwelt Werkzeuge und Fähigkeiten auszubilden hat, die er in keiner übersinnlichen Welt zu erlangen vermöchte. «Man kann ebensowenig in einer geistigen Welt mit geistigen Augen geboren werden, wenn man sie nicht in der sinnlichen sich erbildet hat, wie das Kind nicht mit physischen Augen geboren werden könnte, wenn diese sich nicht im Mutterleibe gebildet hätten.» Der christliche Eingeweihte kann die übersinnliche Welt nicht betreten, ohne daß das Leben für ihn einen «ganz neuen Sinn» erhält. Sieht er doch «in der sinnlichen Welt den Keimboden für eine höhere. Und in einem gewissen Sinne wird ihm diese ‹höhere‘ ohne die ‹niedere‘ als eine mangelhafte erscheinen.» Zwar hat sich alles Sinnliche aus dem Übersinnlichen entwickelt. Dieses aber war an einen Endpunkt gelangt. Aus dem Keimboden der physisch-sinnlichen Doppelwelt hat das menschliche Doppelwesen eine höhere Entwicklungsstufe der übersinnlichen Welt herauszuringen. Wohl sind die Sinnesorgane selbst «dem Vergehen geweiht.» Das Werk dieser Organe aber wird unvergänglich sein, «wenn der Mensch aus dem Vergehenden alles herausgearbeitet hat, was herauszuarbeiten ist.»[49]

Die nachatlantischen Kulturepochen

In der *Geheimwissenschaft im Umriß* schildert Rudolf Steiner, daß sich seit der Mitte der atlantischen Entwicklungszeit die Einflüsse der ahrimanischen (mephistophelischen) Wesen auf den Menschen derart geltend machten, daß dieser sich in die physisch-sinnliche Welt «in einer ungeistigen Art hineinlebte. Das konnte so weit gehen, daß ihm statt der wahren Gestalt dieser Welt Trugbilder und Wahnphantome aller Art erschienen. Nicht *nur* dem luziferischen Einfluß war der Mensch ausgesetzt, sondern auch demjenigen dieser anderen Wesen».[50] Nur indem sich die Eingeweihten des atlantischen Zeitalters freihielten von den nach der bloßen Sinneswelt verlangenden Begierden, konnten die luziferischen und ahrimanischen Einflüsse «aus einem Hindernis der Menschheitsentwickelung zum Mittel eines höheren Fortschreitens» umgestaltet werden.[51]

Da sich der luziferisch-ahrimanische Einfluß auf den Menschen im Laufe der zweiten Hälfte des atlantischen Zeitraums erheblich steigerte, senkte sich ein Vorhang vor die geistige Welt, vor die Heimat der Menschenseele. In Wahrheit ist die Sinneswelt eine Offenbarung des hinter ihr verborgenen göttlich-geistigen Wirkens. Der Mensch aber hatte nunmehr in der sinnlichen Welt nur noch Wahrnehmungen, die das Geistige verdeckten, weshalb ihm die Beziehung zum Geistigen mehr und mehr abhanden kam.

Als die nachatlantische Kulturentwicklung begann, hatten sich im Süden von Asien, insbesondere im alten Indien Menschengruppen eingefunden, auf die durch besondere Vorkehrungen die geistige Führung der Menschheit außerordentlich förderlich Einfluß nehmen konnte, weil diesen Menschen eine lebendige Erinnerung an die übersinnliche Welt eignete. «Bei einer großen Anzahl dieser Menschen war auch ein gewaltiger Zug des Herzens und des Gemütes nach den Erlebnissen dieser übersinnlichen Welt vorhanden. Durch eine weise Schicksalsführung war der Hauptteil dieser Menschenart aus den besten Teilen der atlantischen Bevölkerung nach Südasien gekommen.»[52] Die Sehnsucht nach der göttlich-geistigen Welt also war eine Grundstimmung dieser alten Inder. Und so entfaltete sich eine Kultur, die von der spirituellen Weisheit erfüllt war.

Diese *urindische Kulturepoche* darf mit der auf den Veden begründeten nicht verwechselt werden. Die ursprüngliche Gestalt dieser okkulten

Weistümer findet nur einen schwachen Nachklang in der uns schriftlich zugänglichen, vorstehend betrachteten indischen Kultur. «Das gewöhnlich ‹Inder› genannte Volk entspricht einer Entwickelungsstufe der Geschichte, welche sich erst lange nach der hier gemeinten Zeit gebildet hat. Es ist eben zu erkennen eine erste nachatlantische Erdenperiode, in welcher die hier charakterisierte ‹indische› Kultur die herrschende war.» Das Indertum ging durch zwei weitere Epochen. Und erst von der dritten Epoche «gilt dasjenige, was gewöhnlich vom alten Indien dargestellt wird.»

Das *zweite Kulturzeitalter* war auf eine ganz andere Zielsetzung als das urindische gerichtet. Sehr frühe Vorfahren der späteren Perser waren vor allem «veranlagt für die physisch-sinnliche Welt. Sie gewannen die Erde lieb. Sie schätzten, was sich der Mensch auf dieser erobern und was er durch ihre Kräfte gewinnen kann. ... Bei ihnen war nicht die Gefahr vorhanden, daß sie durch ihre Sehnsucht nach dem Übersinnlichen sich völlig abkehren könnten von der ‹Illusion› des Physisch-Sinnlichen, sondern eher diejenige, daß sie durch ihren Sinn für dieses den seelischen Zusammenhang mit der übersinnlichen Welt ganz verlieren könnten.»

Der Führer der urpersischen Kulturepoche war eine Persönlichkeit, die aufgrund ihrer umfassenden Befähigung den Urpersern von der geistigen Menschheitsführung gesandt wurde. Obwohl dieselbe mit dem aus der Geschichte bekannten Zarathustra oder Zoroaster nicht identisch ist, wählt Rudolf Steiner diesen Namen, weil sich derselbe Geistesimpuls in dem Genannten fortsetzt. «Der Antrieb, den Zarathustra seinem Volke zu geben hatte, bestand darin, daß er es darauf hinwies, wie die physisch-sinnliche Welt nicht bloß das Geistlose ist, das dem Menschen entgegentritt, wenn er sich unter den ausschließlichen Einfluß des luziferischen Wesens begibt.» – Zarathustras Einweihung schenkte ihm die Schau des Sonnengeistes, des Ahura-mazdao. «Dieser Lichtgeist offenbarte sich für Zarathustra und seine Anhänger als der Geist, der dem Menschen sein Antlitz aus der geistigen Welt zuwendet und der innerhalb der Menschheit die Zukunft vorbereitet. Er ist der auf Christus vor seiner Erscheinung auf Erden auf diesen hinweisende Geist, den Zarathustra als den Lichtgeist verkündet.» Dagegen stellt er in Ahriman, in Angra mainju jene Finsternismacht dar, welche seit der Mitte der Atlantis einen zunehmenden Einfluß auf dem physisch-sinnlichen Plan erlangt hatte. Zarathustra machte dem urpersischen Volk bewußt, daß der Mensch in den Kampf zwischen dem Lichtgott und seinem Gegner einbezogen ist, weil der Einfluß Ahrimans innerhalb der sinnlich-physischen Welt durch die Kraft des Sonnengottes, der im Menschen zu wirken vermag, «ins Gute gelenkt» werden soll.

Die *dritte Kulturepoche* wurde von den Völkern ausgebildet, die in Vorderasien und Nordafrika zusammengeströmt und ansässig geworden waren. «Bei den Chaldäern, Babyloniern, Assyrern einerseits, bei den Ägyptern andererseits bildete sie sich aus. Bei diesen Völkern war der Sinn für die physisch-sinnliche Welt noch in einer anderen Art ausgebildet als bei den Urpersern. Sie hatten viel mehr als andere in sich aufgenommen von der Geistesanlage, welche dem seit den letzten atlantischen Zeiten erstandenen Denkvermögen, der Verstandesbegabung, die Grundlage gibt. Es war ja die Aufgabe der nachatlantischen Menschheit, diejenigen Seelenfähigkeiten in sich zu entfalten, welche gewonnen werden konnten durch die erwachten Gedanken- und Gemütskräfte, die nicht von der geistigen Welt unmittelbar angeregt werden, sondern dadurch entstehen, daß der Mensch die Sinnenwelt betrachtet, sich in ihr einlebt und sie bearbeitet. Die Eroberung dieser sinnlich-physischen Welt durch jene menschlichen Fähigkeiten muß als die Mission der nachatlantischen Menschheit angesehen werden. Von Stufe zu Stufe schreitet diese Eroberung vorwärts.»

Zwar war bereits in der urindischen Zeit die seelische Verfassung des Menschen auf diese Welt gerichtet; aber sie trat gegenüber der übersinnlichen Erinnerung an das geschaute Götterwirken als Maja zurück. Im Gegensatz dazu war es das Bestreben der Urperser, die physische Welt zu erobern. Bei den Völkern der dritten Kulturepoche, deren übersinnliche Fähigkeiten zum größeren Teil verlorengegangen waren, trat das Bestreben hervor, in der physisch-sinnlichen Umwelt die Offenbarungen des Götterwirkens zu erforschen und durch die Erforschung wie durch die Erfindung der aus der Sinneswelt entnommenen Mittel die Hochkulturen des Fruchtbaren Halbmondes auszugestalten.

«Dadurch, daß aus der physisch-sinnlichen Welt die Gesetze des hinter ihr stehenden Geistigen erforscht wurden, entstanden die menschlichen Wissenschaften; dadurch, daß die Kräfte dieser Welt erkannt und verarbeitet wurden, die menschliche Technik, die künstlerische Arbeit und deren Werkzeuge und Mittel. Dem Menschen der chaldäisch-babylonischen Völker war die Sinnenwelt nicht mehr eine Illusion, sondern in ihren Reichen, in Bergen und Meeren, in Luft und Wasser, eine Offenbarung der geistigen Taten dahinterstehender Mächte, deren Gesetze er zu erkennen trachtete. Dem Ägypter war die Erde ein Feld seiner Arbeit, das ihm in einem Zustand übergeben wurde, den er durch seine eigenen Verstandeskräfte so umzuwandeln hatte, daß er als Abdruck menschlicher Macht erschien.»

Impulsiert wurde die altägyptische Kultur von einem wiederverkörperten Eingeweihten, der als ein intimer Schüler des Zarathustra den Sinn dieses Volkes so der sinnlich-physischen Welt zulenkte, daß der Ägypter erst im leibfreien Zustand nach dem Tode die Geister erlebte, «welche während der Erdenzeit durch ihren Abdruck in dem Reiche des Sinnlich-Physischen erscheinen.»

Mehr als bei den alten Ägyptern machte sich bei den Babyloniern das Hinneigen zum physischen Plan geltend. Während die Gesetze dieser Welt erforscht wurden, blieb dieses Volk «am Sinnlichen in vielfacher Beziehung haften. Statt der Sternengeister wurde der Stern und statt anderer Geistwesen deren irdisches Abbild in den Vordergrund geschoben.»

Die folgende, *griechisch-lateinische Kulturepoche* wuchs aus ganz anderen spirituellen Vorstufen heraus. «In diesen Ländern waren die Nachkommen der Menschen aus den verschiedensten Gegenden der älteren Welt zusammengeströmt. Es gab Orakelstätten, welche den mannigfachen atlantischen Orakeln nachlebten. Es gab Menschen, welche als natürliche Anlage Erbstücke des alten Hellsehens in sich hatten ... An besonderen Orten wurden nicht nur die Überlieferungen der alten Eingeweihten bewahrt, sondern es entstanden an ihnen würdige Nachfolger derselben ... Dabei hatten diese Völker den Trieb in sich, innerhalb der sinnlichen Welt ein Gebiet zu schaffen, welches in dem Physischen das Geistige in vollkommener Form ausdrückt. Neben vielem anderen ist die griechische Kunst eine Folge dieses Triebes.» Indem die Ausgestaltung des Geistes innerhalb der sinnlichen Welt dergestalt zur höchsten Blüte gelangte, war der Mensch dieser vierten nachatlantischen Kulturstufe gleichzeitig nach dem Tode zu einem Schattendasein verurteilt. Hatte doch die Eroberung der physisch-sinnlichen Welt notwendig zu einer zunehmenden Entfremdung von der geistigen Welt geführt. Die Gewalt Ahrimans wirkte sich deshalb immer verheerender aus und versperrte jeden Ausblick auf die übersinnliche Welt. Nur dadurch konnte die Evolution ihren Fortgang nehmen, daß der Träger des Lichtgeistes, der Christus, sich in einem Menschenleibe verkörperte, wodurch «im physischen Leben zugleich das volle geistige enthalten» war. Von nun an kann jedes Menschen-Ich in dem Christus-Ich seinen Urgrund finden.

Nach dieser Darstellung der urindischen, urpersischen und ägyptisch-babylonischen sowie der griechisch-lateinischen Kulturstufe wendet Rudolf Steiner sich in der *Geheimwissenschaft im Umriß* der Charakterisierung jener nordischen Völkerschaften zu, die zu den Trägern der *fünften Kulturepoche*, innerhalb deren wir uns gegenwärtig befinden, werden sollten. Diese Völker hatten in ihrer Art die atlantischen Kulturen fortgepflanzt. Da sie von der nachatlantischen Entwicklung am wenigsten berührt geblieben waren, hatten sie in hohem Grade «das Erbstück des alten dämmerhaften Hellsehens» bewahrt. In den Mysterien Europas wurden die hinter den Naturgewalten stehenden Geistesmächte, die Ahriman verhüllte, der Schau zugänglich gemacht. In der Mythe vom Tode des Lichtgottes Baldur, in den tragischen Schilderungen der Götterdämmerung wird jedoch erlebbar, daß die nordischen Götterwesen den Gegenmächten erlegen waren.

Aus alledem erwuchs «ein Zwiespalt in den Menschen der fünften Kulturepoche, der gegenwärtig noch fortdauert und sich in den mannigfaltigsten Erscheinungen des Lebens zeigt. Sie behielt ihn nur als Gefühls- und Empfindungszucht, nicht aber als unmittelbares Schauen der übersinnlichen Welt. Dagegen wurde der Blick des Menschen auf die sinnliche Welt und ihre Beherrschung hingelenkt. Und die in der letzten atlantischen Zeit erwachten Verstandeskräfte, alle die Kräfte im Menschen, deren Instrument das physische Gehirn ist, wurden auf die Sinneswelt und deren Erkenntnis und Beherrschung hin ausgebildet. Zwei Welten entwickelten sich gewissermaßen in der Menschenbrust. Die eine ist dem sinnlich-physischen Dasein zugekehrt, die andere ist empfänglich für die Offenbarungen des Geistes, um diese mit Gefühl und Empfindung, doch ohne Anschauung zu durchdringen. Die Anlagen zu der Seelenspaltung waren schon vorhanden, als die Christuslehre in die Gebiete Europas einfloß. Man nahm diese Botschaft vom Geiste in die Herzen auf, durchdrang Empfindung und Gefühl damit, konnte aber nicht die Brücke schlagen zu dem, was der auf die Sinne gerichtete Verstand im physisch-sinnlichen Dasein erkundete. Was man heute kennt als Gegensatz von äußerer Wissenschaft und geistiger Erkenntnis, ist nur die Folge dieser Tatsache. ... Die bloß auf die Sinnenwelt gerichtete Wissenschaft und deren Ergebnisse im Leben sind die Folge der andern Seite der Seelenanlagen. Und es sind die Errungenschaften auf dem Felde der äußeren materiellen Kultur durchaus dieser Trennung der Anlagen zu verdanken. Indem sich diejenigen Fähigkeiten des Menschen, welche ihr Instrument im Gehirn haben, einseitig dem physischen Leben zuwandten, konnten sie zu jener Steigerung kommen, welche die gegenwärtige Wissenschaft, Technik und so weiter möglich macht. Und nur bei den Völkern Europas konnte der Ursprung dieser materiellen Kultur liegen. Denn sie sind jene Nachkommen atlantischer Vorfahren, welche den Zug für die physisch-sinnliche Welt erst dann zu Fähigkeiten ausbildeten, als er zu einer gewissen Reife gediehen war. Vorher ließen sie ihn schlummern und lebten von den Erbstücken des atlantischen Hellsehens und den Mitteilungen ihrer Eingeweihten. Während äußerlich die Geisteskultur nur diesen Einflüssen hingegeben war, reifte langsam aus der Sinn für die materielle Beherrschung der Welt.»

Die von Rudolf Steiner in der *Geheimwissenschaft im Umriß* dargestellte stufenweise Entwicklung der bisher ausgebildeten nachatlantischen Kulturepochen läßt auf das eindringlichste anschaubar werden, wie die geistige Führung der Menschheit die Eroberung der physisch-sinnlichen Welt impulsierte. Die dargestellte Flucht aus der Sinneswelt erweist sich dabei als eine antagonistische Stoßrichtung, gleichsam als Gegengewicht zur eigentlichen Mission der nachatlantischen Menschheit.

In dem Widerstreit von Plato und Aristoteles tritt diese objektiv gegebene, unumgängliche Spannung vielleicht am unmittelbarsten zutage. Plato blickt in seinem Höhlengleichnis, wie wir gesehen haben, auf die außerhalb der Sinneswelt waltenden Urbilder, die der Mensch vorgeburtlich geschaut hat, weshalb alle Ideen Erinnerung an das leibfrei erlebte Weben und Wirken der Ideenwesen sind. Aristoteles – in harmonischen Zusammenklang mit der von Steiner charakterisierten griechisch-lateinischen Kulturepoche – richtet den Erkenntnisblick auf die Ideen, die Entelechien, die sich in der Sinneswelt offenbaren und gleichsam mit ihr verwachsen sind, weshalb er zum Begründer der Wissenschaften wird, die mit der reinen Denkkraft die physisch-sinnliche Welt durchdringen und beherrschen.

Nach Platos Tod (347 v.Chr.) hatte Aristoteles die Akademie des vierzig Jahre älteren Freundes verlassen und seine eigene Philosophie zu entwickeln begonnen, die alle Erkenntnis auf die Sinneserfahrung gründete, weshalb er bekundete: «Das Streben nach Wissen ist eine natürliche Veranlagung des Menschen. Das beweist schon unsere Vorliebe für die *sinnlichen Wahrnehmungen*; denn wir lieben diese, abgesehen von ihrem praktischen Nutzen, um ihrer selbst willen und am meisten von ihnen die Gesichtswahrnehmung.»[53]

Folgerichtig mußte sich Aristoteles gegen das Höhlengleichnis seines verehrten Lehrers und Freundes wenden: er kehrte es geradezu um, indem er die Sinneswelt als beseligende Offenbarung des Götterwirkens pries. Nehmen wir doch einmal an, schrieb er, es habe Menschen gegeben, die immer unter der Erde gelebt hätten, durchaus mit allem Komfort ausgestattet; sie wären aber nie auf die Oberfläche der Erde gelangt und hätten nur vom Hörensagen etwas über die Götter erfahren. Da habe sich plötzlich die Erde aufgetan und diese Höhlenbewohner wären ans Tageslicht gelangt. Nun hätten sie die Sonne, die Erde, das Meer und all die Herrlichkeiten geschaut, die uns ganz selbstverständlich sind – «den ganzen Himmel mit Sternen besät und geschmückt ... den Lichtwechsel des bald zu-, bald abnehmenden Mondes, den Auf- und Untergang und den für alle Ewigkeit bestimmten und unvergänglichen Lauf der Gestirne: wenn sie das geschaut hätten, dann hätten sie sicher geglaubt, es gebe Götter und diese Herrlichkeiten seien ihr Werk.»[54]

Homer hatte den im Hades zum bloßen Schatten gewordenen Achill sehnlichst nach der sinnlichen Welt verlangen lassen. Plato, der Homer aus seinem Idealstaat, wenn auch mit Ehren, verbannen wollte, hatte die Sinneswelt als eine Höhle bezeichnet, in der nur die Schatten der Ideen wahrnehmbar sind, weshalb der Mensch aus der Welt der Sinne herausstreben, den Leib ablegen muß, nach dem Achill sich verzehrte. Aristoteles hingegen macht das bloße Erleben der Ideen zu einem gleichsam unterirdischen Geschehen und gibt dem Heros Recht, indem auch er alle Seligkeit im sinnlichen Schauen des Götterwirkens und zudem im wissenschaftlichen Erkennen sieht, das die Natur wie das kulturelle Schaffen der Menschen durchleuchtet.

Rudolf Steiner schließt seine hier skizzenhaft nachgezeichneten Darlegungen zur bisherigen nachatlantischen Kulturentwicklung mit einem Hinweis auf die bereits keimhaft angelegte weitere Ausgestaltung des menschheitlichen Werdens ab, indem er ausführt: Es «kündigt sich gegenwärtig bereits die Morgenröte der sechsten nachatlantischen Kulturperiode an. Denn was in der Menschheitsentwickelung zu einer gewissen Zeit entstehen soll, das reift langsam in der vorherigen Zeit. Was gegenwärtig sich schon in den Anfängen entwickeln kann, das ist das Auffinden des Fadens, welcher die zwei Seiten in der Menschenbrust verbindet, die materielle Kultur und das Leben in der geistigen Welt. Dazu ist notwendig, daß auf der einen Seite die Erlebnisse des geistigen Schauens begriffen werden und auf der andern in den Beobachtungen und Ergebnissen der

Sinnenwelt die Offenbarungen des Geistes erkannt werden. Die sechste Kulturepoche wird die Harmonie zwischen beiden zur vollen Entwickelung bringen.»[55]

Was Goethe in seinem *Märchen* in Bildern veranschaulichte, nicht aber auch in kristallklaren Begriffen darzustellen vermochte, das hat Rudolf Steiner in lebensvollen Ideen ausgesprochen: Naturerkenntnis und Geisterkenntnis werden zu einem spirituellen Ganzen werden – die Brücke wird erstehen von der auf die Sinneswelt gerichteten Wissenschaft zu einer Geistselbst-Kultur.

Natur und Geist

Die erste historisch faßbare Individualität Griechenlands ist Hesiod, der gegen Ende des 8. vorchristlichen Jahrhunderts als Knabe beim Weiden der Schafe von den Musen des Helikon zum Dichter berufen wurde. Hesiods nach dem Vorbild der homerischen Epen in Hexametern gestalteten Werke lassen sich mit der urgewaltigen Kraft der *Ilias* und der sonnendurchfluteten Diesseitsbejahung der *Odyssee* freilich nicht vergleichen; sind sie doch von einer pessimistischen Grundstimmung durchzogen. Der aus einem kleinen Dorf in Boiotien stammende Sohn eines einfachen Bauern war um sein Erbe betrogen worden: sein Bruder hatte die adligen Richter bestochen. Hesiods Melancholie aber hatte weit tiefere Ursachen; wußte er doch, daß er im eisernen Zeitalter lebte, in dem Habgier und Sittenverfall herrschten – das goldene, silberne und bronzene Zeitalter gehörten für immer der Vergangenheit an.

Bewahren wollte Hesiod das alte Wissen um die «Entstehung der Götter», und so schuf er seine *Theogonie*. Aus dem ewig verborgenen Urgrund, schildert Hesiod, war alles wesenhafte Sein und Werden aufgestiegen. «Zuerst vor allem entstand das Chaos», der klaffende Abgrund, das Unfaßbar-Gestaltlose, das Allesbergende. Aus ihm erhob sich «die breitbrüstige Gaia», die Urmutter Erde, «der ewige Halt für alle Dinge». Dann entstand der Tartaros, die lichtlose Unterwelt, der unheimlichste aller Götter, «im Innern der breitstraßigen Erde»; und Eros entstand, «der schönste unter den unsterblichen Göttern, er, der gliederlösend, in allen Göttern und Menschen den klaren Verstand und vernünftigen Willen in der Brust überwältigt.» Auch andere Wesen traten hervor, und Gaia gebar, «gleich ihr selber, den gestirnten Uranos, damit er sie ganz umhüllte, auf daß er für immer den seligen Göttern ein sicherer Wohnsitz wäre. Sie gebar auch die gewaltigen Berge, die lieblichen Behausungen der Götter. ... Und endlich gebar sie, nachdem sie sich mit Uranos vermählt hatte, den tiefstrudeligen Okeanos.»[56]

Die Götterschau Hesiods kennt keinen Gegensatz von sinnlicher und übersinnlicher Welt, von Natur und Geist. Aber der Dichter weiß bereits um den klaren Verstand und den vernunftbegabten Willen, den allein Eros bezwingt, die liebestrunkene Götterkraft der Hingabe.

In der Mitte des 8. vorchristlichen Jahrhunderts hatte die große Kolonisation der Griechen begonnen, die, als sie zweihundert Jahre später verebbte, denkbar tiefgreifende kulturelle, soziale und politische Umwälzungen bewirkt hatte. Vor allem an der Westküste Kleinasiens, im alten Ionien, entfaltete sich der griechische Geist. Milet, die Mutterstadt von mehr als achtzig Pflanzstädten, brachte in rascher Folge drei Denker hervor, Thales, Anaximandros und Anaximenes, deren völlig neuer Gegenstand die Natur war – wobei allerdings bis zum Natur-Begriff des Aristoteles noch eine zweihundertjährige Entwicklung zurückzulegen war. Und zwei Jahrtausende mußten verstreichen, bis die moderne Naturwissenschaft in Erscheinung trat, die ihrerseits zur Entfaltung gelangte, bevor die anthroposophisch orientierte Geisteswissenschaft begründet werden konnte.

Rudolf Steiner hat in seinem Vortragszyklus über den *Entstehungsmoment der Naturwissenschaft und ihre seitherige Entwickelung* gleich eingangs, am 24. Dezember 1922, betont, daß für ihn dasjenige Geltung habe, was er «nennen möchte das Schauen des Embryonallebens einer neuen Geistigkeit in der Hülle naturwissenschaftlicher Vorstellungsarten. Meine Meinung», hebt Steiner hervor, «muß sein aus einer sachgemäßen Betrachtung heraus, daß der naturwissenschaftliche Weg, den die neuere Menschheit gegangen ist, kein irrtümlicher ist, sondern ein richtiger, daß er aber, wenn er richtig angesehen wird, den Keim einer neuen Geist-Erkenntnis und einer neuen Willenstätigkeit in sich trägt.» Steiner vergleicht mithin die neuzeitliche Naturerkenntnis mit einem Uterus, in dem sich das «Embryonalleben» der neuen Geisterkenntnis vollzog, bevor sie am Beginn des 20. Jahrhunderts geboren wurde. Nach wie vor aber, so Steiner im selben Vortrag, geht es darum, «aus der fruchtbaren naturwissenschaftlichen Forschungsart der neueren Zeit Keime zu einem Geistesleben zu finden.» Die neue Geisterkenntnis, die neue geistige «Willenstätigkeit» entfaltet demgemäß ihre Keimkraft im Zeitalter der naturwissenschaftlichen Vorstellungsart, das seinen Abschluß keineswegs gefunden hat.

Am 1. Weihnachtstag des Jahres 1922 – noch im ersten Goetheanum, das in der folgenden Silvesternacht einer Brandstiftung zum Opfer fiel – setzte Rudolf Steiner seine Betrachtungen fort. Die Zuhörer erfuhren, daß im 8. vorchristlichen Jahrhundert (der Zeit Homers und Hesiods) ein Eingeweihter lebte, von dem «allerdings kein Geschichtsbuch, kein historisches Dokument» Kunde gibt, der in eine der südeuropäischen Mysterienschulen Aufnahme fand und Einblick nehmen konnte in all das, was die Mysterienlehrer «über die geistigen Wesenheiten, welche im Kosmos lebten und leben», zu sagen wußten, was aber bereits damals eine traditionelle «Wiedergabe war von viel, viel älteren Schauungen der Menschheit.»

Die ältesten Weisen, so führte Rudolf Steiner am 25. Dezember weiter aus, hätten sich gefühlt «wie in einem alllebendigen, alldurchgeistigten Wesen, das zu ihnen eine kosmische Sprache redete. Sie fühlten sich in dem Weltenwesen des Geistes selber darinnen.» Und so erlebten sich diese ältesten Weisen als Geistesboten, da sie den Urgeist unmittelbar wahrnahmen. Die gesamte Körperwelt, die «äußere Natur» wurde von ihnen als ein wesenhaftes Abbild des Urgeistes angesehen. «Wenn der Mensch auf sich selbst zurückblickte, so erkannte er in sich die Dreiheit seines Wesens als Geist, Seele, Leib; nach Geist als in seiner Urgestalt, nach der Seele als den Götterboten, nach dem Leibe als dem Abbild des Geistes.» Einen Widerspruch zwischen Leib und Seele, zwischen Natur und Geist gab es nicht. Und so «fühlte man auch keinen Gegensatz zwischen dem Menschen und der umliegenden Natur». Da alles in einer innig webenden Einheit zusammenwirkte, konnte von einer Naturwissenschaft noch keine Rede sein. Nur dasjenige kann man bekanntlich wissenschaftlich erfassen, «was außerhalb des eigenen Lebens liegt, während man dasjenige, was man in sich selbst trägt, unmittelbar erlebt, nicht erst begreift.»[57]

Im 8. vorchristlichen Jahrhundert war ein solches Erleben nicht mehr möglich, weshalb die älteste Mysterienweisheit längst verklungen war. Jener Weise, auf den Steiner in seinem Vortrag den Geistesblick richtete, befand sich demzufolge in bedrängter Lage. Er unternahm weite Reisen, fand aber eigentlich überall nur noch Überlieferungen der ursprünglichen Mysterienweisheit: Die Weltensphäre des Urgeistes war verstummt. Und so horchte jener Eingeweihte hin «auf eine stumme Welt, denn dasjenige, wovon ihm die überlieferte Weisheit sprach, das hörte er nicht mehr. Er konnte nur hinhorchen in ein stummes Weltenall. Und er holte sich, wie früher die geistdurchtränkte Seele sich die alte Weisheit geholt hat, er holte sich aus dem stummen Weltenall die logostragende Seele. Und er liebte den Logos, der nicht mehr die Gottheit selber der alten Zeit war, sondern nur noch ein Bild der Gottheit der alten Zeiten. Mit anderen Worten: Der Geist war bereits in jenen Zeiten der Seele entschwunden.» Von nun an entwickelte sich zwischen der Menschenseele und der Körperwelt ein Gegensatz, den es vorher nicht gab. «Früher hat man die Einheit des Geistes in allem gesehen. Jetzt entstand der Gegensatz zwischen Leib und Seele, Mensch und Natur, so daß jetzt auftrat der Abgrund zwischen Leib und Seele.»

Rudolf Steiners Ausführungen vom 25. Dezember 1922 konnten hier nur andeutend umrissen werden. Aber auch in dieser unzulänglichen Form mag ein bedeutsames Licht auf das 6. vorchristliche Jahrhundert fallen, als in Milet das naturphilosophische Denken urplötzlich hervortrat, nachdem etwa zweihundert Jahre zuvor der charakterisierte Eingeweihte mit seiner logostragenden Seele nur noch in ein stummes Weltall hineinhorchen konnte – und ein Hesiod zutiefst betroffen erlebte, daß das goldene, silberne und eherne Zeitalter versunken waren.

Aristoteles hat in Thales, der von etwa 624-546 v. Chr. lebte, den ersten Philosophen gesehen, von dem allerdings bereits im 4. vorchristlichen Jahrhundert keine Schriften mehr vorlagen. Der weitgereiste Kaufmann, der Ägypten vielleicht um dieselbe Zeit wie Solon kennenlernte, sah bekanntlich das Wasser als den Ursprung der Dingwelt an. Wobei die Begriffe Stoff und Kraft für ihn, wie für alle Griechen, eine ungeschiedene Ganzheit waren. Einen «toten» Stoff kannte nicht einmal Demokrit, für den alle Dinge aus kleinsten unteilbaren Teilen, aus Atomen bestanden.[57a]

Das Denken der Milesier umgreift Aristoteles zwar mit den Worten: «Von denen, die zuerst philosophiert haben, haben die meisten geglaubt, daß es nur stoffliche Urgründe der Dinge gebe»[58]. Aristoteles, der eigentliche Begründer der wissenschaftlichen Philosophie und philosophisch durchleuchteten Einzelwissenschaften, betrachtete seinerseits die Materie als das ungeformte Potentielle, dessen einzige Eigenschaft die Formbarkeit ist. Die ionischen Naturphilosophen waren Hylozoisten (Hyle heißt «Holz, Wald»), kannten also ebenfalls nur einen belebten Urstoff. Wenn Seneca berichtet, Thales habe behauptet, die Erde werde vom Wasser getragen und bewege sich wie ein Schiff, so hat dieser Stoff keinerlei Bezug zu den Begriffen der modernen Physik. Weshalb Aristoteles in seiner Schrift *Von der Seele* ausführt: « Es scheint aber Thales, nach dem, was man von ihm überliefert, die Seele für etwas Bewegendes gehalten zu haben, wenn anders er behauptet hat, daß der Magnetstein eine Seele habe, weil er das Eisen bewegt.»[59] Im Denken des Thales weben mithin Seelen- und Stoffeskräfte noch ineinander. Die physisch-sinnlich wahrnehmbaren Naturprozesse erlebte dieser erste Philosoph noch wie ätherisch-astrale Vorgänge. Die Wasserwirkungen in der Natur und im eigenen Innern empfand er als «*eine* Kraftäußerung»; er sah in ihnen «dasselbe, was man in der Seele erlebte, wenn man phlegmatisch gesinnt war».[60]

Als Schüler und Nachfolger des Thales gilt der kaum fünfzehn Jahre jüngere Anaximandros. Dieser war überzeugt, die Erde verharre in der Schwebe und werde deshalb von nichts aus ihrer Lage verdrängt, weil sie – wie Aristoteles in seiner Schrift *Vom Himmel* vermerkt – infolge ihres gleichen Abstandes von allen Seiten an ihrem Platz verharre. Anaximandros stellte sich folglich die Erde als den Mittelpunkt des in sich sphärisch geschlossenen Kosmos vor. Eine Vorstellung, die erst Kopernikus überwinden sollte. Denn Aristarchos von Samos (etwa 320-250), der das heliozentrische System bereits ausbildete, die Sonne also in den Mittelpunkt der Welt rückte, fand in der Antike keine Anerkennung.

Für Anaximandros war nun aber nicht das Wasser der Urgrund der Dinge. Vielmehr sah er in dem Unendlichen die Ursache von Entstehung und Untergang aller Erscheinungen. Bei ihm tritt folglich erstmalig an die Stelle des Sinnlich-Wahrnehmbaren ein rein gedankliches Element. «Er sieht den Ursprung der Dinge», führt Steiner aus, «in einer Art Weltenäther, einem unbestimmten, gestaltlosen Urwesen, das keine Grenze hat.» Damit aber war «das Gedankenleben geboren». Sinneswelt und Begriffswelt, Natur und Geist sind getrennt. Die Philosophie im eigentlichen Sinne beginnt. Denn während in Raum und Zeit alles einen Anfang, alles ein Ende hat, ist das Unendliche ohne Anfang, ohne Ende. Das Ungewordene, Unvergängliche weist über alles sinnlich Wahrnehmbare hinaus: es erschließt sich nur dem reinen Denken. Damit gehört dasselbe einer Sphäre an, «welche über den Naturvorgängen liegt. Wenn Anaximander davon spricht, daß die Menschen als Fische zuerst im Feuchten gelebt haben» – so im weiteren Steiner – «und dann sich durch Landtierformen hindurchentwickelt haben, so bedeutet das für ihn, daß der Geistkeim, als welchen sich der Mensch durch den Gedanken erkennt, nur wie durch Vorstufen durch die anderen Formen hindurchgegangen ist, um sich zuletzt die Gestalt zu geben, welche ihm von vornherein angemessen ist.»[61]

Sobald Natur und Geist, Sinnes- und Gedankenwelt unterschieden werden, erlischt alle Mysterienweisheit in ihrer ursprünglichen Gestalt. Der Mensch tritt einer Außenwelt gegenüber, mit der er zuvor unlösbar verbunden war.

Anaximandros lebte etwa hundertfünfzig Jahre nach Hesiod. Weitere anderthalb Jahrhunderte später hatte Sokrates den Giftbecher zu trinken, weil er wie niemand zuvor das eigenständige Denken angeregt und dadurch den Einzelnen auf seine eigenen Füße gestellt hatte. Gleichzeitig aber begann sich ein Abgrund aufzutun zwischen Ich und Gemeinschaft, zwischen Innen- und Außenwelt, zwischen Mensch und Gott. Protagoras wußte nicht einmal mehr, ob es Götter überhaupt gibt. Und der Mathematiker und Astronom Anaxagoras wurde im Jahre 431 wegen Gottlosigkeit aus Athen vertrieben, weil er behauptet hatte, die Sonne sei eine glühende Gesteinsmasse. Wie denn auch im Denken Demokrits (460–371) alles Geschehen auf der Mechanik der Atome beruhte, die in plan- und zielloser Bewegung begriffen sind, von der Schwere beherrscht, vom Zufall bestimmt. «Die Atomen-Welt des Demokrit stellt eine Außenwelt, eine Natur dar», so Rudolf Steiner in *Die Rätsel der Philosophie*, «in welcher nichts von ‹Seele› lebt. Die Gedanken-Erlebnisse in der Seele, durch deren Geburt die Menschenseele auf sich selbst aufmerksam geworden ist: bei Demokrit sind sie bloße Schatten-Erlebnisse. Damit ist ein Teil des Schicksals der Gedanken-Erlebnisse gekennzeichnet. Sie bringen die Menschenseele zum Bewußtsein ihres eigenen Wesens, aber sie erfüllen sie zugleich mit Ungewißheit über sich selbst. Die Seele erlebt sich durch den Gedanken in sich selbst, aber sie kann sich zugleich losgerissen fühlen von der geistigen, von ihr unabhängigen Weltmacht, die ihr Sicherheit und inneren Halt gibt.»[62]

War in Platos Erleben alles sinnlich Wahrnehmbare ein schattenhaftes Abbild der übersinnlichen Ideenwelt, während in den Augen Demokrits die Natur völlig entseelt war, so sah Aristoteles in den Gedanken gestaltende, entelechische, form- und zielgebende göttliche Kräfte. Mit unermeßlicher Freude richtete Aristoteles, dieser wohl wirkungsmächtigste Philosoph, seinen Forscherblick auf die «Meisterin Natur», auch da, wo die sinnliche Wahrnehmung unerfreulich ist. Gilt es doch zu den wahren Ursachen der Dingwelt vorzudringen. «Man darf deshalb», rät Aristoteles, «keinen kindischen Widerwillen gegen die Untersuchungen der niedriger stehenden Lebewesen hegen. Denn in allem, was die Natur hervorbringt, ist etwas Bewundernswertes.»[63] Zumal alles Naturgeschehen einen Stufenbau offenbart: «Die Natur schreitet von den unbeseelten Dingen zu den lebendigen Wesen so allmählich fort, daß man wegen des ununterbrochenen Zusammenhangs die Grenze beider Reiche nicht bemerkt, noch weiß, zu welchem von beiden die in der Mitte zwischen ihnen stehenden Wesen gehören. Denn auf das Reich der unbeseelten Dinge folgt zunächst das der Pflanzen. Und auch unter diesen unterscheidet sich wieder eine von der andern dadurch, daß sie mehr oder weniger am Leben teilhat; die ganze Gattung aber erscheint im Verhältnis zu den leblosen Dingen fast wie beseelt, im Verhältnis zu den Tieren aber wie unbeseelt. Der Übergang von den Pflanzen zu den Tieren vollzieht sich aber, wie schon gesagt, ohne Unterbrechung.»[64]

Mit beispielloser denkerischer Energie durchdringt Aristoteles die gesamte ihm zugängliche Erscheinungswelt. Als Forscher, Sammler, Beobachter und wissenschaftlicher Systematiker größten Stils entfaltet er eine universelle Spannkraft.

Aristoteles' Vorfahren waren Ärzte: beide Eltern führten ihren Stammbaum auf den Asklepiossohn Machaon zurück. Die empirisch-nüchterne, symptomatologische Naturbetrachtung dürfte Aristoteles bereits in frühen Jahren nahegetreten sein. Krankheitsprozesse haben Ursachen, wie jeder sinnlich beobachtbare Vorgang in der Natur auf Ursachen hindeutet, die prinzipiell erforscht werden können. «Da wir bei der natürlichen Entstehung der Wesen», argumentiert demgemäß Aristoteles, «eine Mehrzahl von Ursachen wahrnehmen, zum Beispiel die Zweckursache für den Anfang der Bewegung, so muß man auch hinsichtlich ihrer bestimmen, welches die erste und welches die zweite ist. Es leuchtet nun ein, daß die sogenannte Zweckursache die erste ist. Denn diese ist die Vernunft; in der Vernunft aber liegt der Ursprung sowohl für die künstlichen Gebilde als für die Erzeugnisse der Natur. Denn entweder ist es das Denken oder die sinnliche Wahrnehmung, womit der Arzt bestimmt, was Gesundheit, der Baumeister, was ein Haus ist, und womit sie die Gründe und Ursachen ihres Tuns im einzelnen Fall angeben, sowie warum es so gemacht werden muß. Der Zweck und die Schönheit ist in einem noch höheren Grade an den Schöpfungen der Natur wahrnehmbar als an der Kunst. Dagegen kommt die Notwendigkeit nicht allen natürlichen Wesen in gleicher Weise zu ... Denn es gibt eine Notwendigkeit schlechthin bei den ewigen Wesen» – bei den Gestirnen in der ätherischen Welt oberhalb des Mondes – «und eine bedingte bei allem, was entsteht, bei den Gebilden der Kunst, eines Hauses und dergleichen.»[65] – «Wir aber behaupten, daß überall ein Vorgang einem Zweck diene, wo sich ein Ziel zeigt, an dem Bewegung, wenn ihr kein Hindernis in den Weg tritt, ihre Grenze findet. Es ist also klar, daß es etwas Derartiges gibt, was wir *Natur* nennen.»[66]

Nicht weniger umgreifend als die Natur hat Aristoteles das Wesen und die Eigenschaften des Denkens erforscht, wodurch er zum Begründer der Logik wurde – der Logik als eigener Wissenschaft. Dabei geht es ihm um die Formen und Methoden des richtigen Denkens, nicht um seinen Inhalt. Vom Begriff zum Urteil, vom Urteil zum Schluß schreitet unser vernunftbegabtes Denken im Erkenntnisprozeß voran und gelangt zum Beweis, wenn es sich nicht in Trugschlüsse verstrickt. Aristoteles ist überzeugt, daß etwas, das ist, nicht gleichzeitig und in derselben Hinsicht nicht ist. «Das Denken an sich aber», heißt es bereits in der sogenannten ältesten Metaphysik, «hat das an sich Beste zum Gegenstand und das absolute Denken das absolut Beste. Somit denkt die Denkkraft (der Geist) sich selbst, ... so daß Denkkraft und Gedachtes zusammenfallen.» In diesem Zustand befindet sich der Mensch vorübergehend, wenn er das Denken beobachtet, die Gottheit hingegen in Ewigkeit. «Denn die Energie des Geistes ist Leben; ja er ist Energie. Seine absolute Energie ist bestes und ewiges Leben. Wir behaupten also, Gott sei ein ewiges, vollkommenes Wesen, und ihm kommt Leben und ununterbrochenes, ewiges Sein zu. Das ist Gott».[67]

Die Aufgabe des Menschen sieht Aristoteles demgemäß darin, ein Leben im göttlichen Geist anzustreben. «Daher darf man nicht den Männern folgen, die uns ermahnen, als Menschen auf Menschliches und als Sterbliche auf Sterbliches unseren Sinn zu richten, sondern wir sollen uns, soweit es möglich ist, unsterblich machen und alles tun, um dem Besten, was in uns ist, gemäß zu leben.»[68] Vermächtnishaft sind diese Worte aus der *Nikomachischen Ethik*, die Aristoteles' Sohn Nikomachos nach dem Tode seines Vaters, der im Jahre 322 zweiundsechzigjährig in Chalkis auf Euböa verstarb, herausbrachte: Der Geist des Menschen ist göttlichen Ursprungs; die Seele kann ihn in sich aufnehmen und so an ihm teilhaben.

Da aber die «*Seele die ursprüngliche Entelechie eines natürlichen organischen Körpers*»[69] ist, mit der Auflösung desselben ihrerseits also keinen weiteren Bestand haben kann, befindet sich Aristoteles in einem Dilemma, einem unauflöslichen Widerspruch. Lehnt er doch die von Platon behauptete Präexistenz der menschlichen Seele ebenso ab, wie er eine außerhalb der sinnlich wahrnehmbaren Welt, also körperlos existierende Ideenwelt aufs nachdrücklichste zurückweist. Platons Lehre von den Ideen konnte er, wie er betont, «nicht beistimmen»; hielt er doch die physisch-sinnliche Welt für «ungeworden und unvergänglich», weshalb außerhalb der Welt, in der wir verkörpert leben, nichts ist.[70] Wie also vermochte die Seele dennoch fortzubestehen, dennoch unsterblich zu werden?

Im Rahmen seiner Vorträge über *Anthroposophie – Psychosophie – Pneumatosophie* wandte sich Rudolf Steiner am 12. Dezember 1911 dieser komplexen Fragestellung zu. Gerade war ein drittes Buch von Franz Brentano, den Steiner sehr schätzte, über Aristoteles erschienen, was der Vortragende als schicksalhaft «merkwürdig» bezeichnete. Brentano, einer der bedeutendsten Aristoteleskenner, stand zwar nicht mehr auf dem Standpunkt des griechischen Philosophen, wußte aber über dessen Geistlehre nicht hinauszugelangen: Die moderne naturwissenschaftliche Denkungsart vermag das Erkenntnisdilemma des Aristoteles nicht zu lösen, weil sie ebensowenig die leibfreie Präexistenz, die Unsterblichkeit des menschlichen Geistwesens vorauszusetzen weiß, die Lehre von der Reinkarnation ablehnen muß. Im Sinne des Aristoteles muß die menschliche Seele, selbst dann, wenn sie sich «unsterblich machen» könnte, wie zu hören war, in Ewigkeit auf ihre einmalige Verkörperung zurückblicken. «Denn alles Tun», so Steiner, «von dem eigentlich Aristoteles sprechen kann, setzt voraus die physische Welt und die physische Leiblichkeit.» Über den aristotelischen Standpunkt hinausgelangen kann die Menschheit einzig und allein mit einer Geisterkenntnis, die nicht weniger exakt zu sein vermag als die Naturerkenntnis.

Aus diesem Grunde konnte Rudolf Steiner bei anderer Gelegenheit die Seelenlehre des Aristoteles «als das Verhängnis der Seelenlehre des Abendlandes» bezeichnen.[71] Indem der Vollender der griechischen Naturphilosophie den Entwicklungsgedanken des Anaximandros aufgriff und weiter ausbildete, hatte er die Auffassung vertreten, daß der Geist in der Seele lebt. Dieser «entwickelt sich aus der Seele heraus.

Er entwickelt sich so, wie sich die Seele stufenweise aus dem Körper heraushebt.

Aber gerade dieses letztere sagte Aristoteles nicht oder nicht klar. Er sagt zwar immer wieder und wieder: die Seele entwickelt sich stufenweise bis zur Menschenseele auf einem ganz natürlichen Wege – aber nun kommt der Geist von außen in die naturgemäß entwickelte Menschenseele hinein. Nus ist im Sinne des Aristoteles etwas, was von außen durch schöpferische Tätigkeit in die Menschenseele hineingelegt wird. Und das wurde das Verhängnis der Seelenwissenschaft des Abendlandes. Es ist das ein Verhängnis des Aristoteles, daß er nicht imstande ist, seine richtige Ansicht, daß durch das Einsenken des Nus in die Menschenseele diese Menschenseele heraufgehoben wird, zu einer Theorie des Geschichtsverlaufes zu gestalten. Diese Entwickelung ist er nicht imstande, ebenso naturgemäß zu begreifen, wie die Entwickelung der Seele zu begreifen ist.»[72]

Das Verhängnis der Seelenlehre des Aristoteles, das in der Seelenlehre des Abendlandes weiterwirkte, beruht auf der tragischen Schicksalsnotwendigkeit, daß sich das Geistig-Seelische des Menschen mit dem Physisch-Leiblichen zu verbinden hatte, um sein Ichbewußtsein auszubilden: Der Durchgang durch die physisch-sinnliche Wirklichkeitsschicht dämpft das Seelenleben bis zum gegenständlichen Anschauen herab; «dadurch ist zunächst für dieses gegenständliche Vorstellen im Erkennen verschlossen die Präexistenz.»[73]

Und sie bewegt sich doch

Zu Zahlen als qualitativen Formkräften der Welt fand Aristoteles keinen Zugang. Seine Naturerkenntnis ging von der Sinneserfahrung aus. Insbesondere liebte er, wie zu vernehmen war, die «Gesichtswahrnehmung». Für diese aber ruht die Erde im Mittelpunkt der Welt, die Aristoteles als ungeworden und unvergänglich ansah. Für ihn war der Kosmos eine sphärisch gegliederte Hohlkugel, außerhalb deren es nichts gibt. Um die Erde bewegen sich die Planeten, zu denen auch die Sonne zählt, und kreisen die Fixsterne im materielosen Äther. In Bewegung gehalten wird alles durch den «unbewegten Beweger». Von diesem sagt Aristoteles: «Gott ist Geist, der die Bewegung der Welt durch eine Art rückläufiger Drehung lenkt und im Gange hält.»[74]

In der Schrift *Über den Himmel* erklärt Aristoteles, warum der Mittelpunkt des Weltalls mit dem der Erde zusammenfällt. Strebt doch alles Schwere zu ihrem Zentrum hin. Allerdings ist die Erde nur mittelbar die Mitte des Kosmos, «insofern sie ihre Mitte in der Mitte des Alls hat ... Daß die Erde sich nicht bewegt, auch nicht außerhalb der Mitte, ist hieraus zu erkennen. Zudem ist aus dem Gesagten auch der Grund ihres Verweilens klar. Denn wenn, wie man beobachtet, die Körper von allen Seiten nach der Mitte zu fallen und das Feuer von der Mitte zum Rande hin strebt, dann kann unmöglich irgendein Teil von ihr die Mitte verlassen, es sei denn mit Gewalt.»[75]

Bereits wenige Jahrzehnte nach Aristoteles' Tod entwickelte Aristarchos von Samos sein heliozentrisches System, das, wie erwähnt, dem Weltbild der Antike nicht entsprach und folglich unberücksichtigt blieb. Verschiedene Astronomen, Mathematiker und Geographen stellten in der Folgezeit eigene Beobachtungen und Berechnungen an, bevor Ptolemäus im 2. nachchristlichen Jahrhundert die erste systematische Ausarbeitung der mathematischen Astronomie vorlegen konnte, die sich ihrerseits auf die Sphärenphysik des Aristoteles stützte. Annähernd eineinhalb Jahrtausende wurde das Vorstellungsleben des Abendlandes von dem aristotelisch-ptolemäischen Weltbild bestimmt, wobei es dem christlichen Glauben angeglichen wurde.[76]

Zwar meinte bereits im Jahre 1440 Nikolaus von Kues in seiner Schrift *De docta ignorantia* (Über die gelehrte Unwissenheit), vom Weltraum aus gesehen müsse die Erde «als ein heller Stern erscheinen». Doch mußte ein weiteres Jahrhundert verstreichen, bis sich Nikolaus Kopernikus, von Freunden gedrängt, endlich dazu durchrang, sein Hauptwerk *De revolutionibus orbium coelestium* (Über die Kreisbewegungen des Himmels), dessen frühester schriftlicher Entwurf in das Jahr 1506 fällt, endlich der Öffentlichkeit zu übergeben. Wenige Stunden vor seinem Tode konnte der Domherr zu Frauenburg am 24. Mai 1543 das erste gedruckte Exemplar dieses revolutionären Werkes noch mit der Hand berühren.

An die Stelle des Zeugnisses der Sinne, für die das gesamte Weltall sich um die Erde dreht, war die unwiderlegliche Beweisführung des Mathematikers getreten: die sich um ihre eigene Achse drehende Erdkugel war zu einem die Sonne umkreisenden Planeten geworden, was sich allerdings selbst ein Tycho Brahe bis zu seinem Tode im Jahre 1601 nicht vorzustellen vermochte.

Nikolaus Kopernikus sah in der mathematischen Astronomie die Königin aller Wissenschaften. In *De revolutionibus* bezeichnet er die Mathematik gleich eingangs als eine «mehr göttliche als menschliche Wissenschaft», die unsere seelischen Kräfte läutert. In der Widmungsvorrede wendet sich der gläubige Katholik 1542 an Papst Paul III. mit den Worten: «Wenn aber vielleicht Schwätzer kommen, die, obgleich in allen mathematischen Wissenschaften unwissend, sich dennoch ein Urteil darüber anmaßen und es wagen sollten, ... dieses mein Werk zu tadeln oder anzugreifen, so mache ich mir nichts aus ihnen, und zwar in solchem Maße nicht, daß ich sogar ihr Urteil als ein dummdreistes verachte. ... Mathematische Dinge werden für Mathematiker geschrieben.»[77]

Kopernikus war fraglos nicht bewußt, ja, er ahnte nicht einmal, daß er mittels der «mehr göttlichen als menschlichen Wissenschaft» der Mathematik eine Entwicklung anstieß, die nach wie vor mitten im Gange ist: Newtons Himmelsmechanik und Einsteins Relativitätstheorie sind ihre bisherigen Knotenpunkte. Kopernikus selbst sah zwar auch seinerseits in dem Sternenall eine «Maschinerie». Diese aber war, wie er meinte, «unseretwegen von dem größten und nach genauesten Gesetzen zu Werke gehenden Meister geschaffen» worden. Im zehnten Kapitel des ersten Buches seiner *Revolutiones* spricht er von dem Universum als dem denkbar vollkommensten Meisterwerk. Zuinnerst ergriffen gewahrt der Mathematiker «eine bewunderungswürdige Symmetrie der Welt und einen festen und harmonischen Zusammenklang zwischen der Bewegung und Größe der Bahnen, wie man ihn auf andere Weise nicht finden kann.»[78]

Hatte Dante den Mittelpunkt der Welt als die Heimstatt des Teufels betrachtet, so erlebte Kopernikus das gesamte Weltall mit seinen harmonischen Bewegungsabläufen als die erhabenste Offenbarung des göttlichen Schöpferwillens, der den Menschen zugleich mit der Mathematik begabt hat, deren Exaktheit außer Frage steht und der Erkenntniskraft sicheren Halt gewährt, mehr noch, das trügerische Zeugnis der Sinne, denen Aristoteles vertraut hatte, aufs eindringlichste korrigiert. Aristoteles, den das Mittelalter als unantastbare Autorität betrachtet hatte, war nun, nicht minder einseitig, in Verruf geraten. Die Aristoteliker allerdings, die Peripatetiker, waren in der Tat zur «Erkenntnisplage» geworden, indem sie, im schärfsten Gegensatz zu ihrem Lehrer und Vorbild, keine eigenständige Naturforschung betrieben, sondern nur in die seit dem 13. Jahrhundert dem Abendland neu zugänglichen Schriften des Aristoteles wie in eine Bibel blickten.[79]

Zu den schärfsten Gegnern des teilweise gründlich mißverstandenen Aristoteles zählte Giordano Bruno, der die kopernikanische Wende bejubelte und mit genialem dichterischen Schwung pantheistisch umdeutete. Glaubte Kopernikus an einen außerweltlichen Gott, der das All als eine Maschinerie geschaffen und die Sonne zum Mittelpunkt der Welt gemacht hatte, so sah Bruno in letzterer einen Stern unter Sternen, das Sonnensystem als eines unter unzähligen inmitten eines unendlichen Universums, das an jedem beliebigen Punkt Zentrum und Peripherie zugleich ist, ein lebendiger, beseelter, monadisch gestalteter geistig-physischer Organismus der Gottheit, die in allem unmittelbar anwesend und anschaubar ist, weshalb jede naturwissenschaftliche Erkenntnis zugleich eine sittliche Tat ist.

Giordano Bruno war von Nikolaus von Kues und Paracelsus beeinflußt und wirkte seinerseits auf Leibniz, Herder, Goethe und Schelling. In Goethes «Epirrhema», das 1820 erschien, hätte Bruno sein ureigenes Erleben wiedergefunden:

Müsset im Naturbetrachten
Immer eins wie alles achten;
Nichts ist drinnen, nichts ist draußen:
Denn was innen, das ist außen.
So ergreifet ohne Säumnis
Heilig öffentlich Geheimnis.

Und ebenso inbrünstig hätte Bruno fraglos Goethes Bekenntnis zugestimmt:

Was wär' ein Gott, der nur von außen stieße,
Im Kreis das All am Finger laufen ließe!
Ihm ziemt's, die Welt im Innern zu bewegen,
Natur in Sich, Sich in Natur zu hegen,
So daß, was in ihm lebt und webt und ist,
Nie Seine Kraft, nie Seinen Geist vermißt.

Gegen Ende des 16. Jahrhunderts hatte sich jener Abgrund zwischen Gott und Welt, den Goethe mit Schauder bemerkte, allerdings noch nicht aufgetan, obwohl der Gott des Kopernikus das All bereits am Finger laufen ließ. In den folgenden Jahrhunderten wurde das Weltall umso konsequenter zu einer Maschine – ohne Maschinisten.

Von alledem war das Universum Giordano Brunos das gotterfüllte Gegenbild, das dem Dreißigjährigen im Jahre 1578 in Gestalt einer blitzartigen Erleuchtung zuteil geworden war und für das er nach achtjähriger Haft als Zweiundfünfzigjähriger in Rom auf dem Campo dei fiori gleichmütig den Scheiterhaufen bestieg. War doch die kopernikanische Lehre, zu der sich Bruno bekannte, der in der Gegenreformation erstarkten katholischen Kirche zum Stein des Anstoßes geworden, weil sie die christliche Heilslehre wegzusprengen schien. Im Jahre 2000, also genau vierhundert Jahre nach dem Flammentod Giordano Brunos, ließ der Vatikan verlauten, dem für sein Bekenntnis Gestorbenen sei ein Unrecht widerfahren.

Auf den Quadratmeter genau an der Stelle im großen Saal von Santa Maria sopra Minerva, an dem Giordano Bruno im Jahre 1600 stand und kniete, bevor er den Weg zum Scheiterhaufen antrat, schwor dreiunddreißig Jahre später Galileo Galilei, die «verdammte Lehre» des Kopernikus nicht für wahr zu halten. Nachdem der Papst ein Verhör verfügt hatte, in dem Galilei mit der Folter gedroht wurde, falls er nicht gewillt sei, die volle Wahrheit zu gestehen, hatte er, im letzten Verhör, erklärt, er halte «für unbedingt wahr und unbezweifelbar die Lehre des Ptolemäus, das heißt die Ruhe der Erde und die Bewegung der Sonne.»[80] Zweihundert Jahre später erklärte die Papstkirche ihrerseits die Lehre des Kopernikus für rechtmäßig.

Fraglos hatte Galilei einen erzwungenen Meineid geleistet, während er die ihm verbleibenden neun Jahre, von denen er vier gänzlich erblindet war, wie eh und je die Überzeugung vertrat: «Wer naturwissenschaftliche Fragen ohne Hilfe der Mathematik lösen will, unternimmt Undurchführbares. Man muß messen, was meßbar ist und meßbar machen, was zunächst nicht meßbar ist.»[81]

Galileis Bekenntnis zur Mathematik als dem ehernen Fundament aller exakten Wissenschaft war identisch mit seinem Bekenntnis zu Kopernikus. Nach seinem Eid hat er zwar nie wieder von der Erde gesagt, daß sie in ständiger Bewegung um die Sonne und um sich selbst begriffen sei. Aber bis zu seinem Tode am 8. Januar 1642 hat er gewiß gedacht: Und sie bewegt sich doch! Wie Galilei den ihn schmähenden Peripatetikern unentwegt die Autorität der sinnlichen Erfahrung und der Mathematik entgegenstellte, ohne sich allerdings zu fragen, welche tieferliegenden Ursachen sich hinter allen quantitativ-exakten Erkenntnissen verbergen.

Der von Demokrit behaupteten Plan- und Ziellosigkeit der atomaren Bewegung hatte Aristoteles, wie gezeigt wurde, die Überzeugung entgegengestellt, daß die «Meisterin Natur» in allem, was sie hervorbringt, bewunderswert zielgerichtet ist. Der Mensch ist doch nicht etwa deshalb das klügste Lebewesen, weil er, wie Anaxagoras behauptet hatte, Hände hat; viel wahrscheinlicher ist es doch, «daß er, weil er das klügste aller Wesen ist, Hände bekommen hat.»[82] Wie aber steht es mit den Bewegungen und Eigenschaften der Himmelskörper, auf die als erster Galilei im Jahre 1609 das Fernrohr richtete? Welchen Plan, welches Ziel verfolgt die «Meisterin Natur» mit einem Weltall, in dem nur Meßbares zählt?

Der Weltenleib

Am Beginn des 17. Jahrhunderts, in dem das Uhrengleichnis zum Allgemeingut werden sollte, schrieb der dreiunddreißigjährige Kepler in einem Brief: «Mein Ziel ist es, zu zeigen, daß die himmlische Maschine nicht eine Art göttlichen Wesens ist, sondern gleichsam ein Uhrwerk, insofern nahezu alle die mannigfaltigen Bewegungen von einer einzigen, ganz einfachen magnetischen, körperlichen Kraft besorgt werden, wie bei einem Uhrwerk alle Bewegungen von diesem so einfachen Gewicht. Und zwar zeige ich auch, wie diese physikalische Vorstellung rechnerisch und geometrisch darzustellen ist.»[83]

Kepler war überzeugt, daß Astronomen «Priester des höchsten Gottes» sind. Als Opfersubstanz reichte er sein wissenschaftliches Werk dem Gotte dar, dessen Herz die Sonne ist. Im fünften Buch seiner *Harmonices Mundi* bekennt Kepler 1619 freimütig: «Jawohl, ich überlasse mich heiliger Raserei. Ich trotze höhnend den Sterblichen mit dem offenen Bekenntnis: ich habe die goldenen Gefäße der Ägypter geraubt, um meinem Gott daraus eine heilige Hütte einzurichten weitab von den Grenzen Ägyptens.»[84]

Die altägyptische Kultur war in der Tat längst versunken, als Johannes Kepler seinen gewaltigen astronomischen Bau auf dem ehernen Fundament der drei nach ihm benannten Gesetze errichtete, jenen Bau, den alsdann Isaak Newton bewohnen und erweitern sollte. Diese drei «Keplerschen Gesetze» lauten: 1. Die Planeten bewegen sich in Ellipsen, in deren einem Brennpunkt die Sonne steht. 2. Die von der Sonne zu einem Planeten gezogene Verbindungslinie übersteigt in gleichen Zeiten gleiche Flächen. 3. Die Quadrate der Umlaufszeiten der Planeten verhalten sich wie die dritte Potenz der großen Halbachsen ihrer Bahnellipsen.[85]

Aus diesen Gesetzen konnte Newton sein Gravitationsgesetz, das die Bewegungen aller Himmelkörper, die Himmelsmechanik erfaßt, herleiten. Nicht aber ließ sich das Weltbild der alten Ägypter mittels dieser auf sinnlicher Beobachtung und mathematischem Denken beruhenden wissenschaftlich-exakten Erkenntnis erschließen. In den allein dem Pharao vorbehaltenen Jenseitsbüchern, den Unterwelts- und Himmelsbeschreibungen des Neuen Reiches, wird aufs eindringlichste die vierundzwanzigstündige Tag- und Nachtfahrt des Sonnengottes Re in Hieroglyphen und Bildern geschildert: sein Kampf mit den Gegenmächten und seine mitternächtliche Begegnung mit dem mumiengestaltigen Osiris, dem das neue Leben entbunden wird. In vielgestaltigen Bewegungsabläufen begleitet den Sonnengott eine Polyphonie von Gottheiten oder stellt sich ihm bedrohlich entgegen. In stetem Kreislauf wiederholt sich dieses Mysteriendrama als kosmischer Kultus.[86]

Die durch jahrzehntelange minutiöse Beobachtungen Tycho Brahes empirisch abgesicherten Keplerschen Gesetze stellen keine Bewegungen handelnder Götterwesen dar: sie sind mathematische Begriffe. Aus den göttlichen Willens-Wesen des zweiten vorchristlichen Jahrtausends sind seelenlose Abstraktionen geworden, Bewegungsskelette, Leichname des Willens – eine Maschine, ein Uhrwerk, das eine «ganz einfache magnetische, körperliche Kraft» antreibt. Wie Kepler verschiedentlich darlegt, bestand für ihn das «Buch der Natur» keineswegs aus organisch belebten, seelisch-geistigen Gestaltungen, sondern aus «Zahlen, Maßen und Gewichten», die Gott beim Erschaffen der Welt urbildlich vorgezeichnet hat. In der gesamten materiellen Welt liegen für Gott «körperliche Gesetze, Zahlen und Verhältnisse vor, und zwar höchst erlesene und auf das beste geordnete Gesetze.» Und diese ewigen Gesetzmäßigkeiten «liegen innerhalb des Fassungsvermögens des menschlichen Geistes; Gott wollte sie uns erkennen lassen, als er uns nach seinem Ebenbilde schuf, damit wir Anteil bekämen an seinen ewigen Gedanken. Denn was steckt im Menschen außer Zahlen und Größen? Diese allein fassen wir in richtiger Weise, und zwar ist dabei, wenn es die Frömmigkeit zu sagen erlaubt, unser Erkennen von der gleichen Art wie das göttliche, wenigstens soweit wir in diesem sterblichen Leben etwas davon zu erfassen vermögen.» Die Ratschlüsse Gottes, so Kepler, sind zwar unerforschlich, «nicht aber seine körperlichen Werke.» Bestehen sie doch aus Maßen, Zahlen und Gewichten, aus Quantitäten. Folglich erfaßt der Mensch «eine Sache umso richtiger, je mehr er sich den reinen Quantitäten als ihrem Ursprung nähert. Je weiter sich aber etwas von diesem entfernt, desto mehr Dunkelheit und Irrtum tritt auf. Denn unser Geist bringt seiner Natur nach zum Eindringen in die göttlichen Dinge Begriffe mit sich, die auf die Kategorie der Quantität aufgebaut sind; ist er dieser Begriffe beraubt, so kann er nur durch bloße Negation definieren.» Weil der göttliche Schöpfer die Mathematik «in einfachster und göttlicher Abstraktion von den materiell gedachten Quantitäten von Ewigkeit her in sich trug», können «alle Menschen sich aus der Mathematik ernähren», können auch all ihre Tätigkeiten «in Zahl, Maß, Zeit, Uhr, Zirkel, Triangel, Richtschnur, Bleiwaage, Winkelhaken und dergleichen geometrischen Sachen bestehen.»[87]

Verständlicherweise wendet sich Kepler im fünften Buch seines Hauptwerkes *Harmonices Mundi* gegen den englischen Theosophen Robert Fludd (1574 bis 1637), der unter anderem von Paracelsus beeinflußt war und eine Apologie der Rosenkreuzer verfaßt hat. Während Fludd, so meint Kepler, vor allem an Rätselbildern Freude habe und damit die Natur in Dunkel hülle, wolle er selbst sie «ins helle Licht der Erkenntnis» rücken: «Jenes ist Sache der Chymiker, Hermetiker und Paracelsisten, dieses dagegen die Aufgabe der Mathematiker.»

Nach wie vor ist es das erklärte Ziel der mathematisch-exakten Naturwissenschaft, in der physisch-sinnlichen Welt «nicht eine Art göttlichen Lebewesens» zu sehen und zu erforschen, vielmehr eine bloße Maschinerie, die nur auf Zahlen, Maßen und Gewichten beruht.

So unterschiedlich auch die Weltanschauungsgebäude von Descartes, Spinoza, Leibniz und Newton beschaffen waren, alle sahen sich in ein Zeitalter versetzt, dem das Universum zum uhrwerkartigen Getriebe geworden war. Die physisch-sinnliche Außenwelt als quantitativ Ausgedehntes warf das Seelisch-Geistige des Menschen auf sich selbst zurück und schloß sogar das Organisch-Belebte aus. Demgemäß konnte *Descartes* (1596-1650) in dem menschlichen Leib lediglich eine Maschine sehen und sein «Ich denke, also bin ich» nur als eine rationale Abstraktion erleben. Auch *Spinoza* (1632-1677) vertrat aus seiner mathematischen Denkweise heraus den strengsten Determinismus und rettete sich, aller Freiheit beraubt, in das Bekenntnis: «Die in der Erkenntnis ruhende Liebe des Geistes zu Gott ist Gottes Liebe selbst, mit der Gott sich selbst liebt»[88]. *Leibniz* (1646-1716) betrachtete, wie Bruno, das Universum zwar als ein Zusammenwirken unendlich vieler Monaden; die «prästabilierte Harmonie» der Welt aber war von der Urmonade, von Gott gleich einem Uhrwerk in Gang gesetzt worden, weshalb die verkörperten Monaden durch «keine Fenster» in die «beste aller Welten» hineinblicken. *Newton* (1643-1727), der Erbe Galileis und Keplers, wurde zum Begründer der streng mechanischen, kausalen und mathematischen Naturerklärung, in der kein Platz für das menschliche Subjekt ist. Als sich Newton im Streit mit Leibniz «auf das Gebiet der ihm verhaßten Metaphysik gezerrt sah»[89], bezeichnete er den von ihm angenommenen absoluten Raum als Sinnesorgan, als «sensorium» Gottes, wodurch das Weltall jedoch zur wartungsbedürftigen Uhr wurde, was Leibniz monieren konnte. Newton war ein Verfechter des von *Francis Bacon* (1561-1626) begründeten Empirismus. Nur derjenige kann laut Bacon den Tempel der Wahrheit betreten, dem die Sinne Eintritt gewähren. Im Gegensatz zu Descartes, der allein dem Denken vertraute, wollte Baco von Verulam demselben die Schwingen stutzen und es mit den Bleigewichten der sinnlichen Wirklichkeit versehen, um es von seinen «Idolen» zu reinigen. Plato und Aristoteles überschüttete Bacon in seinem *Novum organum scientiarum* (1620) mit Hohn und Spott, weil sie angeblich allzu leichtgewichtig waren. In seiner Schrift *Nova Atlantis* entfaltete der Lord ein Kaleidoskop prophetischer Visionen, die unser technologisches Zeitalter vorwegnahmen. Bacons Ideal war die Erschließung «der verborgenen Kräfte in der Natur und die Erweiterung der menschlichen Herrschaft bis an die Grenzen des überhaupt Möglichen.» Seine bahnbrechenden, zu seiner

Zeit phantastisch anmutenden Ideen waren in der Tat ihrerseits Idole: Lautsprecher, Flugzeuge und unter Wasser fahrende Schiffe, «Maschinen und Werkzeuge für jede Art von Triebwerken», gemäß der Losung «Wissen ist Macht».

Ein Jahr nach Bacos *Novum organum* erschien Johannes Keplers *Mysterium Cosmographicum*, in dem zu lesen war: «Die mathematischen Dinge bilden deswegen die Ursachen der Naturdinge, weil Gott der Schöpfer die mathematischen Urbilder in einfachster und göttlicher Abstraktion von den materiell gedachten Quantitäten von Ewigkeit in sich trug.» Für Kepler war, wie gezeigt, alles Quantitative eine Schöpfung des göttlichen Geistes, die gesamte sinnlich-sichtbare Welt demzufolge eine Offenbarung des übersinnlichen Gottesgrundes. Zwei Generationen nach Kepler zerlegte Newton das Sonnenlicht in geistentleerte Quantitäten, die Goethe mit Schauder erfüllen sollten. Der Atheist Lamettrie hatte bereits 1748, ein Jahr vor Goethes Geburt, im menschlichen Leibe nichts als eine seelenlose Maschine gesehen. Und sieben Jahre später, 1755, meinte Kant in seiner *Allgemeinen Naturgeschichte und Theorie des Himmels*, man möge ihm Materie geben und er werde daraus die Welt gestalten. Kant war überzeugt, die Entstehung des Planetensystems aus einem rotierenden, abgeplatteten Urnebel unter der Wirkung der allgemeinen Gravitation zureichend erklären zu können. Vierzig Jahre später bot Laplace (1796) eine andere Theorie an, nach der von der schnell rotierenden Sonne Gasmassen abgeschleudert wurden, die später zu Planeten kondensierten. Mit einem Wort, Keplers Schöpfergott war längst vergessen: die «göttlichen Abstraktionen von den materiell gedachten Quantitäten» waren zu geistentleerten Schemata geworden. Das Universum war entgöttlicht. Seither wird die physisch-sinnliche Welt, im Sinne Bacons, «bis an die Grenzen des überhaupt Möglichen» erobert, beherrscht, ausgebeutet. Mit selbstzerstörerischer Intensität bemächtigt sich die Menschheit des Quantitativen, des Geistentleerten, der «nicht Gott-durchdrungenen Welt»[90]. Längst also hat sich die Wirklichkeitsschicht des Quantitativen als der Wirkungsbereich der ahrimanischen Mächte erwiesen. «Ahrimans Streben geht dahin, aus dem, was er von der Erde in den Weltraum strömen läßt, eine kosmische Maschine zu machen. Sein Ideal ist ‹einzig und allein› ‹Maß, Zahl und Gewicht›. Er wurde in den der Menschenentwickelung dienenden Kosmos hereingerufen, weil ‹Maß, Zahl und Gewicht›, sein Gebiet, entfaltet werden mußte.»[91]

Im Jahre 1924 hat Rudolf Steiner sich um die Weihnachtszeit an die Mitglieder der von ihm neu begründeten Anthroposophischen Gesellschaft gewandt, um zu verdeutlichen, warum sich der Mensch dem Ereignis von Golgatha, das «die freie kosmische Tat der Liebe» ist, verständnisvoll nähern kann, wenn er in sich die Liebe zu diesem Mysterium entfaltet. In denselben Ausführungen zeigt Steiner auf, welche Gesamtevolution dem Geschehen zugrunde liegt, das am Beginn des Bewußtseinszeitalters dazu führte, daß «Kopernikus und Kepler den Weltenleib ‹berechneten›».[92] Seit der Saturnzeit unserer Erde hat der Weltenleib eine denkbar umfassende Entwicklung erfahren. Gegenwärtig stehen sich im räumlichen Kosmos «Weltenweite und Erdenzentrum» gegenüber. Diese sind «das Gesamtwerk der göttlich-geistigen Wesen». Ursprünglich aber war diese Werk-Welt «noch unmittelbare geistige Offenbarung der göttlich-geistigen Wesen». In einer späteren Epoche löste sich der Sternenhimmel «als körperliches Wesen aus dem göttlich-geistigen Wirken heraus. Es entstand das, was man Weltengeist und Weltenleib nennen kann. Der Weltengeist ist eine Vielzahl göttlich-geistiger Wesenheiten. Sie wirken in der älteren Epoche aus den Sternen-Orten auf die Erde herein. Was da von den Sternen-Orten erglänzte, was vom Erdenzentrum als Kräfte erstrahlte, das war in Wirklichkeit Intelligenz und Wille der göttlich-geistigen Wesenheiten, die an der Erde mit ihrer Menschheit schufen.

In der späteren kosmischen Epoche – nach der Saturn- und Sonnenentwickelung – wurde das Wirken von Intelligenz und Wille der göttlich-geistigen Wesen immer geistig-innerlicher. Worin sie ursprünglich wirksam-anwesend waren, das wurde ‹Weltenleib›, harmonische Anordnung der Sterne im Weltenraume. Man kann, wenn man in geistgemäßer Weltanschauung auf diese Dinge zurückblickt, sagen: aus dem ursprünglichen Geist-Leib der weltschöpferischen Wesen ist Weltengeist und Weltenleib entstanden. Und der Weltenleib zeigt in Sternen-Anordnung und Sternenbewegung, wie *einst* das intelligente und willensgemäße Götterwirken war. Aber für die kosmische Gegenwart ist, was einst frei bewegliche Götterintelligenz und Götterwille in den Sternen war, in diesen gesetzmäßig-fest geworden.»

Rudolf Steiners Darlegungen, die hier wiederum nur skizzenhaft umrissen werden können, lassen drei umfassende kosmische Evolutionsstufen anschaubar werden, in deren mittlerer wir uns gegenwärtig befinden. In der Zukunft wird es zu einer dritten Epoche kommen, «in der der Weltengeist den Weltenleib wieder in seine Wirksamkeit übernehmen wird.» Dann werden wiederum keinerlei «Berechnungen» möglich sein.

Helles, freies Selbstbewußtsein, eigene freie Intelligenz und eigener freier Wille können vom Menschen demgemäß nur deshalb ausgebildet werden, weil er einer räumlich-zeitlichen Außenwelt gegenübersteht, in der alles berechenbar ist – alles als ein Quantitatives erscheint, hinter dem das Unberechenbare, das Göttlich-Geistige als Intelligenz- und Willensoffenbarung verborgen bleibt. «Es mußte einmal die Zeit kommen, in der Kopernikus und Kepler den Weltenleib ‹berechneten›. Denn aus den kosmischen Kräften, die mit der Herbeiführung dieses Augenblickes zusammenhängen, mußte das menschliche Selbstbewußtsein sich gestalten. In älteren Zeiten wurde dieses Selbstbewußtsein veranlagt; dann kam die Zeit, wo es so weit war, die Weltenweiten zu ‹berechnen›.»

Loslösen konnte sich das Menschenwesen von seinem göttlich-geistigen Urgrund nur deshalb, weil zuvor die Loslösung des Weltenleibes vom Weltengeist vollzogen worden war. Die physisch-sinnliche Außenwelt der gegenwärtigen mittleren Evolutionsepoche ist götterleer. Die ahrimanischen Mächte, «der völlige Gegensatz der göttlich-geistigen Wesen», können deshalb «Maß, Zahl und Gewicht» im Sinne ihres Ideals «einzig und allein» zur Auswirkung gelangen lassen, in dem gierigen Bestreben, aus dem rein Irdischen eine «kosmische Maschine zu machen.»

Der Mensch aber trägt das Wesenhaft-Göttliche der ersten Evolutionsepoche in die physisch-sinnliche Welt herein und entfaltet innerhalb seines Leibes sein freies Ich-Bewußtsein. Der vom Ursprung losgelöste Weltenleib wird zur Geburtsstatt des selbstbewußten menschlichen Geistwesens, wenn sich dieses mit dem Mysterium der Zeitenwende verbindet und erlebt: «Das Ereignis von Golgatha ist die freie kosmische Tat der Liebe innerhalb der Erdengeschichte; sie ist auch nur erfaßbar durch die Liebe, die der Mensch zu diesem Erfassen aufbringt.»[93]

Johannes Kepler war von der Überzeugung durchdrungen, daß alle Maße, Zahlen und Gewichte quantitative Offenbarungen des Gotteswesens sind, das seinerseits die Mathematik als Geisteslicht in der ewigen Menschenseele entzündet hat, um sie teilhaftig werden zu lassen seiner Ewigkeit. Aber Kepler wußte auch, daß sein sterblicher Leib eine Offenbarung des Weltenleibes war. Als der Sterbende am 15. November 1630 gefragt wurde, wodurch er selig zu werden hoffe, entgegnete er, wie ein Augenzeuge berichtet: «Einzig durch das Verdienst unseres

Erlösers Jesus Christus.» Mit mathematischen Begriffen ist die Seele des Menschen, sein ewiges Ich-Wesen nicht zu erfassen – ihr vorgeburtliches und nachtodliches Leben entziehen sich Maß, Zahl und Gewicht. Keplers wieder und wieder aus dem Lateinischen übersetztes Epigramm, das er sich selbst als Grabinschrift bestimmt hat, bezeugt, wie zuinnerst ihm dies bewußt war:

Himmel hab' ich gemessen, jetzt meß' ich die Schatten der Erde.
Himmlischen Lebens mein Geist, Schatten mein Leib, der hier liegt.[94]

Evolution

Seit dem Beginn der Neuzeit lebt der Mensch in einer Weltschicht, in der das göttlich-geistige Wirken erstorben ist – nur Zählbares zählt. Und so tat sich mehr und mehr ein Abgrund auf zwischen der mathematisch-exakten Naturerkenntnis und dem christlichen Glauben, den die bedeutendsten Repräsentanten der wissenschaftlichen Revolution am Beginn des 17. Jahrhunderts allerdings noch kaum bemerkten. So war Kepler einerseits überzeugt: «Der Zweck der Welt und jeglichen Geschöpfes ist der Mensch.» Andererseits bekannte er: «Die Mathematik allein befriedigt den Geist durch ihre außerordentliche Gewißheit.» Der Astronom Kepler erlebte sich als ein «Priester des höchsten Gottes», vor dem auf dem kosmischen Altar der Erkenntnis das «Buch der Natur» aufgeschlagen lag. Der Christ Kepler wußte seine unsterbliche Seele in der Obhut des Erlösers, obwohl dieser sich der Mathematik und ihrer außergewöhnlichen Gewißheit grundsätzlich entzieht.

In Wirklichkeit war die Seelenzerreißung längst vollzogen. Bereits bei Wilhelm von Occam (um 1290–1349) war sie voll zutage getreten: Theologie und Philosophie, Glauben und Wissen repräsentierten für ihn eine «doppelte Wahrheit». Seit der Kopernikanischen Wende wurde der Mensch zudem aus dem Zentrum der Welt herausgeschleudert in eine immer beliebiger werdende Peripherie, auf dem Weg ins Nirgendwo – ins

Nichts. Weshalb ein bekannter Physiker und Philosoph des 20. Jahrhunderts sagen konnte: «Es gibt den aufrichtigen Nihilismus, das Eingeständnis der Unglaubwürdigkeit der Hoffnungen, des Zusammenbruchs der Werte, der Sinnlosigkeit des Daseins. Dies ist eine der redlichsten Haltungen, die ein Mensch heute haben kann.»[95]

Für Kopernikus und Kepler war die Himmelsmechanik noch eine von Gott geschaffene Maschinerie. Newton erlebte sie bereits als tote Abstraktion, Holbach als sinnloses Getriebe. In seinem 1770 erschienenen *Système de la nature*, einem der einflußreichsten Werke des französischen Materialismus, ist der Mensch endgültig zum seelenlosen Apparat geworden, der nichts als ethische Scheingebilde und religiöse Lügen produziert, die es auszumerzen gilt. Der Abgrund zwischen exakter Naturwissenschaft (Mathematik, Physik, Astronomie) und Religion schien durch nichts mehr überbrückbar. Und bis auf den heutigen Tag klafft dieser Abgrund in der Menschenseele. Auch Kant identifizierte bekanntlich naturwissenschaftliche Erkenntnis mit Mathematik und sah sich gleichzeitig genötigt, das Wissen abzuschaffen, um für den Glauben Platz zu bekommen, weil er den gestirnten Himmel über sich und das moralische Gesetz in sich mit heiligem Schauer erlebte.

Während der Physikalismus das naturwissenschaftliche Denken beherrschte, fristete die Erforschung des Lebens lange ein Schattendasein; galt sie doch nicht als exakte Wissenschaft. Volle Anerkennung sollte sie erst in der zweiten Hälfte des 20. Jahrhunderts finden. Dabei hatten bereits im 18. Jahrhundert scharfsinnige Anatomen beobachtet, daß die Embryonen verwandter Tierarten einander viel stärker ähnelten als die erwachsenen Organismen und daß der menschliche Embryo nicht nur dem anderer Säugetiere wie Hund, Kuh und Maus, sondern anfangs sogar dem von Reptilien, Amphibien und Fischen sehr ähnelt.[96] Noch aber wagte niemand, die biblische Schöpfungsgeschichte in Frage zu stellen (eine bis in die Gegenwart fortwirkende Haltung, die die Schilderungen der Genesis gründlich mißversteht). Im Alten Testament *spricht* Gott und aus seinem Sprechen entsteht die Welt, entstehen auch alle Pflanzen, alle Tiere, «ein jedes nach seiner Art». Der Art-Begriff schien festgeschrieben, eine natürliche Evolution der Arten unvorstellbar, obwohl bereits gegen Ende des 17. Jahrhunderts Zweifel an der Glaubwürdigkeit der Genesis, deren mythische Sprache man nicht mehr verstand, lautgeworden waren.

Es kann also kaum wundernehmen, daß der Begriff «Biologie» erst um 1800 in die Literatur eingeführt wurde; unter anderm von Lamarck

(1744–1829), der als Fünfundsechzigjähriger erstmalig mit einer vollständigen Evolutionslehre an die Öffentlichkeit trat. Aber eine mehr oder weniger biblisch geprägte Anschauungsweise behielt weitere fünfzig Jahre die Oberhand. Mit allem Nachdruck hatte Lamarck verkündet, ein strikter Mechanist zu sein, also alles durch mechanische Ursachen und Kräfte zu erklären; unterbewußt aber hatte er das teleologische Weltbild nicht aufgegeben, also am Zweckgedanken festgehalten. Gleichwohl hatte Lamarck erkannt, daß die Bedürfnisse der Organismen durch Umweltbedingungen beeinflußt werden und ihre jeweiligen Umgestaltungen durch Fortpflanzung auf die Nachkommen vererben. So verstanden wurde Lamarck zum Bahnbrecher der Evolutionstheorie, die aber erst seit dem 20. Jahrhundert allgemein als die alles Leben formende und umformende Kraft angesehen wird.

Den Begriff «Evolution» hatte erstmalig der Schweizer Naturforscher Charles Bonnet (1720–1793) verwendet, in dem Bestreben, die Entwicklung der Eizelle zu erklären. Bonnet hing noch der Auffassung an, daß jedes Lebewesen im Ei fertig vorgebildet ist und sich nach der Befruchtung nur noch entfaltet. Als Lamarck seine Vorstellungen von der Evolution ausgestaltete, war die sogenannte Präformationslehre freilich längst überwunden: Der Begriff «Evolution» hatte eine – Evolution erfahren. Was hier Erwähnung finden mag, um darauf aufmerksam zu machen, welch gewaltiges Ringen des Menschengeistes sich durch weite Zeiträume erstreckte, beginnend mit Thales und dem Entwicklungsgedanken des Anaximandros, bevor Rudolf Steiners Vortragszyklus *Die Evolution vom Gesichtspunkte des Wahrhaftigen* im Jahre 1911 gehalten werden konnte, worauf an späterer Stelle näher einzugehen ist.

Zuvor aber vollzog sich um die Mitte des 19. Jahrhunderts eine Revolution des naturwissenschaftlichen Weltbildes, die selbst die von Kopernikus eingeleitete vergessen ließ. *Darwin* zeigte in seinem Hauptwerk *Die Entstehung der Arten durch natürliche Zuchtwahl* (On the Origin of Species by Means of Natural Selection) auf, daß der Mensch tierische Vorfahren hat, mithin von Primaten abstammt. Bereits 1830 hatte – zu Goethes großer Freude – Geoffroy de St. Hilaire im spektakulären Kampf gegen Cuvier die natürliche Verwandtschaft aller Organismen angenommen. Nun legte Darwin, gestützt auf umfangreiche Forschungsergebnisse, dar, daß sich die gesamte Evolution der Organismenwelt, vom Einfachsten bis zum Vollkommensten, ohne jeden Schöpfungsplan rein mechanisch vollzogen hat. Darwins Abstammungslehre (Deszendenztheorie) machte den Gott der Bibel augenscheinlich überflüssig, der am sechsten Schöpfungstage den Menschen nach seinem Bilde, als gottbegabtes Wesen, geschaffen hat. Nach Darwins Überzeugung hatten sich alle Arten von Lebewesen vielmehr im steten Kampf ums Dasein an die in riesigen Zeiträumen sich ständig verwandelnde Umwelt angepaßt, wobei nur die am besten angepaßten überlebten und ihre Eigenschaften, gemäß dem Ausleseprinzip, der Selektion, fortpflanzen konnten.

Sind die Keplerschen Gesetze auf alle Bewegungen der Himmelskörper anwendbar, so regelt der Kampf ums Dasein die gesamte Evolution der organischen Welt wie ein mechanisches Gesetz. «Aus dem Kampf der Natur», schreibt Darwin in seinem epochalen Werk, «aus Hunger und Tod geht das Höchste, was wir zu erfassen vermögen, die Produktion der höheren Tiere direkt hervor. Es liegt etwas Großartiges in dieser Ansicht vom Leben, wonach es mit allen seinen verschiedenen Kräften von dem Schöpfer aus wenigen Formen, oder vielleicht nur einer, ursprünglich geschaffen wurde; und daß, während dieser Planet gemäß den bestimmten Gesetzen der Schwerkraft im Kreise sich bewegt, aus einem so schlichten Anfang eine endlose Zahl der höchsten und wunderbarsten Formen entwickelt wurden und noch entwickelt werden.»[97]

Charles Darwin (1809–1882) hatte sein Werk über *Die Entstehung der Arten durch natürliche Zuchtwahl* lange Jahre zurückgehalten, obwohl ihn, wie vormals Kopernikus, hochangesehene Freunde wiederholt drängten, seine alles auf den Kopf stellenden Forschungsergebnisse der Öffentlichkeit zu übergeben. Als das, unter höchst dramatischen Umständen, am 24. November 1859 endlich geschah, waren die tausendzweihundertfünfzig Exemplare der ersten Ausgabe bereits am selben Tag vergriffen.

Nur wenige Jahre vergingen, bis sich Ernst Haeckel in seiner *Generellen Morphologie der Organismen* (1866) Darwins Theorie von der Selektion mit allem Nachdruck anschloß. Für Haeckel bestand nicht der geringste Zweifel, daß der Mensch von Vorfahren der jetzigen Affen abstammt und das Gesetz der natürlichen Auslese ausreicht, um die gesamte Evolution zu erklären. Jegliche Gottesvorstellung war nach Haeckels Überzeugung zurückzuweisen. Einen ersten Schöpfungsakt gibt es nicht. Die Materie mit ihren Bewegungskräften beinhaltet alle Geheimnisse und Rätsel der *Natürlichen Schöpfungsgeschichte* (1868).

Haeckel stellte sich mit aller Entschlossenheit und Energie hinter Darwin. «Wir erkennen», schrieb er 1866, «in Darwins Entdeckung der natürlichen Selektion im Kampf ums Dasein den entscheidendsten Beweis für die ausschließliche Gültigkeit mechanisch wirkender Ursachen im gesamten Reich der Biologie, und wir erkennen darin das definitive Ende aller teleologischen und vitalistischen Interpretationen von Organismen.»[98]

Im selben Jahr formulierte Haeckel das sogenannte biogenetische Grundgesetz, das Rudolf Steiner dreiunddreißig Jahre später in seiner Schrift über *Haeckel und seine Gegner* zitiert: «Die kurze Ontogenese und die Entwicklung des Individuums ist eine schnelle und zusammengezogene Wiederholung, eine gedrängte Rekapitulation der langen Phylogenese oder der Entwicklung der Art.»[99] Dieses Grundgesetz, so legt Steiner dar, besagt nichts Geringeres als die Offenlegung des unmittelbaren Zusammenhangs der individuellen Entwicklungsgeschichte, der Ontogenie, mit der Stammesgeschichte, der Phylogenie.

Wer Rudolf Steiners 1910 erschienene *Geheimwissenschaft im Umriß* auf dem Hintergrund des von Haeckel umrissenen biogenetischen Grundgesetzes betrachtet, wird ahnen, warum er in einer «Autobiographischen Skizze» (1907) schreiben konnte: «Nun ist trotz aller deutschen Philosophie, trotz aller übrigen deutschen Bildung Haeckels phylogenetischer Gedanke die bedeutendste Tat des deutschen Geisteslebens in der zweiten Hälfte des neunzehnten Jahrhunderts.» Steiner schließt also die Bewertung seiner *Philosophie der Freiheit* aus dem Jahre 1894 in diese Betrachtung ein. Er fährt fort: «Und es gibt *keine bessere wissenschaftliche Grundlegung des Okkultismus* als Haeckels Lehre. Haeckels Lehre ist groß, und Haeckel der schlechteste Kommentator dieser Lehre. Nicht indem man den Zeitgenossen die Schwächen Haeckels zeigt, nützt man der Kultur, sondern indem man ihnen die Größe von Haeckels phylogenetischen Gedanken darlegt. Das tat ich nun in den zwei Bänden meiner ‹Welt- und Lebensanschauungen im 19. Jahrhundert›, die auch Haeckel gewidmet sind, und in meiner kleinen Schrift: ‹Haeckel und seine Gegner›.»[100]

Rudolf Steiners «Autobiographische Skizze» gewährt Einblick in den Entstehungsmoment der Anthroposophie innerhalb des abendländischen Geisteslebens, worauf im nächsten Teil dieser Schrift differenzierter einzugehen sein wird. Kopernikus, Kepler und Galilei bildeten jenes mathematisch-physikalische Denken aus, das die Gesetzmäßigkeiten des erstorbenen Weltenleibes erfaßt und dadurch jene menschliche Eigenintelligenz entwickelt, aus der alles Leben, alles Seelische, alles Göttlich-Geistige gewichen ist. Anders gesagt: Die göttliche Intelligenz hat sich in menschliche Intelligenz verwandelt, in ein Denken, in dem sich das Menschen-Ich selbstbewußt erfassen und zur Entfaltung seiner Freiheit gelangen kann. Gleichzeitig aber sieht sich der sein Selbstbewußtsein entwickelnde Mensch seit dem Beginn des Bewußtseinszeitalters in die entgeistigte, entgöttlichte Außenwelt verbannt, ohne mittels dieser Eigenintelligenz in die göttlich-geistige Welt, der er doch in Wahrheit angehört, den Rückweg finden zu können. Der «aufrichtige Nihilismus», von dem die Rede war, ist zu einer der redlichsten Haltungen des Menschen unserer bedrohten Zeit geworden.

Indem Rudolf Steiner Haeckels biogenetisches Grundgesetz hingegen als die beste «wissenschaftliche Grundlegung des Okkultismus» bezeichnet hat, zeigt er auf, wie der Weg von der Naturerkenntnis zur Geisterkenntnis beschaffen sein muß. Zugleich macht Steiner deutlich, warum er die wissenschaftliche Befassung mit der sinnlich zu beobachtenden Organismenwelt in die übersinnliche Wahrnehmung und Erkenntnis hineinzuführen vermochte. Führt doch der *neue Yoga-Wille* zur Erfahrung der im Sinnlichen sich offenbarenden übersinnlichen Wesenswelt: Die entgeistigte Außenwelt wird zum Ausgangspunkt für eine Geisteswissenschaft, die ebenso exakt ist wie die in der Zeit zwischen Nikolaus von Kues und Nikolaus Kopernikus in Erscheinung getretene Naturwissenschaft, deren Embryonalentwicklung im 8. vorchristlichen Jahrhundert begann, als der von Steiner charakterisierte mediterrane Eingeweihte in das stumme Weltall hineinhorchte und sich aus der Stummheit «die logostragende Seele» holte, die einen Abgrund erlebte zwischen sich und der physisch-sinnlichen Natur.[101] Mittels der Mathematik dringt die neuzeitliche Menschheit in diese Außenwelt ein, die kein Innen kennt. Mittels der Biologie beginnt sich der zu seiner Eigenständigkeit gelangte Menschengeist die Außenwelt von innen neu zu beleben.

Längst vor Darwin und Haeckel allerdings hatte Goethe in seiner der Gott-Natur verbundenen Weise das Wesen des Lebendigen zu erforschen gestrebt. Rudolf Steiner charakterisiert bereits 1884 Goethes Geistestat mit den Worten: «Wenn die empirischen Tatsachen, die er benützte, längst durch genauere Detailforschungen überholt, teilweise sogar widerlegt sein werden: die aufgestellten Ideen sind ein für allemal grundlegend für die Organik, denn sie sind von jenen empirischen Tatsachen unabhängig. Wie jeder neu aufgefundene Planet nach Keplers Gesetzen um seinen Fixstern kreisen muß, so muß jeder Vorgang in der organischen Natur nach Goethes Ideen geschehen. Lange vor Kepler und Kopernikus sah man die Vorgänge am gestirnten Himmel. Dieser fand erst die Gesetze. Lange vor Goethe betrachtete man das organische Naturreich, Goethe fand dessen Gesetze. *Goethe ist der Kopernikus und Kepler der organischen Welt.*»[102] – Zuvor geht der dreiundzwanzigjährige Steiner auch auf Darwin und Haeckel ein und zeigt auf, in welchem Zusammenhang ihre Forschungsergebnisse mit Goethes naturwissenschaftlicher Leistung stehen. Haeckels biogenetisches Grundgesetz, so gibt Steiner zu bedenken, muß weit tiefer gefaßt werden, als dieser es tut. Der Zusammenhang jedes einzelnen Organismus mit der Gesamtentwicklung aller Organismen läßt sich aus dem Kampf ums Dasein und den von Darwin wie Haeckel geltend gemachten Faktoren in Wahrheit nicht erklären. Ohne Goethes Vorstellungsweise bleibt «uns die Welt ein bloßes Labyrinth von Tatsachen.»

Dennoch war Haeckels Erkenntnis die bedeutsamste Tat des deutschen Geisteslebens in der zweiten Hälfte des neunzehnten Jahrhunderts – war die beste «wissenschaftliche Grundlegung des Okkultismus», der Anthroposophie. Und sie ist es geblieben, obwohl die empirische Tatsachenforschung, wie bei Goethe, seither Korrekturen erfahren hat: Die Ontogenese hat sich als die kurze und schnelle Rekapitulation der Phylogenese erwiesen. Freilich in einer Form, die hier nur andeutend umrissen werden kann.

Bereits Haeckel wußte durchaus, daß kein Vogel oder Säugetier ein Embryonalstadium durchläuft, das genau einem Fisch entspricht. In seinem 1997 erschienenen Werk *Das ist Biologie – Die Wissenschaft des Lebens* geht Ernst Mayr auf die Rekapitulationstheorie ein und zeigt, daß Haeckel diese zwar überspannt hat, daß aber «ein nüchterner Blick auf die Tatsachen» (der Gastrulation) ihn, Mayr, «auf keine andere, bessere Interpretation» bringe.[103] Nach Mayr ist an Haeckels These lediglich falsch, «zu behaupten, daß Tiere in ihrer Ontogenese die Erwachsenenstadien ihrer Vorfahren rekapitulieren.»[104] Und in einer späteren Publikation, in *Was Evolution ist* (What Evolution is), legt Mayr 2001, vier Jahre vor seinem Tode, abermals dar, Haeckel sei mit seiner Definition zwar «eindeutig zu weit» gegangen, «denn ein Säugetierembryo sieht in keinem Entwicklungsstadium so aus wie ein erwachsener Fisch. Aber was bestimmte Merkmale wie die Kiemenspalten angeht, rekapituliert der Säugetierembryo tatsächlich einen älteren Zustand. Und solche Fälle von Wiederholung sind alles andere als selten. Die Larven der Rankenfüßer ähneln stark denen anderer Krebse, und in vielen tausend Fällen weisen embryonale Strukturen, die bei der erwachsenen Form nicht mehr vorhanden sind, auf die Abstammung hin.» Mayr betont, es stelle sich in der Embryologie die unausweichliche Frage, «warum die Embryonalentwicklung zum erwachsenen Zustand so oft einen so umständlichen Weg einschlägt, statt nicht mehr benötigte Strukturen des Embryos einfach zu beseitigen wie viele Höhlen bewohnende Arten, die keine Hautpigmente und keine Augen mehr besitzen. Den Grund entdeckt man durch embryonale Experimente: Wie sich herausstellte, dienen die urtümlichen Strukturen als ‹Organisatoren› für die nachfolgenden Entwicklungsschritte. Entfernt man beispielsweise bei einem Amphibienembryo den Ductus der Vorniere, entwickelt sich später keine Urniere. Und wenn man den Mittelstreifen des Urdarmes herausnimmt, entwickeln sich später weder Notochord noch Nervensystem. Die ‹nutzlose› Vorniere und der Mittelstreifen werden also rekapituliert, weil sie eine unentbehrliche Funktion erfüllen: Sie organisieren im Embryo die Entwicklung später entstehender Strukturen. Aus dem gleichen Grund bilden sich bei allen landlebenden Wirbeltieren in einem bestimmten Stadium der Embryonalentwicklung die Kiemenbögen. Zum Atmen dienen diese kiemenähnlichen Gebilde nie, aber sie werden im Laufe der weiteren Entwicklung tief greifend umgestaltet und dienen als Ausgangspunkt für viele Strukturen im Halsbereich von Reptilien, Vögeln und Säugetieren. Die Erklärung liegt auf der Hand: Das genetisch festgelegte Entwicklungsprogramm kann auf die älteren Entwicklungsstadien nicht verzichten und muß sie auf späteren Stufen so umgestalten, daß sie sich für die neue Lebensstufe des Organismus eignen. Die Anlage eines urtümlichen Organs dient heute als somatisches Programm für die nachfolgende Entwicklung des umstrukturierten Organs (Mayr 1994). Rekapituliert werden immer ganz bestimmte Strukturen, aber nie die gesamte, ausgewachsene Form der Vorfahren.»[105]

In der Tat gibt es keine eindringlichere Grundlegung des anthroposophisch orientierten Okkultismus als das von der evolutionsbiologischen Forschung bis auf den heutigen Tag bestätigte und außerordentlich differenziert weiter ausgebildete biogenetische Grundgesetz, das Haeckel wenige Jahre nach Darwins *Entstehung der Arten* inspiriert wurde, ohne daß er es angemessen zu kommentieren wußte. Rudolf Steiner hingegen ließ die umfassende spirituelle Bedeutung dieses Evolutionsgesetzes in den Entstehungsmoment der Anthroposophie einfließen.

III. DER ENTSTEHUNGSMOMENT DER ANTHROPOSOPHIE

Das exakte Hellsehen

Im September 1922 hielt Steiner in Dornach einen Zyklus von zehn Vorträgen über *Philosophie, Kosmologie und Religion in der Anthroposophie*, den sogenannten Französischen Kurs, in dem er den Zuhörern gleich eingangs mit besonderem Nachdruck vor Augen führte, daß dieselbe Exaktheit in der anthroposophisch orientierten Geisteswissenschaft vorliegt, die von der neuzeitlichen Naturwissenschaft durch Jahrhunderte ausgebildet worden ist. Das exakte Hellsehen, die «Exaktheit der Clairvoyance» liegt allem zugrunde, was Rudolf Steiner als die von ihm vertretene Anthroposophie der Menschheit zugänglich gemacht hat.

Gerade deshalb allerdings, führt Steiner in dem ersten Vortrag aus, weil sich die moderne wissenschaftliche Erkenntnisform derart erfolgreich auf die äußere sinnliche Wirklichkeit bezieht, ist sie ungeeignet, bei der übersinnlichen Forschung Anwendung zu finden. In der Anthroposophie «soll eine wissenschaftliche Methode für die Erkenntnis des Übersinnlichen ausgebildet werden, so streng, so exakt, so wissenschaftlich, wie dies für die wissenschaftlichen Methoden heute auf dem Gebiete der Naturforschung verlangt wird. Man kann nur dann in das übersinnliche Gebiet hinaufgelangen, wenn man nicht stehenbleibt bei den Forschungswegen, die bloß für das Sinnliche geeignet sind. Man kann aber nicht wissenschaftlich in die übersinnlichen Welten hinaufgelangen, wenn man aus einem anderen Geiste heraus verfährt als der ist, der sich so tüchtig bewährt hat für das Gebiet der sinnlichen Wirklichkeit.»

Die Entwicklung der neuzeitlichen Menschheit hat, seit Kopernikus und Kepler, zur Ausgestaltung einer Erkenntnisform geführt, die nur dadurch erlangt werden konnte, daß sie völlig ungeeignet ist, Übersinnliches zu erfassen. Dadurch wurde der Menschengeist aus der göttlich-geistigen Welt herausgelöst und in die entgöttlichte physisch-sinnliche Welt versetzt, in der allein die Exaktheit der sogenannten «wertfreien»

Naturwissenschaft zur Ausbildung gelangen konnte – jene «Exaktheit», die zur Grundlage des freien, selbstbewußten Wiedereintritts in die übersinnliche Welt umgestaltet werden muß. In der gegebenen Form ist der wissenschaftliche Erkenntnisvorgang an die sinnliche Beobachtung, zu der jedes noch so ausgeklügelte Experiment gehört, und an das vorurteilsfreie, reine Denken gebunden. Die auf diesem entsagungsvollen Wege errungene exakte wissenschaftliche Erkenntnisform muß erhalten bleiben, wenn die in der Clairvoyance erlangte Geist-Anschauung zu ihrer Art Exaktheit gelangen soll, die allerdings nur dann eintritt, wenn die spirituelle Forschung sich auf der Grundlage eines durch strenge Schulung umgewandelten Seelenlebens vollzieht, was an späterer Stelle näher zu betrachten sein wird. Die übersinnlichen Erfahrungen, die hellsichtigen Beobachtungsinhalte müssen von dem Geistesforscher mit derselben Strenge und Objektivität, mit derselben Exaktheit des Erkennens erfaßt werden, «wie exakt zum Beispiel vor dem Mathematiker ein mathematisches Problem oder vor dem Experimentator der Inhalt seines Experimentes liegt. Diese von dem Forscher an sich selbst vorzunehmende Arbeit, erst die Vorbereitung zur Wissenschaft, das ist in der Geistesforschung das Wesentliche. Und so, wie der Mathematiker oder Naturforscher im Anschauen von Ergebnissen exakt ist, so muß der Geistesforscher exakt sein im Zubereiten seiner geistig-seelischen Organisation, die dann, wie im Sinnlichen das Auge oder Ohr, die Tatsache wahrnimmt.»

Steiner fährt fort – die unabdingbare Notwendigkeit des neuzeitlichen Erkenntnisweges verdeutlichend: «Exakt muß die hier gemeinte spirituelle Forschung sein; exakt ist Mathematik oder Naturwissenschaft. Aber ich möchte sagen: wo mit der Exaktheit Naturwissenschaft aufhört, da fängt Geistesforschung mit dieser Exaktheit erst an. Geisteswissenschaft muß exakt sein in bezug auf die Exaktheit der eigenen Menschlichkeit, so daß alles dasjenige, was getan wird am Menschen selbst, damit er ein Geistesforscher werde, exakt verrichtet wird und gewissermaßen durch exakte und vor der Wissenschaft gerechtfertigte Arbeiten das geistige Auge darstellt, wenn es mit der Geistesforschung beginnt, wenn es an die Tatsachen der übersinnlichen Welt herantritt. Während bei dem, was man oftmals Mystik nennt, das innere Seelische in einer ziemlichen Unklarheit behandelt wird, muß bei wirklicher Geistesforschung jeder kleinste Schritt mit solcher inneren Klarheit und Durchschaubarkeit behandelt werden wie sonst das, was der Mathematiker vor sich hat in einem mathematischen Problem. Dann wird herbeigeführt eine Art Erwachen auf einer höheren Stufe des Bewußtseins, vergleichbar mit dem Erwachen, das wir sonst erleben, wenn wir aus dem gewöhnlichen Schlafe herauskommen, um die sinnliche Welt um uns herum zu haben.»

In dem hier herangezogenen Vortrag vom 6. September 1922 geht Rudolf Steiner zwar nicht ausdrücklich auf die neuzeitliche naturwissenschaftliche Entwicklung ein; aber aus dem gesamten Duktus seiner Darlegungen geht eindringlich hervor, daß die verstrichenen Jahrhunderte, in denen der Mensch die Eroberung der physisch-sinnlichen Welt umfassend vorangetrieben hat, eine mehr oder minder unbewußte Selbsterziehung des Menschengeistes darstellen: Die exakten Methoden der modernen Naturwissenschaft mußten mit aller erforderlichen Konsequenz ausgebildet werden, um durch sich selbst dahin zu führen, daß sie vom 19. zum 20. Jahrhundert durch Rudolf Steiner in die exakte Forschung überführt werden konnten, die als Anthroposophie vorliegt, deren Exaktheit derjenigen der drei Keplerschen Gesetze in nichts nachsteht, mehr noch, sie einbezieht in eine umgreifende Spiritualität.

Auf diesem Hintergrund konnte Steiner im selben Zusammenhang ausführen, daß die von ihm begründete Forschung etwas darstellt, «wohinein alle übrigen Wissenschaften und Lebensformen der Gegenwart münden.» Anthroposophie ist nicht etwa «ein geistiger Überbau der naturwissenschaftlichen Anschauung» – die also in ihrer gegenwärtigen, das Übersinnliche nicht berücksichtigenden Form unverwandelt bestehen bleibt –, «sondern es sollen auch diejenigen Erkenntnisgebiete, die im Geiste dieser naturwissenschaftlichen Anschauung in der modernen Zeit von der Menschheit erarbeitet worden sind, hinausgeführt werden in das Spirituelle, damit sie gewissermaßen durch das, was spirituelle Forschung geben kann, gekrönt werden.»[106]

Johannes Kepler hatte die nach ihm benannten Gesetze nur aufstellen können mittels einer Mathematik, die seinen Geist einzig und allein mit ihrer «außerordentlichen Gewißheit» befriedigte, indem es sein Ziel war, «die himmlische Maschine» nicht als «eine Art göttlichen Lebewesens» zu erforschen. Aber indem Kepler diese Exaktheit des astronomischen Naturwissens auf das vorbildlichste entfaltete, konnte er sich selbst nicht erkennen und nur im christlichen Glauben Halt finden. Weshalb er als Zweiundvierzigjähriger am 23. Oktober 1613 in einem Brief (an den Baron Strahlendorf) bekannte: «Es gibt nichts, was ich mit größerer Peinlichkeit zu erforschen und so sehr zu wissen verlange, als dies: kann ich wohl Gott, den ich bei der Betrachtung des Weltalls geradezu mit Händen greife, auch in mir selber finden?»

Im Anblick der Himmelsmechanik, aus der, wie bei einem Uhrwerk, das Leben der Schöpfergottheit gewichen ist, weshalb darin nur Maße, Zahlen und Gewichte herrschen, erlebte Kepler als Mathematiker den unmittelbaren Anhauch des kosmischen Geistes, während er ihn in sich selbst noch nicht oder nicht mehr finden konnte. Gleichzeitig fühlte Kepler inständig sehnsuchtsvoll, daß alle Wissenschaft einmünden muß in die Selbst-Erfahrung des Göttlichen im Menschen-Ich.

Der Ruf «Erkenne dich selbst», den der Grieche vernahm, aber noch nicht verwirklichen konnte, verhallte im Nichts, während der neuzeitliche Mensch seine mathematisch-exakte Physik und Astronomie, sein mechanisch-deterministisches wissenschaftliches Denken ausbildet, aus dem sich die Wissenschaft des Lebens mühselig herauszuringen hatte. Vor wenigen Jahren meinte Ernst Mayr: «‹Erkenne dich selbst›, wie es die alten Griechen verlangten, heißt vor allem Kenntnis unserer biologischen Herkunft.» In erster Linie geht es nach Mayr um ein besseres Verständnis von unserem Platz in der belebten Welt und um unsere «Verantwortung für die übrige Natur.» [107] Der bedeutende auf Darwin aufbauende Evolutionsbiologe des 20. Jahrhunderts sah den Menschen nur als Naturwesen. So wenig Kepler durch mathematische Intuitionen Gott in sich selbst zu finden vermochte, so wenig weiß ein an der Biologie orientierter Naturforscher darwinistischer Prägung zur Selbsterweckung seines Geistwesens aufzusteigen, zur menschengemäßen «Verantwortung für die übrige Natur», der sein Selbst nicht angehört.

Dabei war es ein gewaltiger Schritt von einer allein auf Mathematik gegründeten exakten Wissenschaft zu Darwins *Entstehung der Arten durch natürliche Zuchtwahl*, die völlig ohne Mathematik auskam, weil die gewaltige Zeiträume umgreifende Evolution der Organismenwelt zu Begriffsbildungen aufruft, die auf die Geheimnisse des Lebens bezogen sind. Zwar wirken die Gesetze der Physik und Chemie in die Welt der Lebensprozesse hinein. Aber der unbelebten Natur fehlen alle einen Organismus ausmachenden Wesenszüge.

In dem zweibändigen Werk *Das Variieren der Tiere und Pflanzen im Zustande der Domestikation*, das Darwin neun Jahre nach seinem Hauptwerk herausbrachte, unternahm er den Versuch, das Wesen des Lebens in einem Satz zu veranschaulichen, der weit über allen Darwinismus hinausweist. Der Neunundfünfzigjährige schrieb: «Ein Organismus ist ein

Mikrokosmos – ein kleines Universum, das aus einer Menge sich selbst fortpflanzender Organismen gebildet wird, welche unbegreiflich klein und so zahlreich wie die Sterne am Himmel sind.»[108]

Zwei Jahre später, 1870, behauptete Helmholtz, das Verhalten lebender Zellen lasse sich im Sinne der Bewegungen von Molekülen erklären, die sich unter bestimmten feststehenden Kräftegesetzen vollziehen. 1949 widersprach dem Max Delbrück, indem er meinte, man könne nicht einmal das Verhalten eines einzigen Wasserstoffatoms erklären: «Jede lebende Zelle trägt die Erfahrungen einer Milliarde von Jahren des Experimentierens seitens ihrer Vorfahren in sich.»[109] Was aber besagt das? Wenn durch gewaltig lange Zeiträume Zellen ihre Erfahrungen (und natürlich nicht etwa ihre «Experimente») gemacht haben, die das unmittelbare Leben einer Zelle zu bewahren vermag, dann waltet in der Welt der Organismen, die alle Mikrokosmen sind, eine zeitumgreifende kosmisch-geistige Schöpfermacht, die sich grundsätzlich der an die Sinne gebundenen Wahrnehmungs- und Gedankenform entzieht, auf die aber die exakte naturwissenschaftliche Forschung objektiv hinweist. Jeder Organismus als mikrokosmische Ganzheit, die stets mehr ist als die Summe ihrer Teile, ist mit seinen Lebensprozessen die Offenbarung einer über das Sinnliche hinausweisenden Welt. Weshalb das mathematisch-physikalische Denken der durch die letzten Jahrhunderte vorherrschenden Wissenschaft in ein imaginativbelebtes Schauen übergehen muß, das zuerst Goethe, der «Kepler und Kopernikus der organischen Welt», ausgebildet hat, während Darwin in mechanistischen Vorstellungen steckenblieb.

Aber Darwin hat nicht versucht, mathematische Begriffsbildungen auf die Evolution der Tier- und Pflanzenarten anzuwenden. Mathematik war nicht seine Sache, weshalb er rückblickend meinte: «In späteren Jahren habe ich es tief bedauert, daß ich nicht weit genug gekommen war, um wenigstens etwas von den großen leitenden Grundsätzen der Mathematik zu verstehen, denn in dieser Weise ausgerüstete Leute scheinen noch einen Extra-Sinn zu besitzen. Ich glaube aber nicht, daß es mir gelungen sein würde, bis über eine sehr niedere Stufe hinauszukommen.»[110] Darwins fehlende mathematische Begabung hinderte ihn jedoch keineswegs, mit außerordentlicher methodischer Eindringlichkeit die Welt der Organismen zu erforschen. So erschien 1867 sein Werk über *Die Bewegungen und Lebensweise der kletternden Pflanzen*, 1880 *Das Bewegungsvermögen der Pflanzen*. Und noch 1881

– Darwin starb am 19. April des folgenden Jahres –: *Die Bildung der Ackererde durch die Tätigkeit der Regenwürmer mit Beobachtungen über deren Lebensweise.*

Die Bewegungen der Himmelskörper lassen sich durch Mathematik exakt erfassen. Die Bewegungen und Bewegungsmöglichkeiten der Pflanzen oder gar der Tiere – eines Adlers, eines Delphins, eines Eichhörnchens – gehören den Reichen der unbelebten Natur nur insofern an, als sie physikalisch-chemische Kräfte und Gesetzmäßigkeiten ihrer Selbstdarstellung dienstbar machen. Weshalb in der belebten Natur von Mechanik nur indirekt gesprochen werden kann. Die Biologie ist eine eigenständige wissenschaftliche Disziplin, als die sie sich erfreulicherweise, so Mayr, mehr und mehr durchzusetzen beginnt. Einen Nobelpreis für Biologie allerdings gibt es noch nicht.

«In einem lebendigen Wesen» – wußte Goethe – «sind das, was wir Teile nennen, dergestalt unzertrennlich vom Ganzen, daß sie nur in oder mit demselben begriffen werden können, und es können weder die Teile zum Maß des Ganzen noch das Ganze zum Maß der Teile angewendet werden, und so nimmt, wie wir oben gesagt haben, ein eingeschränktes lebendiges Wesen teil an der Unendlichkeit oder vielmehr es hat etwas Unendliches in sich, wenn wir nicht lieber sagen wollen, daß wir den Begriff der Existenz und der Vollkommenheit des eingeschränktesten lebendigen Wesens nicht ganz fassen können, und es also ebenso wie das ungeheure Ganze, in dem alle Existenzen begriffen sind, für unendlich erklären müssen.»[111]

Jedes lebendige Wesen ist in das Mysterium des Lebens unlöslich verwoben und damit zugleich eine geheime Offenbarung der gesamten Evolution. Je tiefer wir in dieses Mysteriengeschehen einzudringen bestrebt sind, umso mehr belebt sich unser Denken, unser Vorstellen – unsere gesamte seelisch-geistige Organisation.

In seiner Schrift *Das ist Biologie – Die Wissenschaft des Lebens*, die an der Schwelle zum 21. Jahrhundert erschienen ist, charakterisiert Ernst Mayr die kennzeichnenden Merkmale des Lebens. Er führt aus, wie auf molekularer Ebene alle, auf Zellebene die meisten Funktionen der Organismen den Gesetzen von Physik und Chemie folgen. Aber: «Ihre Aktivitäten werden von genetischen Programmen gesteuert, die historisch erworbene Funktionen enthalten … etwas, das der unbelebten Natur fehlt.» Sind doch diese Programme im Laufe der Evolution entstanden. Sie resultieren «aus allen im Verlauf der Geschichte des Lebens erworbenen genetischen Informationen». Gab es doch «einen ununterbrochenen Strom von den Anfängen des Lebens ... bis hin zu riesigen Bäumen, Elefanten, Walen und Menschen». – Mayr vergleicht die sogenannten «Rückkoppelungsmechanismen», die das System stabil erhalten, mit den Mechanismen der unbelebten Natur und stellt ihre Unvergleichbarkeit fest. «Organismen sind komplexe, geordnete Systeme», die über unzählige Generationen hinweg «das Ergebnis der natürlichen Selektion» weitergeben und umgestalten. «Diese Systeme sind für telenomische (zielgerichtete) Aktivitäten von der Embryonalentwicklung bis zu den physiologischen Aktivitäten und dem Verhalten der adulten Organismen programmiert.» – Insgesamt zählt Ernst Mayr sieben Eigenschaften lebender Organismen auf, die unbelebten Systemen fehlen: Sie besitzen die Fähigkeit zur Evolution, zur Selbstreplikation, zu Wachstum und Differenzierung, zum Stoffwechsel, zur Selbstregulierung, mit der sie das komplexe System im Gleichgewicht erhalten, und sie besitzen, durch Wahrnehmung und Sinnesorgane, die Fähigkeit zur Reaktion auf Umweltreize, dazu siebtens die Fähigkeit zur Veränderung auf zwei Ebenen, der des Phänotyps und der des Genotyps.[112]

Hatte René Descartes im 17. Jahrhundert allein dem Menschen eine Seele zugestanden und Tiere zu bloßen Automaten gemacht, so meint nun Ernst Mayr: «Es fällt ein wenig schwer zu verstehen, weshalb das Konzept von Organismen als Maschinen so lange populär bleiben konnte. Schließlich hat sich noch keine Maschine selbst gebaut, reproduziert oder ihre Energie selbst beschaffen können.»[113] Dennoch, fügt Mayr hinzu, habe sich dieser unhaltbare Vergleich bis weit in das 20. Jahrhundert erstreckt.

Umso tragischer mutet es an zu vernehmen, daß der Begründer der Evolutionslehre in seiner Autobiographie *Erinnerungen an die Entwicklung meines Geistes und meines Charakters* gesteht: «mein Geist scheint eine Art Maschine geworden zu sein, die dazu dient, allgemeine Gesetze aus großen Sammlungen von Tatsachen herauszumahlen.» Darwin litt unter dem Verlust ursprünglich bei ihm vorhandener seelischer Fähigkeiten. Wenn er noch einmal zu leben hätte, meinte er, so würde er es sich «zur Regel machen, wenigstens alle Woche einmal etwas Poetisches zu lesen und etwas Musik anzuhören.» Die Art der naturwissenschaftlichen Forschung, die Darwins Geist zu einer Art Maschine hatte werden lassen, war, wie er sah, «möglicherweise nachteilig für den Intellekt, noch wahrscheinlicher für den moralischen Charakter», weil sie «den gemüthaft erregbaren Teil unserer Natur schwächt.» Rückblickend also beklagte Darwin den schädigenden Verlust jener seelisch-geistigen Qualitäten, die Goethe bis zuletzt auf höchster Stufe schöpferisch zu nutzen wußte. Tief bewegend ist es deshalb zu vernehmen, daß Darwin seinen Lebensrückblick gestaltete, als wäre er «ein Verstorbener in einer anderen Welt, der zurück auf sein eigenes Leben sieht.»[114]

Rudolf Steiner hat in dem genannten Zyklus über *Die Philosophie, Kosmologie und Religion in der Anthroposophie* am 6. September 1922, wie zu vernehmen war, dargelegt, in welcher Weise Anthroposophie das exakte naturwissenschaftliche Denken in das exakte Hellsehen überführt. Die neuzeitliche Menschheit hat «in exakter Weise nur das naturwissenschaftliche Erkennen ausgebildet, das auf Sinnesbeobachtung und Experiment gegründet ist, und auf jenes Denken, das sich nur auf Sinnesbeobachtung und Experiment stützt.» Auf einer so gearteten Wissenschaft läßt sich lediglich ein Weltbild gründen, das die übersinnliche Welt unberücksichtigt lassen muß. «In diesem Bilde, das als Kosmologie in der neueren Zeit dasteht, kann sich der Mensch zwar seinem physischen Leibe nach wiederfinden, nicht aber seinem seelischen Innenleben nach.» Wobei allerdings zu berücksichtigen ist, daß auch unser bewußtes Seelenleben leibgebunden ist: auch unser «Denken, Fühlen und Wollen kann man nur innerhalb der physischen Organisation des Menschen verstehen und nur finden zwischen Geburt und Tod. Da entwickelt es sich, da lähmt es sich allmählich ab, da verschwindet es auch. Was als astralische Wesenheit dem Denken, Fühlen und Wollen, diesem seelischen Innenleben zugrunde liegt, das geht über den physischen und über den ätherischen Menschen hinaus; es läßt sich eingliedern in eine kosmische, in eine universelle Welt. Das ist nicht eingeschlossen innerhalb der physischen Organisation des Menschen.» – Der astralische, der vorgeburtliche und nachtodliche Mensch liegt dem Denken, Fühlen und Wollen zugrunde, die während der Inkarnation im physisch-ätherischen Leibe erlebt werden, während der eigentliche Geistesmensch, das wahre Ich, das nicht vom Schlaf abgelähmt wird, sich der Anschauung durch exakte Clairvoyance erst dann erschließt, wenn diese zur höchsten Stufe des Geist-Erlebens aufsteigt, zur Intuition.

Johannes Kepler sehnte sich nach einer dergestalt gesteigerten exakten Wissenschaft, durch die er den Gott, den er als Mathematiker und Astronom «bei Betrachtung des Weltalls geradezu mit Händen» zu greifen vermochte, auch in seinem eigenen Innern finden konnte. Kepler sehnte sich nach der Überwindung des Zwiespaltes zwischen Wissen und Glauben, sehnte sich nach – Anthroposophie, in der das exakte mathematische Erkennen in das exakte Hellsehen verwandelt wird, dem sich die Wissenschaft des Lebens, der Seele und des Geistes als eine höhere Ganzheit erschließt – «wohinein alle übrigen Wissenschaften und Lebensformen der Gegenwart münden» und «heraufgeführt werden in das Spirituelle».[115]

Elementare Theosophie

Wie gezeigt werden konnte, hat Haeckels biogenetisches Grundgesetz im Laufe des 20. Jahrhunderts zwar eine Differenzierung erfahren; die grundlegende Erkenntnis aber blieb unangetastet: Der sich entwickelnde Organismus rekapituliert ältere Stadien der Evolution, die dergestalt umgeformt werden, daß sie der neuen Lebensweise dienen. Während der Ontogenese werden nicht alle Entwicklungsschritte der Phylogenese wiederholt, aber bestimmte alte Strukturen haben Schlüsselfunktionen. Weshalb sich beispielsweise bei allen landlebenden Wirbeltieren – mithin auch beim Menschen – die Kiemenbögen in einem gewissen embryonalen Stadium bilden, obwohl sie nie zum Atmen erforderlich sind. Aber, so legt Ernst Mayr im Jahre 2001 dar, die im Laufe der weiteren Entwicklung tiefgreifend umgestalteten Gebilde sind die unabdingbare Voraussetzung für den Fortgang der Ontogenie: bedürfen doch viele spätere Strukturen im Halsbereich der Reptilien, Vögel und Säugetiere zu ihrem Ausgangspunkt eben dieser Kiemenbögen.

Die gesamte Evolution der belebten Natur, von den frühesten, einfachsten Organismen bis hinauf zum Menschen, ist ein gewaltige Zeiträume ganzheitlich umspannendes schöpferisches Geschehen, das sich innerhalb der Sinneswelt naturwissenschaftlich weiter und weiter erforschen läßt, obwohl es sich stets nur ausschnitthaft und fragmentarisch offenbart. Aber, so wurde bereits deutlich, diese physisch-sinnliche Offenbarung ist seit Thales und insbesondere seit Aristoteles die unersetzliche Grundlage der eigenständigen Entwicklung des Menschengeistes, die auf einer höheren Bewußtseinsstufe in eine spirituelle Evolution der Menschheit einmünden soll, auch auf die Gefahr hin, daß sich der Mensch beim Erforschen der Sinneswelt als seelisch-geistiges Wesen zunehmend aus den Augen verlieren kann. Letztlich geht es eben nicht um die Erforschung und Eroberung des physischen Planes, sondern um den Menschen selbst. Darwins Autobiographie beinhaltet keinen Kampf ums materielle Dasein, gewährt vielmehr Einblick in «Erinnerungen an die Entwicklung meines Geistes und meines Charakters» – Erinnerungen, die Darwin, wie er erwähnt, verfaßte, als wäre er «ein Verstorbener in einer anderen Welt, der zurück auf sein eigenes Leben sieht.» Die Brücke zu dieser anderen, übersinnlichen Welt allerdings schien in der zweiten Hälfte des 19. Jahrhunderts unauffindbar.

Bereits zwei Jahre nach der 1859 erschienenen *Entstehung der Arten* hatte Haeckel in Jena sein erstes Kolleg über die Darwinsche Evolutionslehre gehalten. Auch hatte er sich im September 1863 in einer berühmt-berüchtigten Rede zu Darwin bekannt, war sogar kühn über das bisher von diesem Geäußerte hinausgegangen, indem er behauptete: «Was uns Menschen selbst betrifft, so hätten wir also konsequenterweise, als die höchst organisierten Wirbeltiere, unsere uralten gemeinsamen Vorfahren in affenähnlichen Säugetieren, weiterhin känguruhähnlichen Beuteltieren, noch weiter hinauf in der sogenannten Sekundärperiode in eidechsenartigen Reptilien, und endlich in noch früherer Zeit, in der Primärperiode, in niedrig organisierten Fischen zu suchen.» Dieser den Stammbaum des Menschen mit rigoroser Energie skizzierenden Rede ließ Haeckel drei Jahre später die *Generelle Morphologie* und 1868 die *Natürliche Schöpfungsgeschichte* folgen, durch die der Evolutionsgedanke im deutschsprachigen Raum verbreitet wurde und eine zum Teil erbitterte Gegnerschaft hervorrief. Das von Haeckel formulierte biogenetische Grundgesetz findet sich zuerst 1872 in seiner *Monographie der Kalkschwämme*.

Nun wurde bereits aus Rudolf Steiners im September 1907 aufgezeichneten «Autobiographischen Skizze» ersichtlich, welche geistesgeschichtliche Bedeutung jenem von Haeckel formulierten Grundgesetz zukommt. Gibt es doch «keine bessere *wissenschaftliche Grundlegung* des Okkultismus als Haeckels Lehre.» Wobei dieser allerdings «der schlechteste Kommentator dieser Lehre» ist.

Als Rudolf Steiner jene Skizze für Eduard Schuré verfaßte, hatte im Mai desselben Jahres der Münchner Kongreß der Theosophischen Gesellschaft stattgefunden und im unmittelbaren Anschluß daran der Vortragszyklus

Die Theosophie des Rosenkreuzers erstmalig einen Überblick gewährt über die Gesamtevolution vom Saturn bis zum Vulkan. Die erste Auflage des Buches *Theosophie* war im Frühjahr vergriffen; und Steiner hatte das baldige Erscheinen der *Geheimwissenschaft* in Aussicht gestellt, die allerdings erst im Jahre 1909 zum Abschluß gebracht werden konnte. Mit anderen Worten: Rudolf Steiners anthroposophisch orientierter Okkultismus hatte 1907 eine umfassende Ausgestaltung erfahren, als er Haeckels biogenetisches Gesetz «die bedeutendste Tat des deutschen Geisteslebens in der zweiten Hälfte des neunzehnten Jahrhunderts» nannte.

Bereits zwei Jahre zuvor, am 5. Oktober 1905, hatte Steiner in einem Vortrag über «Haeckel, die Welträtsel und die Theosophie» dargelegt: «Derjenige, welcher die ‹Anthropogenie› Haeckels durchnimmt» – die 1874 erschienene *Anthropogenie oder Entwicklungsgeschichte des Menschen. Gasträatheorie* –, «der sieht, wie die Gestalt sich aufbaut von den einfachsten Lebewesen bis zu den kompliziertesten, von den einfachsten Organismen bis hinauf zum Menschen. Wer zu dem, was der Materialist», also Haeckel, «sagt, noch den Geist hinzuzufügen versteht, der studiert in diesem Haeckelismus die schönste elementare Theosophie.»[116]

Die jahrzehntelange Befassung Rudolf Steiners mit Ernst Haeckel läßt sich im gegebenen Rahmen nicht auch nur andeutungsweise nachzeichnen, obwohl daran eindringlich anschaubar werden könnte, wie die Anthroposophie als spirituelle Antwort aus den bedeutendsten Fragen und Forschungsergebnissen der Naturwissenschaft insbesondere des 19. Jahrhunderts herausgewachsen ist. Der vorstehend erwähnte Vortrag jedoch mag hier differenzierter Berücksichtigung finden, um an demselben den Entstehungsmoment der Anthroposophie erahnbar werden zu lassen.

Rudolf Steiner war sich der Komplexität des von ihm gewählten Themas bewußt, weshalb er seinen Vortrag mit den Worten begann: «Wenn ich heute über das Thema spreche: Haeckel, die Welträtsel und die Theosophie, so weiß ich, daß dieses Thema dem Erforscher des geistigen Lebens außerordentliche Schwierigkeiten bereitet und daß ich vielleicht mit meinen Ausführungen nach links und nach rechts Anstoß erregen werde. Dennoch aber scheint es mir eine Notwendigkeit zu sein, einmal vom theosophischen Standpunkt aus darüber zu sprechen». Haeckel habe, so Steiner im weiteren, mit seinem Buch *Die Welträtsel*, das 1899 erschienen war, eine ungewöhnlich breite Leserschaft gefunden, obwohl es tiefste Fragen des Daseins behandle. Die Theosophie sei deshalb dazu aufgerufen, sich mit einer so wichtigen

Erscheinung zu befassen. Wobei es gemäß der theosophischen Grundhaltung nicht um eine kämpferische Auseinandersetzung, sondern um Versöhnung, um Ausgleich der Gegensätze gehe. «Ich würde wohl nicht wagen», fügt Steiner hinzu, «heute so unbefangen zu sprechen, wenn ich in bezug auf Haeckel das wäre, was man einen Gegner nennt; wenn ich nicht genau bekannt wäre mit dem, was man durchmachen kann, wenn man sich hineinlebt in dieses wunderbare Gebäude» der Haeckelschen Ideen. Denn wer mit offenem Sinn die Entwicklung des Geisteslebens betrachtet, der gewahrt, mit welcher moralischen Energie, mit welchem ungeheuren Mut Haeckel «seit Jahrzehnten seine Weltanschauung durchgekämpft, schwer durchgekämpft» hat. Gegen die vorherrschenden wissenschaftlichen Strömungen der zweiten Hälfte des 19. Jahrhunderts hat Haeckel es gewagt, die Ergebnisse seiner naturwissenschaftlichen Forschung «in einer *Weltanschauung* zusammenzufassen. Das muß als eine Tat besonderer Art anerkannt werden.»

Noch im Jahre 1899 hatte sich Rudolf Steiner mit aller Entschiedenheit in der Schrift *Haeckel und seine Gegner* hinter diesen denkbar energischen Vorkämpfer des Darwinismus gestellt, den insbesondere auch die Theosophen, allen voran H.P. Blavatsky, leidenschaftlich bekämpft hatten, während Steiner sein umfangreiches Buch *Welt- und Lebensanschauungen im 19. Jahrhundert*, das im Oktober 1900 abgeschlossen wurde, Ernst Haeckel mit dessen Genehmigung gewidmet hatte.

Diese Zusammenhänge in dem behandelten Vortrag vom 5. Oktober 1905 berührend, betont Steiner, daß er im charakterisierten Rahmen dem «Wahrheitsgehalt der Haeckelschen Weltanschauung im vollen Sinne gerecht geworden» sei und das bewußt gemacht habe, «was unvergänglich, was fruchtbar ist.» Was also, im Sinne der für Schuré bestimmten Worte, als die beste «wissenschaftliche Grundlegung des Okkultismus» bezeichnet werden darf.

Um die Mitte des 19. Jahrhunderts – gab Rudolf Steiner seinen Zuhörern weiter zu bedenken – herrschte auf der einen Seite «eine völlige Resignation gegenüber den höchsten Fragen des Daseins, ein Eingeständnis, vom wissenschaftlichen Standpunkt aus nicht durchdringen zu können zu den Fragen nach der göttlichen Weltordnung, nach der Unsterblichkeit, der Freiheit des Willens, dem Ursprung des Lebens, kurz zu den eigentlichen Welträtseln.» Auf der anderen Seite waren «noch Überreste einer alten religiösen Tradition auch bei den Naturforschern» zu finden. Während sich in der ersten Hälfte des 19. Jahrhunderts ein Nachklang des alten Spiritualismus auswirkte, der sich klar war, «daß hinter allem, was man durch die Sinne wahrnehmen und durch Instrumente erforschen kann, etwas Geistiges zu suchen ist», daß folglich im Reiche des Lebens «nicht bloß physische und chemische Kräfte wirken, sondern daß etwas Höheres in Betracht komme.» Dieser spirituelle Nachklang früherer Menschheitsepochen ging nun weitgehend verloren. Als am Ende der dreißiger Jahre des 19. Jahrhunderts mittels des Mikroskops beobachtet werden konnte, daß man es bei jedem Lebewesen mit einem feinen Gewebe kleinster lebendiger Wesen, mit Zellen, zu tun hat, vergaß man, daß der physische Körper den Pflanzen und Tieren «als Kleid dient», vergaß, daß das in den Lebewesen wirkende organisierende Prinzip der sinnlichen Wahrnehmung unzugänglich ist, «überhaupt durch nichts Äußeres erkannt werden kann.» Und so bildete sich in den vierziger, fünfziger Jahren eine materialistische Naturwissenschaft heraus – richtiger eine materialistische Gesinnung, die nicht etwa die Konsequenz der Tatsachenforschung war, sondern aus der «Menschheitserziehung jener Zeit» heraus verständlich wird.

«Die ganz gewaltigen Fortschritte auf dem Gebiete der Naturerkenntnis, der Astronomie, der Physik und Chemie, durch die Spektralanalyse, durch die weitere theoretische Kenntnis der Wärme und durch die Lehre von der Entwicklung der Lebewesen, die man die Darwinsche Theorie nennt, fallen in diese Periode des Materialismus.» In früheren Zeiten hätte man dieselben Tatbestände als «Beweise für das Walten und Wirken des Geistes in der Natur gesehen. Gerade zum Beweise des Primats des Geistes würden die wunderbaren Entdeckungen der Naturwissenschaft geführt haben.» Nun wurde der Materialismus als Gesinnung in die eindringlichsten Ergebnisse der Naturforschung hineingetragen. In Darwins grundlegendem Werk – so gibt Steiner zu bedenken – findet sich der Satz: «Ich halte dafür, daß alle Lebewesen, die je auf der Erde gewesen sind, von einer Urform abstammen, welcher das Leben vom Schöpfer eingehaucht wurde.» Und Steiner fügt hinzu: «Diese Worte stehen in Darwins Buch von der Entstehung der Arten, jenem Werke, das der Materialismus zu seiner Stütze macht.»

Haeckels kühne Art des Denkens versah den Darwinismus auf seine Weise mit einer nachdrücklich materialistischen Tendenz. Indem Haeckel dabei stehenblieb, daß der Mensch von den Affen abstammt und er den Stammbaum des Menschen in den einfachsten Lebewesen seinen Wurzelgrund finden ließ, wurde «aller Geist aus der Welt ausgeschaltet». Gleichzeitig aber lebte in Haeckel «eine eigentümlich geartete, spiritualistische Gefühlsseele», die seinen Materialismus seltsam durchwob.

Im selben Vortrag richtet Rudolf Steiner den Blick seiner Zuhörerschaft auf Thomas Henry Huxley (1825–1895), von dem Darwin gesagt hatte: «Sein Verstand ist hell wie ein Blitz und messerscharf. Er ist der beste Gesprächspartner, den ich kennengelernt habe. Was er schreibt und spricht, ist niemals lasch ... Er ist mein engster Freund und immer bereit, mir jegliche Unannehmlichkeit aus dem Wege zu räumen. Er ist in England der stärkste Vertreter des Prinzips der allmählichen Evolution der organischen Wesen.»[117] Huxley teilte demgemäß Darwins Überzeugung, daß der Mensch von den höheren Tieren abstammt, auf das entschiedenste; ja, Huxley konstatierte eine größere Ähnlichkeit zwischen dem Menschen und den Primaten als zwischen den letzteren und den niederen Affenarten. Worauf Rudolf Steiner in seinem Vortrag vom Oktober 1905 bezug nimmt und dann ausführt, daß Huxley kurz vor seinem Tode gemeint habe: «Warum aber sollte sich diese Reihenfolge» vom einfachsten Organismus bis hinauf zum Menschen «nicht fortsetzen in ein Gebiet, das wir nicht übersehen können? – In diesen Worten», so Steiner, «ist der Weg angedeutet, auf dem der Mensch aus der Naturforschung heraus sich emporschwingen kann zur Idee eines göttlichen Wesens,» das höher über dem Menschen steht als dieser über dem einfachsten Organismus.

Haeckel hatte im Jahre 1868 in seiner *Natürlichen Schöpfungsgeschichte* veranschaulicht, so legt Steiner weiter dar, wie die Stufenfolge der Lebewesen auf das eindringlichste gesetzmäßig zusammenhängt, wie also die sinnenfällige Wirklichkeit in ihrem inneren Zusammenhang anschaubar ist. Von den einfachsten Organismen bis hin zum Menschen waltet ein sinnlich wahrnehmbares Schöpfungsprinzip. Wer sehen will, kann sehen, «wie gerade das Geistige bei der Bildung der Formen wirksam ist, wo scheinbar nur die Materie waltet und webt. Daraus kann man viel lernen; man kann ersehen, wie man geistig den materiellen Zusammenhang in der Welt mit Ernst, Würde und Ausdauer erfaßt.» Wer Haeckels Darstellungen gründlich durchnimmt, der gewahrt, wie sich die Gestaltungen der belebten Natur vom Einfachsten bis zum Kompliziertesten aufbauen. Und wer dann «zu dem, was der Materialist sagt, noch den Geist hinzuzufügen versteht, der studiert in diesem Haeckelismus die schönste elementare Theosophie.»

Nur dann allerdings, führt Rudolf Steiner im folgenden aus, wird in dem Sinnlich-Gegenständlichen das Übersinnlich-Wesenhafte als das gestaltende Prinzip wirklich wahrnehmbar, wenn der Mensch zum Hellsehen aufgestiegen ist. Dann aber, betont Steiner, «beginnt das ganze Gebäude elementarer Theosophie, das Haeckel so wunderbar aufgebaut hat, und das keiner mehr bewundern kann als ich, einen ganz neuen Glanz, eine ganz neue Bedeutung zu bekommen.» Wird dann doch erlebbar, wie sich die Evolution der Organismen in Wirklichkeit vollzogen hat. «In sinnlich-physischer Beziehung erkennt auch die Theosophie die Verwandtschaft des Menschen mit den höheren Säugetieren, also mit den menschenähnlichen Affen, an. Von einer *Abstammung* aber des heutigen Menschen von einem an seelischen Wert dem heutigen Affen gleichen Wesen kann nicht die Rede sein.» Von einem affengleichen Wesen also stammt der Mensch nicht ab, sondern von den gemeinsamen «Urvätern» des Menschen und der Affen. Während der eine Vorfahre die Leibesform der Höherbildung der Seele unterwerfen konnte, konnte der andere dies nicht. Es hat folglich «die heutige Menschenseele einen Seelenvorfahren, wie der Körper einen körperlichen Vorfahren hat.» Vormals fehlte der menschlichen Seele «die heutige Verstandestätigkeit und Moralgesinnung». Von einer Kulturentwicklung im heutigen Sinne konnte noch keine Rede sein. Vielmehr war die gestalterische Tätigkeit «in erheblichem Maße auf die Umarbeitung, die Umbildung der ‹Urväter-Leiber› selbst gerichtet.» Erst später wurden die Gestaltungskräfte zur Beherrschung der Naturkräfte verwendet.

Als Rudolf Steiner den hier skizzierten Vortrag hielt, waren seit fast anderthalb Jahren bereits in der Zeitschrift *Lucifer-Gnosis* aus seiner Feder Schilderungen zur Evolution der Erde und der Menschheit erschienen.[118] Die mündlichen Ausführungen durften also mit einer vorbereiteten Hörerschaft rechnen.

Steiner konnte auf eine jahrzehntelange Befassung mit der naturwissenschaftlichen Evolutionstheorie zurückblicken, als er damit begann, Einblicke in das wirkliche Entwicklungsgeschehen zu geben. Wie also ist seine Äußerung zu verstehen, daß es «keine bessere wissenschaftliche Grundlegung des Okkultismus» gibt als Haeckels Lehre, die ja auf der Darwinschen Erkenntnis begründet ist? Warum ist der Haeckelismus «die schönste elementare Theosophie», wenn man sich in die physisch-sinnlich anschaubare Tatsachenreihe vertieft und diese mit dem übersinnlich Erforschbaren zusammenschließt? Warum kann man, wie es im selben Vortrag heißt, «aus Haeckels Ausführungen so gut elementare

Theosophie lernen», wenn man die von diesem mutvollen Naturforscher «erarbeiteten *Tatsachen* theosophisch zu durchdringen» versteht?

Am 22. September 1903 hat Rudolf Steiner in einem Brief Einblick gegeben in die unabdingbaren Voraussetzungen seiner okkulten Forschungsmethode. Er schreibt: «... ich werde nie über irgendetwas *Geistiges* sprechen, das ich nicht aus unmittelbarer geistiger *Erfahrung* kenne. Das ist mein Leitstern. Und das hat mir über alle Illusionen hinweggeholfen.»[119] – Die okkulten Tatsachen der Evolution als eines sinnlich-übersinnlichen Gesamtgeschehens erschlossen sich Steiner erst nach einer Jahrzehnte umfassenden Vertiefung in das sinnlich anschaubare, naturwissenschaftlich erarbeitete Tatsächliche des Entwicklungsgeschehens. Weshalb Steiner beispielsweise 1897 zur hundertsten Wiederkehr des Geburtstages von Charles Lyell (1797–1875), eines engen Freundes von Charles Darwin, schreiben konnte: «Das geistige Leben der Gegenwart hätte eine völlig andere Physiognomie, wenn in diesem Jahrhundert zwei Bücher nicht erschienen wären: Darwins ‹Entstehung der Arten› und Lyells ‹Prinzipien der Geologie›. ... Wir können uns nicht leicht eine Vorstellung davon machen, wie wir dächten, wenn Darwin und Lyell ihre Gedanken dem Geistesorganismus der Menschheit nicht eingeimpft hätten. Man braucht niemals eine Zeile in der ‹Entstehung der Arten› und in den ‹Prinzipien der Geologie› gelesen zu haben, und man steht doch unter dem Einfluß dieser Bücher.» Steiner, so geht aus dem nahezu hymnischen Gedenken hervor, ist von der Überzeugung durchdrungen, daß «Plato und Aristoteles Ahnenbilder sind, die wir in unserem Geistesschlosse aufgehängt haben», während Lyell und Darwin die «ersten, die Größten, die Führenden unter uns sind». – Gegen Ende des Aufsatzes fügt Steiner hinzu, er könne nicht von Lyell und Darwin sprechen, ohne gleichzeitig an Haeckel zu denken. «Alle drei gehören zusammen. Was Lyell und Darwin begonnen haben, das hat Haeckel weitergeführt. Er hat es ausgebaut in dem Bewußtsein, damit nicht nur dem wissenschaftlichen Bedürfnis, sondern auch dem religiösen Bewußtsein zu dienen. Er ist der modernste Geist, weil seiner Weltanschauung nichts von alten Vorurteilen mehr anhaftet». Haeckel hat alle Brücken zur Vergangenheit hinter sich abgebrochen. Und Steiner rechnet sich «zur Haeckelgemeinde», auch wenn er, wie er erwähnt, nicht in allem mit Haeckels Weltanschauung übereinstimmte.[120]

Am 10. Februar 1900 wendete sich Rudolf Steiner an Haeckel, mit dem er in Briefwechsel stand, mit der Bitte, die Widmung seines Buches *Welt- und Lebensanschauungen im 19. Jahrhundert* anzunehmen. Das Ziel dieses Buches sei, so schrieb Steiner, anschaubar werden zu lassen, wie im Darwinismus und in der Ausgestaltung, die Haeckel diesem gegeben habe, «die philosophische Entwicklung des neunzehnten Jahrhunderts gipfelt.»[121]

In seiner Autobiographie *Mein Lebensgang* hat Steiner höchst bedeutsame Einblicke gewährt in die Entwicklung seiner geistig-seelischen Wesenheit, worauf noch näher einzugehen sein wird, obwohl die Mysterientiefen dieses Lebensganges sich jedem exoterischen Zugriff entziehen: Rudolf Steiners Wesen und Werk sind viel zu umgreifend in das gesamte Geistesleben der Menschheit verwoben, als daß sie sich durch eine Studie wie die vorliegende auch nur annähernd erfassen ließen.

Im gegebenen Zusammenhang mag insbesondere auf das XXX. Kapitel von Steiners Selbstdarstellung hingewiesen werden: « Die *wirkliche Entwickelung* des Organischen von Urzeiten bis zur Gegenwart», heißt es da, «stand vor meiner Imagination erst nach der Ausarbeitung der ‹Welt- und Lebensanschauungen›.»[122] Also frühestens im Herbst des Jahres 1900. Während das Buch entstand, hatte Steiner «noch die naturwissenschaftliche Anschauung vor dem Seelenauge, die aus der Darwin'schen Denkart hervorgegangen war. Aber diese», macht Steiner deutlich, «galt mir nur als eine in der Natur vorhandene sinnenfällige Tatsachenreihe. Innerhalb dieser Tatsachenreihe waren für mich *geistige Impulse* tätig, wie sie Goethe in seiner Metamorphosenidee vorschwebten.

So stand die naturwissenschaftliche Entwickelungsreihe, wie sie Haekkel vertrat, niemals vor mir als etwas, worin mechanische oder bloß organische Gesetze walteten, sondern als etwas, worin der Geist die Lebewesen von den einfachen durch die komplizierten bis hinauf zum Menschen führt. Ich sah in dem Darwinismus eine Denkart, die auf dem Wege zu der Goethe'schen ist, aber hinter dieser zurückbleibt.

Das alles war von mir in ideellem Inhalt noch *gedacht*; zur imaginativen Anschauung arbeitete ich mich erst später durch. Erst diese Anschauung brachte mir die Erkenntnis, daß in Urzeiten in geistiger Realität ganz anderes Wesenshaftes vorhanden war als die einfachen Organismen. Daß der Mensch als Geist-Wesen älter ist als anderen Lebewesen, und daß er, um seine gegenwärtige Gestaltung anzunehmen, sich aus einem Weltenwesen herausgliedern mußte, das *ihn* und die anderen Organismen enthielt. Diese sind somit Abfälle der menschlichen Entwickelung; nicht etwas, aus dem er hervorgegangen ist, sondern etwas, das er zurückgelassen hat, um seine physische Gestaltung als Bild seines Geistigen anzunehmen. Der Mensch als makrokosmisches Wesen, das alle übrige irdische Welt in sich trug, und das zum Mikrokosmos durch Absonderung des übrigen gekommen ist, das war für mich eine Erkenntnis, die ich erst in den ersten Jahren des neuen Jahrhunderts erlangte.»

Als Rudolf Steiner seine *Welt- und Lebensanschauungen des 19. Jahrhunderts* Haeckel widmete, hatte er sich jahrzehntelang mit der naturwissenschaftlichen Entwicklungslehre ideell auseinandergesetzt, hatte dasjenige gedanklich festgehalten, «was *Denken ohne geistige Anschauung* geben kann», wie dies im selben Kapitel der Autobiographie weiter ausgeführt wird. Die wahre Evolution schaute Rudolf Steiner durch all die Jahre noch nicht. Sein Haeckel gewidmetes Buch stellte «ganz objektiv den vor-anthroposophischen Gesichtspunkt dar, in den man untertauchen muß, den man im Untertauchen erleben muß, um zu dem höheren aufzusteigen.» Hatte doch Rudolf Steiner die geistesgeschichtlich einschneidende Aufgabe, «aus den Grundlagen, die sich boten, der biologischen Naturerklärung, den Geistsfunken zu schlagen.»[123]

Der Entstehungsmoment der Anthroposophie im Geistesgang der Menschheit wird auf das eindringlichste anschaubar. Wie Aristoteles die Grundlegung des logischen Denkens und der wissenschaftlichen Erkenntnisform schuf, so ließ Rudolf Steiner aus dem kristallklaren, reinen Denken das zukunftsgemäße exakte Hellsehen herauswachsen, weshalb er sagen konnte: «Das Erleben der Begriffe, der Ideen führte mich aus dem Ideellen in das Geistig-Reale.»

Licht und Leben

Im Oktober des Jahres 1879 begann Rudolf Steiners Studium an der Technischen Hochschule in Wien. Mathematik, Physik, Botanik, Zoologie und Chemie waren seine Studienfächer. Im dritten Kapitel seiner Autobiographie erwähnt Steiner, daß Mathematik und darstellende Geometrie seiner Neigung entsprachen: «Die Mathematik behielt für mich», heißt es da, «ihre Bedeutung auch als Grundlage meines ganzen Erkenntnisstrebens. In ihr ist doch ein System von Anschauungen und Begriffen gegeben, die von aller äußeren Sinneserfahrung unabhängig geworden sind. Und doch geht man, so sagte ich mir damals unablässig, mit diesen Anschauungen und Begriffen an die Sinneswirklichkeit heran und findet durch sie ihre Gesetzmäßigkeiten. Durch die Mathematik lernt man die Welt kennen, und doch muß man, um dies erreichen zu können, erst die Mathematik aus der menschlichen Seele hervorgehen lassen.»

Keplers uneingeschränktes Bekenntnis zur Mathematik klingt an und scheint auch darin seine Bestätigung zu finden, daß Steiner in *Mein Lebensgang* berichtet, er habe, wohl als neunjähriger Knabe, ein Geometriebuch von einem Hilfslehrer entleihen können, in das er sich wochenlang enthusiastisch vertiefte. «Rein im Geiste etwas erfassen zu können,» schildert Steiner, «das brachte mir ein inneres Glück. Ich weiß, daß ich an der Geometrie das Glück zuerst kennen gelernt habe.»

So bedeutsam dieser Einblick in Rudolf Steiners seelisch-geistige Wesenheit ist, er bleibt geheimnisvoll, weil zu dieser Befähigung eine weitere trat, die in der autobiographischen Darstellung wieder und wieder anklingt: Seit dem Jahre 1868 sah sich Steiner mit einem Seelenleben begabt, dem sich die übersinnliche Welt zunehmend erschloß. Das Streben nach einer vollbewußten Vereinigung von exaktem, mathematisch-reinem Denken, von kristallklarer Begrifflichkeit und geistbeseelter Schau ist offensichtlich in Rudolf Steiners Lebens-Auftrag begründet. Und so begann dieser denn sein Studium – wie er im dritten Kapitel seiner Autobiographie erwähnt – in der Hoffnung, daß sich ihm «einmal der Zusammenschluß der Naturwissenschaft mit der Geist-Erkenntnis ergeben werde.» Obwohl Steiner gleichzeitig von zwei Seiten her für diese Hoffnung beunruhigt war. War doch die Biologie ebenso von dem Darwinismus durchtränkt, wie die Physik durchsetzt war von der mechanischen Wärmetheorie und der Wellenlehre, für die das Licht und die Farben sich in wesenlose Quantitäten auflösen.

Die Befassung mit der mechanischen Wärmetheorie wurde für Steiner zudem zu einem schicksalhaften Geschehen, weil sie von einer Persönlichkeit vermittelt wurde, die er «ganz außerordentlich verehrte.» Zwei Jahre lang hörte Steiner bei dem bereits schwer erkrankten Edmund Reitlinger Vorlesungen und «arbeitete bei ihm im physikalischen Laboratorium auf vielen Gebieten, besonders auf dem der Spektralanalyse.» Reitlinger sah in Newton den Zenit der physikalischen Forschung, der induktiven Wissenschaften. Mit anderen Worten, der mit reichen Einblicken in die übersinnliche Welt begabte Rudolf Steiner tauchte unter in die von Newton konsequent aus dem menschlichen Erleben herausgelöste, herausgerissene naturwissenschaftliche Denkweise, die nur den erstorbenen Weltenleib zum Gegenstand der menschlichen Erkenntnis macht. Andererseits hatte Steiner in den Darwinismus unterzutauchen. Haeckels *Generelle Morphologie* aus dem Jahre 1866, so berichtet Steiner im selben Kapitel, hatte er bereits im Sommer 1879 eingehend studiert. Dabei erschien ihm «damals der Darwinismus in seinen höchsten Ideen als eine wissenschaftliche Unmöglichkeit. Ich war», legt Steiner dar, «nach und nach dazu gekommen, mir ein Bild des Menschen-Innern zu machen. Das war geistiger Art. Und es war als ein Glied einer geistigen Welt gedacht. Es war so vorgestellt, daß es aus der Geisteswelt in das Naturdasein untertaucht, sich dem natürlichen Organismus eingliedert, um durch denselben in der Sinneswelt wahrzunehmen und zu wirken.» Zwar hatte Steiner in jenen Jahren vor den Gedankengängen der Entwicklungslehre «eine gewisse Achtung», hielt er doch das dergestalt vorgestellte Evolutionsgeschehen für eine fruchtbare Idee. Aber er hielt es für «unermeßlich schwierig», sich die Vereinigung des Natürlichen mit dem, was er «als Geisteswelt kannte», vorzustellen. Noch stand die wahre Evolution von Erde und Mensch nicht vor Steiners Seelenauge als imaginative Schau: vorerst lebte sie nur in seinem ideellen Denken – «vor-anthroposophisch», obwohl er gleichzeitig, seit seinem achten Lebensjahr, mit Einblicken in die übersinnliche Welt beschenkt war, die der Darwinismus ebenso wie die streng mechanische, kausale und mathematische Naturerklärung Newtonscher Prägung negierte.

Als Steiner an der Technischen Hochschule in die materialistische Betrachtungsweise unterzutauchen hatte, um von dieser zur wahren Geistesschau aufzusteigen, lebte Darwin noch; er starb am 19. April 1882 und wurde sieben Tage später auf das ehrenvollste in Westminster Abbey beigesetzt; eine einfache Steinplatte wenige Meter vom Grabe Isaac Newtons erinnert an ihn. Aus dem entgöttlichten Welt- und Menschenbild, das Rudolf Steiner so eindringlich wie möglich kennenzulernen hatte, galt es – wie es 1925 in den *Leitsätzen* heißt – eine «erneuerte elementare, unmittelbar lebendige Verbindung mit der Geistes-Welt» herauszuringen.[124]

Im dritten Kapitel von *Mein Lebensgang* berichtet Steiner, daß die physische Außenwelt allgemein als Bewegungsvorgänge der Materie vorgestellt wurde. «Die Empfindung der Sinne erschien nur wie subjektive Erlebnisse, wie Wirkungen reiner Bewegungsvorgänge für die Sinne des Menschen. Da draußen im Raume spielen sich die Bewegungsvorgänge der Materie ab; treffen diese auf den Wärmesinn, so erlebt der Mensch die Empfindung der Wärme.» Treffen sie hingegen auf den Sehnerv, entstehen im Menschen Licht- und Farbempfindungen. Wärme, Licht und Farbe sind danach in der physischen Außenwelt gar nicht vorhanden. Diese Anschauungsweise machte Steiners Denken «unsägliche Schwierigkeiten». Trieb sie doch alles Geistig-Seelische aus der Außenwelt heraus. «Ich sah», berichtet er, «wie verführerisch für die damals an der Naturwissenschaft herangezogene Denkrichtung diese Annahmen sind. Ich konnte mich auch jetzt noch nicht entschließen, eine eigene Denkungsart auch nur für mich selber der herrschenden entgegenzusetzen. Aber eben dies ergab schwere Seelenkämpfe. Immer wieder mußte die leicht zu erdenkende Kritik dieser Denkungsart innerlich niedergerungen werden, um die Zeit abzuwarten, in der weitere Erkenntnisquellen und Erkenntniswege eine größere Sicherheit geben würden.»

Ganz bewußt also setzte sich Steiner schweren seelisch-geistigen Erschütterungen und Kämpfen aus, umso intensiv wie möglich das Verführerische des physikalischen Weltbildes – der gott- und menschenleeren Außenwelt, an deren objektiv-realer Existenz nicht zu zweifeln war – zu erfahren. Umso gewichtiger dürfen Worte erlebt werden, die Steiner mehr als vierzig Jahre später, am 2. November 1924, auf dem Krankenlager niedergeschrieben hat: «Die Natur muß erkannt und erlebt werden so, daß alles götterleer ist. Dadurch erlebt sich in seinem so gestalteten Verhältnis zur Welt der Mensch selbst nicht mehr. Insofern der Mensch ein übersinnliches Wesen ist, gibt ihm die dem Zeitalter angemessene Stellung seiner selbst zur Natur *nichts* über sein eigenes Wesen. Er kann auch, wenn er nur diese Stellung im Auge hat, nicht ethisch so leben, wie es seiner Menschheit angemessen ist.»[125]

Während der von Steiner charakterisierten schweren Seelenkämpfe wurde ihm immer klarer, worauf das gewöhnliche menschliche Bewußtsein beruht, worauf demgemäß auch die gewöhnliche wissenschaftliche Forschung basiert: Sinneswahrnehmungen werden mit abstrakten Gedanken zusammengeschlossen. Völlig anders, sagte sich Steiner, verhält sich die Seele während der hellsichtigen Erfahrung. Steht sie doch dann «mit dem Denken der geistigen Wahrnehmung nicht ferne wie das gewöhnliche Bewußtsein mit *seinem* Denken der Sinneswahrnehmung, sondern sie denkt, indem sie das Geistige erlebt, und sie erlebt, indem sie die erwachte Geistigkeit im Menschen zum Denken bringt.» Diese lebenerfüllte Geistigkeit, so gewahrte Steiner in seinem zweiundzwanzigsten Lebensjahr, verläuft «in einer geistigen Betätigung, die an Deutlichkeit dem mathematischen Denken sich voll vergleichen läßt. Ich näherte mich», berichtet Steiner im dritten Kapitel seiner autobiographischen Schrift, «der Seelenverfassung, in der ich glauben konnte, ich dürfe die Anschauung von der Geisteswelt, die ich in mir trug, vor dem Forum des naturwissenschaftlichen Denkens für gerechtfertigt halten.» An dieser Rechtfertigung aber war Steiner überaus gelegen. Goethes naturwissenschaftliche Denkungsart war ihm zu jenem Zeitpunkt noch unbekannt, obwohl er durch seinen Lehrer und väterlichen Freund Karl Julius Schroer «an Goethes Geistesleben nahe herankam», wie er im fünften Kapitel von *Mein Lebensgang* ausführt. Schroer selbst fand jedoch keinen Zugang zu Goethes naturwissenschaftlichen Schriften.

Zu einem «wahren Peiniger» seines Seelenlebens wurde Steiner im selben Zeitraum die physikalische Gleichsetzung von Licht und Schall: beide sollten nichts als Schwingungen, einmal im Äther, das andere Mal in der Luft sein. Steiner hingegen sah im Licht eine konkrete Wirklichkeit, wobei das Licht selbst gar nicht sinnlich wahrgenommen wird: es erscheint dann in der Sinneswelt als Farbe, wenn es auf materielle Gegenstände, auf Hindernisse auftrifft. « ‹Weißes› Licht ist nicht Licht» – wie Newton dies angenommen hatte, indem er darin eine Addition sämtlicher Farben sah –, «sondern schon eine Farbe», sagte sich Steiner. Aus diesem Grunde betrachtete er das Licht als «eine wirkliche Wesenheit *in der Sinneswelt*, die aber selbst außersinnlich ist.» Hingegen ist der «Schall im Allgemeinen» ein bloßes Abstraktum.

Auf diesem völlig eigenständigen Weg gelangte Rudolf Steiner zu Goethes Farbenlehre und durch sie zu Goethes Naturwissenschaftlichen Schriften.[126] «In den Anschauungen», berichtet Steiner im selben fünften Kapitel, «die ich über die physikalische Optik gewann, schien sich mir die Brücke zu bauen von den Einsichten in die geistige Welt zu denen, die aus der naturwissenschaftlichen Forschung kommen. Ich empfand damals die Notwendigkeit, durch eigenes Gestalten gewisser optischer Experimente die *Gedanken*, die ich über das Wesen des Lichtes und der Farben ausgebildet hatte, an der sinnlichen Erfahrung zu prüfen.»[127] Durch dieses Experimentieren wurde Steiner «immer mehr von der gebräuchlichen physikalischen Ansicht zu Goethe hingetrieben.» Goethes verzehrender Kampf gegen Newton wurde Steiner folglich aus ureigenster Erfahrung zum geistigen Erlebnis: Der *Brückenbau von der Naturerkenntnis zur Geisterkenntnis* leuchtete vor ihm auf. War doch «das *Licht* aus der Reihe der eigentlichen physikalischen Wesenhaftigkeiten ausgeschieden. Es stellte sich als eine Zwischenstufe dar zwischen den für die Sinne faßbaren Wesenhaftigkeiten und den im Geiste anschaubaren.» Das Licht selbst tritt eben nicht in den Bereich des Sinnlich-Wahrnehmbaren ein; vielmehr verbleibt es jenseits desselben, «während die Farben erscheinen, wenn das Sinnlich-Anschaubare in den Bereich des Lichtes gebracht wird.»[128]

Auf diese Weise sah sich Steiner veranlaßt, «von den verschiedensten Seiten her an die naturwissenschaftlichen Erkenntnisse heranzudringen.» Wieder befaßte er sich mit Anatomie und Physiologie und «betrachtete die Glieder des menschlichen, des tierischen und pflanzlichen Organismus in ihren Gestaltungen. Ich kam dadurch», schildert Steiner, «in meiner Art auf die Goethe'sche Metamorphosenlehre. Ich wurde immer mehr gewahr, wie das für die Sinne erfaßbare Naturbild zu dem hindrängt, was mir auf eigene Weise anschaubar war.» Rudolf Steiners goetheanistische Betrachtungsweise wurde demzufolge zuerst auf eigenen Wahrnehmungen und Erkenntnissen begründet und verband sich erst dann mit der naturforscherischen Leistung Goethes, des «Galilei der Organik», wie es in der Autobiographie wenig später heißt.

Im selben Zeitraum erschloß sich Steiner auch während der neuerlichen intensiven Befassung mit der anatomischen Gestalt des Menschen der Ideen-Keim seiner dreißig Jahre später erstmalig öffentlich vorgetragenen Dreigliederung der menschlichen Wesenheit. Denken, Fühlen und Wollen sind «Lebensoffenbarungen schaffender Mächte». Blickte Steiner dann auf die in der Sinneswelt sichtbare Erscheinung des Menschen, so ergänzte sich ihm «diese im betrachtenden Blicke durch die Geistgestalt, die im Sinnlich-Anschaulichen waltet.» Mit anderen Worten, die Brücke von der geistentleerten physischen Sinneswelt zur wesenhaft-geisterfüllten übersinnlichen Welt begann vor Rudolf Steiner aufzuleuchten. Kam er doch «auf die *sinnlich-übersinnliche Form*, von der Goethe spricht, und die sich sowohl für eine wahrhaft naturgemäße wie auch für eine geistgemäße Anschauung zwischen das Sinnlich-Erfaßbare und das Geistig-Anschaubare einschiebt.» In ähnlicher Weise, so Steiner im weiteren, hatte Goethe seine «Urpflanze» als eine in stets belebter Verwandlung begriffene sinnlich-übersinnliche Form erlebt, sinnlich-übersinnlich geschaut. Goethe «‹sah› geistig das Ganze, wie er sinnlich die Einzelheit sah. Und es gab keinen prinzipiellen Unterschied zwischen der geistigen und sinnlichen Anschauung, sondern nur einen Übergang von der einen zur andern.»

Indem sich Rudolf Steiner auf seinem menschheitsgeschichtlich einzigartigen Erkenntnisweg dergestalt Goethes Naturanschauung «als eine geistgemäße vor die Seele» stellte, sah er sich dazu aufgerufen, Goethes naturwissenschaftliche Schriften «in allen Einzelheiten» durchzuarbeiten. Gleichzeitig wurde Steiners weitere Auseinandersetzung mit der Naturwissenschaft seiner Zeit und den damaligen Erkenntnistheorien, die den Menschen von der übersinnlichen Welt hermetisch abschnitten, von der Goetheschen Geisteshaltung wesenhaft gestützt. Führte doch die Auffassungsart Goethes dazu, «in der tierischen Gestaltung eine Geistesschöpfung zu sehen, die nur noch nicht die Stufe erreicht hat, auf welcher der Geist als solcher *leben* kann. Was im Menschen als Geist *lebt*, das *schafft* in der tierischen Form auf einer Vorstufe; und es verwandelt diese Form am Menschen so, daß es nicht nur als Schaffendes, sondern auch als sich selbst Erlebendes erscheinen kann.»[129]

Am 6. Mai 1886 konnte Rudolf Steiner an Kürschner seine erste Schrift übersenden, die *Grundlinien einer Erkenntnistheorie der Goetheschen Weltanschauung*. Diese Schrift ruft zu immer neuer Vertiefung auf: ist sie doch von einer über das direkt Faßbare weit hinausgehenden okkulten Kraft getragen, die Goethes Weltschau in den eigenen Geistesauftrag einbindet, in die Lösung des Freiheitsproblems, dem Goethe fremd bis abweisend gegenüberstand.

In den *Tag- und Jahresheften* hatte Goethe 1811 geschrieben, das Gottesbild seines Freundes Jacobi sei ihm wesensfremd – «bei meiner reinen, tiefen, angeborenen und geübten Anschauungsweise, die mich Gott in der Natur, die Natur in Gott zu sehen unverbrüchlich gelehrt hatte, so daß diese Vorstellungsart den Grund meiner ganzen Existenz machte». Und zurückblickend auf seine Kindheit, bekennt Goethe in *Dichtung und Wahrheit*: «Der Gott, der mit der Natur in unmittelbarer Verbindung stehe, sie als sein Werk anerkenne und liebe, dieser schien mir der eigentliche Gott».

Nur deshalb konnte Goethe zum Kopernikus und Galilei der Welt des Lebendigen werden und mit seiner Metamorphosenlehre etwas völlig Neues in das naturwissenschaftliche Denken einführen, weil er mit seiner schöpferischen, durch und durch im Künstlertum verwurzelten Individualität im Gotterfüllt-Lebendigen verblieb, in einem Anschauen, das selbst ein Denken, in einem Denken, das ein Anschauen war, wie er selbst dies 1823 in seinem Aufsatz «Bedeutende Fördernis durch ein einziges geistreiches Wort» nachdrücklich darstellt.

Goethes lebendiges Denken verblieb in einem instinktiv gefärbten imaginativen Element, wodurch er seine Begriffe nie in Abstraktionen, in erstarrte, unanschauliche Gedanken überführte. *Die Metamorphose der Pflanzen* veranschaulicht aufs bewegendste Goethes Denken in beweglichen Begriffen, in sich gestaltend-umgestaltenden Gebilden, die er selbst als «heiliges Rätsel» erlebte:

Werdend betrachte sie nun, wie nach und nach sich die Pflanze,
Stufenweise geführt, bildet zu Blüten und Frucht.
Aus dem Samen entwickelt sie sich, sobald ihn der Erde
Stille befruchtender Schoß hold in das Leben entläßt,
Und dem Reize des Lichts, des heiligen, ewig bewegten,
Gleich den zärtesten Bau keimender Blätter empfiehlt.

In allem lebendigen Geschehen schaute Goethe die «göttliche Hand», die übersinnlich-sinnlich gestaltende Wesenheit. Und so entzifferte er im Anschauen «der Göttin heilige Lettern». Aber gerade deshalb verschloß sich Goethe das Mysterium der Freiheit. Er erlebte die entgöttlichte Weltschicht nicht. Und wo sie seine Seele, wie in den *Leiden des jungen Werther*, bedrohte, kämpfte er sich aus ihr wie aus einer Erkrankung des Gemütes durch seine überragende Künstler-Natur verjüngt heraus. Eine *Philosophie der Freiheit* hätte Goethe niemals schreiben können, niemals schreiben wollen. Weshalb er unter dem 15. Oktober 1825 im Gespräch mit Eckermann meinte: «Sobald wir dem Menschen die Freiheit zugestehen, ist es um die Allwissenheit Gottes getan; denn sobald die Gottheit weiß, was ich tun werde, bin ich gezwungen, zu handeln, wie sie es weiß.» Daß es der Wille der Gottheit sein könnte, den Menschen mit einem eigenen Willen zu begaben, konnte und wollte Goethe sich nicht vorstellen.

Am 29. September 1890 reiste Rudolf Steiner nach Weimar, wo er am folgenden Tag im Goethe-Schiller-Archiv seine Arbeit aufnahm. Drei Jahre später, am 13. Oktober 1893, ging der Schluß der *Philosophie der Freiheit* an die Druckerei, die, wie Steiner auf dem Titelblatt bekundete, «Beobachtungs-Resultate nach naturwissenschaftlicher Methode» enthält.

Eigenintelligenz

Goethes Erleben der Gott-Natur, des Urquells alles Lebens, Webens und Seins, durchströmte seine Kunst und Wissenschaft als Religion in dreieinigem Zusammenklang. Und so meinte der Siebenundsechzigjährige: «Die Beschäftigung mit der Natur ist die unschuldigste.»[130] Das Lesen im Buch der Natur war ihm im Gegensatz zu Kepler, den er verehrte, kein Umgang mit Zahlen als Offenbarungen des Schöpfergottes, sondern mit lebendigen, beseelten, geistkündenden Bildern und Gestalten, die sich fort und fort verwandeln, steigern und zugleich im ewigen Sein bewahren. Versenkt sich der Menschengeist in dieses Buch der Natur, dann entsündigt er seine Eigenintelligenz, dann heilt die göttliche Wesenheit, die kosmische Intelligenz ihn aus. Wird sein anschauendes Denken, sein denkendes Anschauen auf diese Weise doch in steter Bewegung erhalten, statt in bildlosen Abstraktionen, in entgöttlichter Eigenintelligenz zu erstarren. Im Gewahrwerden der organischen Naturen ringt sich der Menschengeist aus seiner Sonderung, aus seiner Verirrung heraus. Er gewahrt: «Das Gebilde wird sogleich wieder umgebildet, und wir haben uns, wenn wir einigermaßen zum lebendigen Anschauen der Natur gelangen wollen, selbst so beweglich und bildsam zu erhalten, nach dem Beispiele, mit dem sie uns vorgeht.»[131]

Als Rudolf Steiner Ende April 1886 das Vorwort zu seinen *Grundlinien einer Erkenntnistheorie der Goetheschen Weltanschauung* verfaßte, verwies er darauf, daß das Bedeutsame der Naturforschung, das Goethe in die Wissenschaft eingeführt hatte, nicht in Einzelentdeckungen bestehe, die auch andere hätten machen können, sondern in der völlig neuartigen Befassung mit den Naturerscheinungen, wie dies beispielsweise in dem Aufsatz «Anschauende Urteilskraft» von Goethe selbst dargestellt worden sei. Dieser «großartigen Naturauffassung aber», betont der fünfundzwanzigjährige Steiner, «wird die Wissenschaft solange entbehren, als sie nicht direkt von ihm selbst schöpft.» Rudolf Steiner hätte auch sagen können: Gelingt es der Naturwissenschaft nicht, zum Goetheanismus aufzusteigen, zur wahrheitsgemäßen sinnlich-übersinnlichen Anschauung und Erforschung der organischen Natur, dann wird sie im Materialismus steckenbleiben.

Im siebten Kapitel seiner Autobiographie gibt Steiner Einblick in die antagonistischen Spannungsfelder, in die er hineingestellt war, als er seine *Erkenntnistheorie der Goetheschen Weltanschauung* zum Abschluß brachte und gleichzeitig die «Urzelle» seiner sieben Jahre später zur Vollendung gelangenden *Philosophie der Freiheit* entstand. Wer bestrebt ist, Steiners Schilderungen nachzuvollziehen, sieht sich in ein geistesgeschichtlich tragisches Kraftfeld hineingestellt, das hier nur mit wenigen Worten umrissen werden kann. Spricht Steiner in dem genannten Vorwort zur ersten Auflage der *Erkenntnistheorie* von Karl Julius Schroer als seinem «vielgeliebten Lehrer», so muß er in *Mein Lebensgang* andeuten, daß – vermutlich kurz nach dem Verfassen des Vorwortes im Frühjahr 1886 – ein «Riß» durch seine Seele ging, weil Schroer sich mit aller Entschiedenheit gegen die junge Dichterin Marie Eugenie delle Grazie gestellt hatte, die auf Steiner einen tiefen Eindruck machte. Schroers uneingeschränkte Liebe galt Goethe. «Delle Grazies Haus war eine Stätte, in der der Pessimismus mit unmittelbarer Lebenskraft sich offenbarte, eine Stätte des Anti-Goetheanismus.»[132]

Die zweiundzwanzigjährige Dichterin hatte gerade mit unerhörter Intensität diesen Pessimismus in Verse gefaßt, die zur Veröffentlichung gelangt waren. Das Gedicht «Die Natur» kündete von der Urgewalt der alleszertrümmernden Finsternis, die den Menschen an Staub und Verwesung kettet, um ihn erbarmungslos zu zermalmen. Gegen dieses Gedicht stellte sich in derselben Zeitschrift am 1. Juni 1886 Rudolf Steiner mit dem Aufsatz «Die Natur und unsere Ideale. Ein Sendschreiben an Marie Eugenie delle Grazie», der kurz darauf auch als Privatdruck erschien. In eben diesem Aufsatz, so Steiner in seinem Lebensbericht, sei jene «Urzelle» der *Philosophie der Freiheit* enthalten. Und Steiner zitiert die entscheidenden Sätze, denen zu entnehmen ist, was der Fünfundzwanzigjährige der «mörderischen Natur» entgegenstellte: «Die Ideale unseres Geistes sind eine Welt für sich, die sich auch für sich ausleben muß, und die nichts gewinnen kann durch die Mitwirkung einer gütigen Natur. ... Wo bliebe die göttliche Freiheit, wenn die Natur uns, gleich unmündigen Kindern, am Gängelband führend, hegte und pflegte? Nein, sie muß uns alles *versagen*, damit, wenn uns Glück wird, dies ganz das Erzeugnis unseres freien Selbstes ist. Zerstöre die Natur täglich, was wir bilden, auf daß wir uns aufs neue des Schaffens freuen können! *Wir wollen nichts* der Natur, uns selbst *alles* verdanken! ... O, wir wollen doch endlich zugeben, daß ein Wesen, das sich selbst erkennt, nicht unfrei sein *kann*!»[133]

Antigoethisch war dieses elementarste Bekenntnis zur Freiheit des Menschengeistes zwar nicht. Goethe aber wollte alles der Natur, nichts sich selbst verdanken, und er hielt die Freiheit letztlich für eine Illusion. Steiners Freiheits-Philosophie stand demnach im Gegensatz zu Goethes Weltanschauung.

Die Anfang Mai an Kürschner gesandte *Erkenntnistheorie der Goetheschen Weltanschauung* und das Wochen danach erschienene «Sendschreiben» mögen auf den ersten Blick unvereinbar scheinen, sind es aber keineswegs, machen vielmehr auf das eindringlichste deutlich, welche polaren Geistesströmungen der Menschheitsentwicklung Rudolf Steiner in seiner «vor-anthroposophischen» Zeit miteinander zum Ausgleich zu bringen hatte: Die Naturwissenschaft des Anorganisch-Toten wie des Organisch-Lebendigen auf der einen Seite und die Freiheits-Philosophie wie die exakte Geistes-Schau auf der anderen Seite waren zu einem spirituellen Ganzen zusammenzuschließen. Die *Erkenntnistheorie* vom Jahre 1886 ist ein unmittelbarer Ausdruck all dessen, was mit diesen wenigen andeutenden Worten umrissen ist. Auch gilt es zu bedenken, daß der 1832 verstorbene Goethe nachtodlich einen sich weiterentwickelnden «Goetheanismus» darbot, wie Rudolf Steiner dies bezeugt hat.

Hier kann nur mit wenigen Sätzen der Gedankengang der *Erkenntnistheorie* andeutend umrissen werden. Rudolf Steiner fragt: «Was für eine Bedeutung hat die Spiegelung der Außenwelt in dem menschlichen Bewußtsein, welche Beziehung besteht zwischen unserem Denken über die Gegenstände der Wirklichkeit und den letzteren selbst?» Alle Wissenschaft hat von der Erfahrung auszugehen. Diese beinhaltet noch keinen Begriff. Der Begriff der Erfahrung aber enthält das an sich Begrifflose der Erfahrung; obwohl dieselbe begrifflos ist, wird sie vom Denken begrifflich erfaßt. Ja: «Auch das Denken selbst erscheint uns zunächst als Erfahrungssache. Schon indem wir forschend an unser Denken herantreten, setzen wir es uns gegenüber, stellen wir uns seine erste Gestalt als «von einem uns Unbekannten kommend vor.» Das aber ist der Ausgangspunkt aller Erkenntnis: Jede bloße Erfahrung ist begrifflos, ist erkenntnislos; aber auch das Denken wird erfahren, ist eine Erfahrungstatsache. «Das Denken als höhere Erfahrung in der Erfahrung» ist der Quellpunkt aller Wissenschaft. Denn: «Nur beim Denken kann das Prinzip der Erfahrung in seiner extremsten Bedeutung angewendet werden.» Wird uns dieser Ausgangspunkt jeglicher Erkenntnis bewußt, dann erleben wir: «Unsere Gedankenwelt ist also eine völlig auf sich selbst gebaute Wesenheit, eine in sich selbst geschlossene, in sich vollkommene und vollendete Ganzheit.» Wir setzen das Denken herab, wenn wir bei der bloßen Sinneswahrnehmung stehenbleiben wollen, die als reine Erfahrung begrifflos, ideenlos ist. Ist doch das Denken «der Dolmetsch, der die Gebärden der Erfahrung deutet» – deutet auch die Erfahrung unseres Selbst-Bewußtseins, unserer im reinen Denken auflebenden Freiheit. «Die Freiheit ist die Bestimmung eines Wesens aus sich selbst heraus.» Von der Natur-Erkenntnis zur Geist-Erkenntnis aufsteigend, gelangt der Mensch zur Erfahrung seiner Freiheit, die in der Selbst-Erfahrung seiner Individualität auflebt und sich in Wissenschaft und Kunst erkennend wie schaffend verwirklicht. Ein Wesen, das sich selbst erkennt, kann nicht unfrei sein. Das im reinen Denken erfahrene Selbst ist der Quellpunkt der Freiheit: ist geistig-seelische Selbst-Erfahrung des erkennenden wie schaffenden Eigenwesens, der Würde des Menschen, die auf der ungehinderten Entfaltung seiner selbst beruht, auf seiner Eigenintelligenz.

Goethe erlebte in aller Natur die unendlich-vielgestaltig wirkende kosmische Intelligenz des all-einen Urgrundes, mit dem sich der Menschengeist in unabsehbarem Streben zu verbinden hat. Steiner erlebte in der Eigenintelligenz des Menschen den Quellgrund einer über die Natur sich hinausentwickelnden Geistwesenheit – als einer Neuschöpfung Gottes. Weshalb es um die Allwissenheit der Gottheit keineswegs getan ist: sie will vielmehr die Freiheit, die Eigen-Verantwortung des Menschen, will das Geist-Wesen der Freiheit.

Am 28. Juli 1924 – achtunddreißig Jahre nach dem Abschluß der *Erkenntnistheorie* – hielt Rudolf Steiner in Dornach einen Vortrag über die Entwicklung und das Wesen der Eigenintelligenz des Menschen, der hier wiederum nur in knappen Linien nachgezeichnet werden kann, aber für die Betrachtung des Entstehungsmomentes wie des Grundcharakters der Anthroposophie und ihres neuen Yoga-Willens von zentraler Bedeutung ist. Wir blicken in das Innerste der anthroposophisch orientierten Geisteswissenschaft hinein, wenn wir uns in den genannten Vortrag vertiefen.

Das instinktive Hineinschauen in die geistige Welt, führt Steiner aus, mußte verlöschen, damit sich die «Intelligenz des einzelnen Menschen» herausbilden konnte, «die Handhabung des Verstandes, der Vernunft durch den individuellen, durch den persönlichen Menschen. Und damit ist ja verknüpft, was den Menschen zur Freiheit seines Willens führt. Das eine ist nicht ohne das andere denkbar.» Solange die Menschheit in einem traumartig-instinktiven Erleben des Übersinnlichen verblieb, konnte das Freiheits-Bewußtsein nicht entwickelt werden: dieses ist an das eigenständige Denken gebunden. Während sich die Freiheit des menschlichen Willens herausbildete, verfinsterte sich das ursprüngliche, unfreie Hineinschauen in die göttlich-geistige Welt. Waren die Gedanken einstmals inspiriert, so ist das selbständige Denken ein im eigenen Innern stattfindender Vorgang. «Heute nennt man einen Menschen gescheit, der Gedanken aus sich selbst produzieren kann, der einen Gedanken mit dem anderen in Zusammenhang bringen kann.» Das inspirierte Gedanken-Leben der Vorzeit ist erloschen, ist damit zugleich aber derjenigen göttlich-geistigen Wesenheit entsunken, die im Sinne der christlichen Terminologie Michael genannt werden kann – «aber die Terminologie macht es ja nicht aus.»

Um bei der Menschheit zu sein, wenn die kosmische Intelligenz sich in menschliche Eigenintelligenz metamorphosiert hat und diese dadurch aus der göttlichen Welt herausgelöst ist, verließ die Christuswesenheit die Sonne und verband sich mit der Erdenmenschheit durch den Jesus von Nazareth. Während Michael mit den Seinen noch auf der Sonne verblieb, sah er, wie ihm die Herrschaft über die kosmische Intelligenz allmählich entglitt, indem der Mensch dem Zeitalter entgegenstrebte, in dem er seine Eigenintelligenz zu entfalten hatte. Im 8., 9. nachchristlichen Jahrhundert fiel alsdann die Entscheidung. Michael und die Seinen mußten sich sagen: « Die Menschen auf der Erde beginnen intelligent zu werden, den eigenen Verstand aus sich herauszubringen; aber die kosmische Intelligenz kann nicht mehr von Michael verwaltet werden.»

Das jahrhundertlange Ringen der christlichen Scholastik wird erst dann verständlich, wenn diesem umgreifenden Geschehen Rechnung getragen wird. An einzelne Mitglieder des Dominikanerordens ist «die Verwaltung der Intelligenz auf Erden» geradezu übergegangen. «Der große Streit zwischen Nominalisten und Realisten entwickelte sich namentlich innerhalb des Dominikanerordens. Die einen sehen in den allgemeinen Begriffen nur Namen, die andern sehen in den allgemeinen Begriffen geistige Inhalte, die sich in den Dingen offenbaren.» Sie wollen Michael, «der lichtvollen, der spirituellen Intelligenz», die Treue bewahren.

Im ersten Drittel des 15. Jahrhunderts, also am Beginn des Zeitalters der Bewußtseinsseele, vollzog sich dann ein denkbar umfassendes geistig-physisches Geschehen: die erste Hierarchie, die Seraphim, Cherubim und Throne, leiteten die kosmische Intelligenz über «in dasjenige Glied der menschlichen Organisation, das die Nerven-Sinnesorganiation ist, die Kopforganisation.» Nur nach sehr langen Zeiträumen greifen die Wesenheiten der ersten Hierarchie in die Gesamtentwicklung ein. In der atlantischen Zeit hatten sie den Menschen zum «Herzmenschen» gemacht. Indem er nun zum «Kopfmenschen» wurde, verwandelte sich göttliche Intelligenz in menschliche Eigenintelligenz, die an das Nerven-Sinnessystem gebunden ist.

Nur die erste Hierarchie kann «das Geistige zum Schöpferischen des Physischen machen. Diese Seraphim, Cherubim und Throne, sie hatten Taten zu vollbringen, die, wie gesagt, nach Äonen nur sich wiederholen. Und man möchte sagen: was von Michael den Seinigen in der damaligen Zeit» – in einer übersinnlichen Mysterienschule durch Jahrhunderte – «gelehrt worden ist, das wurde unter Blitzen und Donnern da unten in den irdischen Welten verkündet. Verstanden sollte das werden, denn diese Blitze und Donner ... sollten Begeisterung werden in den Herzen, in den Gemütern der Anthroposophen! Und derjenige, der wirklich den Drang zur Anthroposophie hat, der hat – heute noch unbewußt, die Menschen wissen noch nichts davon, sie werden es schon kennenlernen –, der hat heute die Nachwirkungen in seiner Seele davon, daß er damals im Umkreis des Michael jene himmlische Anthroposophie aufnahm, die der irdischen voranging. Denn die Lehren, die Michael gab, waren solche, die damals vorbereiteten, was auf Erden Anthroposophie werden soll.»

Am Ende des 18., am Beginn des 19. Jahrhunderts verwandelte Michael die Inhalte der übersinnlichen Lehrschule in einen imaginativen Kultus, «wo in mächtigen imaginativen Bildern ausgestaltet wurde, was die Michael-Schüler damals in der übersinnlichen Schule gelernt hatten. So wurden die Seelen vorbereitet, die dann herunterstiegen in die physische Welt, und die aus allen ihren Vorbereitungen den Drang erhalten sollten, hinzugehen zu dem, was dann als Anthroposophie auf Erden wirken soll.»

Die Eigenintelligenz ist das kälteste Element im menschlichen Seelenleben, indem sie an das Nerven-Sinnessystem gebunden ist. Aber nur ihr kann die Freiheit entbunden werden, die Selbst-Erkenntnis, der Quellgrund des eigenverantwortlich handelnden Menschen-Ich. Diese Intelligenz ist zum Eigenbesitz des Menschen geworden und muß in Zukunft michaelisch werden. Das aber bedeutet: die ahrimanischen Mächte, die diese Eigenintelligenz in Besitz nehmen, entmenschen wollen, müssen in einem krisenreichen Kampf überwunden werden. «Sich zu wissen in diesem Kampf, sich zu wissen in dieser Entscheidung zwischen Michael und

Ahriman, das ist etwas, was zu dem gehört, meine lieben Freunde», so beschloß Steiner seinen Vortrag, «das man anthroposophische Begeisterung nennen kann.»[134]

Als Rudolf Steiner im Herbst des Jahres 1879 an der Technischen Hochschule in Wien die Fächer Mathematik, Physik, Chemie, Botanik und Zoologie belegte, begann das neue Michael-Zeitalter, in dem es gilt, die zunächst von aller Spiritualität entblößte Eigenintelligenz des Menschen als freie Geisteskraft in den Dienst Michaels zu stellen.

Eine sehr wichtige Zwischenstufe

Nichts wollte Steiner der Natur verdanken, der Goethe alles verdanken wollte – alles verdankte. Verdächtig war Goethe das «Erkenne dich selbst». Sah er doch in diesem Weckruf «eine List geheim verbündeter Priester, die den Menschen durch unerreichbare Forderungen verwirren und von der Tätigkeit gegen die Außenwelt zu einer inneren falschen Bescheidenheit verleiten wollen.»[135] Steiner hingegen erlebte «im Denken den vollkommensten Weltprozeß» und in dem zur Selbsterkenntnis gelangenden Menschen den «Mittelpunkt der Weltordnung».[136] Im reinen Denken erfuhr Steiner die Freiheit des Menschengeistes, während Goethe sich in den Sinnenschein versenkte und in allen Pflanzen-, Tier- und Menschenformen den webend-waltenden Gottesgeist erschaute. Steiner und Goethe waren Antipoden, die sich fort und fort unabsehbar ergänzten. Weshalb Steiner noch am 16. September 1924 in Dornach das Augenmerk seiner Hörer darauf lenken konnte, daß im Verlaufe des neunzehnten Jahrhunderts «wenig Erdenvorbereitung» für die Anthroposophie erfolgte. «Umso stärker ist die Vorbereitung im Übersinnlichen. Und schließlich, inwiefern Goethes Wirken, auch nach dem Tode – wenn auch das in meinen Büchern anders aussieht – mitgewirkt hat an der Gestaltung der Anthroposophie, das wissen Sie ja alle. Das Wichtigste in bezug auf diese Dinge, das unmittelbar Wichtigste hat sich schon im Übersinnlichen abgespielt.»[137]

Um Anthroposophie begründen zu können, nahm Steiner seinen Ausgangspunkt von der Verständigung des Bewußtseins mit sich selbst, vor der Goethe sein Leben lang zurückschreckte, weshalb er die Freiheit für ein Unding hielt, während die Freiheit für Steiner «des Menschen höchsten Wert ausmacht», wie er dies in *Mein Lebensgang* ausführt, wo es weiter heißt: «Meine ‹Philosophie der Freiheit› ist in einem Erleben begründet, das in der Verständigung des menschlichen Bewußtseins mit sich selbst besteht. Im Wollen wird die Freiheit *geübt*; im Fühlen wird sie *erlebt*; im Denken wird sie *erkannt*. Nur darf, um das zu erreichen, im Denken nicht das Leben verloren werden.»[138]

Goethe und Steiner sind mithin nicht nur einander geheimnisvoll ergänzende Geistesantipoden. Kehrt doch der Menschengeist auf dem Naturwege, am Materiepol, in den göttlichen Urschoß ohne Freiheitsbewußtsein zurück, selbst dann, wenn er die erhabene Goethesche Schau entfaltet. Während er auf dem Gedankenwege, am Bewußtseinspol, aus dem die Freiheit verwirklichenden Ichzentrum heraus die Evolutionskraft der Menschheitszukunft entfacht.

Der geistentblößten modernen Naturwissenschaft stellte Goethe eine spirituell gestimmte Naturerkenntnis entgegen. Goetheanismus ist das unersetzliche Bindeglied zur anthroposophisch orientierten Geisterkenntnis. Die Keimkraft des Goetheschen Strebens wird folglich unabsehbar vielgestaltig fruchtbar bleiben, solange die Sinnesoffenbarung als Chiffre des übersinnlichen Schauens gepflegt wird. Wird jedoch das sinnlichkeitsfreie Denken nicht zum Quellgrund der Selbst-Erfahrung des geistig-seelischen Menschenwesens, wird demgemäß die Freiheit nicht als «des Menschen höchste Würde» erlebt und umgreifend in der Zukunft entfaltet, dann wird die Menschheit niemals vom Naturerkennen zum Geisterkennen fortschreiten – folglich sich selbst aus den Augen verlieren.

Das äußere sinnenfällige Anschauen der Welt wie des Menschen ist der Ausgangspunkt aller objektiven Naturwissenschaft. Wird die Freiheit des Menschengeistes ebenso objektiv als das Sanktuar des Ich erfahren und erfaßt, dann erst wird der Weg in die Zukunftsevolution des Menschentums intendiert, die jede biologische Evolutionstheorie an den Platz verweist, an den sie gehört. Andererseits: «Dringt man zu einem solchen inneren Erleben vor, so empfindet man keinen Gegensatz mehr zwischen Natur-Erkennen und Geist-Erkennen. Man wird sich klar darüber, daß das zweite nur die metamorphosierte Fortsetzung des ersten ist.» So Steiner in seinem *Lebensgang*. Und er fährt fort: «Weil mir das so erschien, konnte ich später auf das Titelblatt meiner ‹Philosophie der Freiheit› das Motto setzen: ‹Seelische Beobachtungsresultate nach naturwissenschaftlicher Methode›. Denn, wenn die naturwissenschaftliche Methode treulich für das Geistgebiet festgehalten wird, dann führt sie auch erkennend in dieses Gebiet hinein.»[139]

Von der exakten Naturerkenntnis der anorganischen Wirklichkeitsschicht im Sinne Galileis und der organischen Welt im Sinne Goethes zur Verständigung des menschlichen Bewußtseins mit sich selbst, zur verwirklichten Erfahrung der Freiheit des Menschen-Ich, führt eine Brücke, die sich in der exakten Geisterkenntnis vollendet. Ist doch die Selbst-Erfahrung des geistig-seelischen Menschenwesens, die vom reinen Denken ihren Ausgangspunkt nimmt, der Quellgrund aller exakten Geistesschau, aller Anthroposophie, deren Entstehungsmoment aus dem Geistesgang der Menschheit demgemäß ersichtlich ist.

Damit zugleich mag auch hinreichend verständlich sein, warum Rudolf Steiner nicht müde wird zu betonen, daß es «von unermeßlicher Wichtigkeit» ist, bei der exakten übersinnlichen Erkenntnis die gewöhnliche, in der Naturwissenschaft zu pflegende Bewußtseins- und Erkenntnisform des tagwachen Lebens «neben allen sonstigen Erkenntniserlebnissen» beizubehalten, um immer das eine mit dem anderen, das höhere Bewußtsein mit dem gewöhnlichen Bewußtsein vergleichen zu können. «Diese Charakteristik des hier gemeinten höheren Bewußtseins ist ganz besonders wichtig. Alle diejenigen, welche die anthroposophische Forschung nur von außen beurteilen, glauben oftmals, was als Imagination auftritt, könne abgewiesen werden wie irgendein Bewußtseinsinhalt eines Visionärs, eines Halluzinanten.» In der anthroposophisch orientierten Geisteswissenschaft wird das gewöhnliche Bewußtsein, diese unschätzbar bedeutsame Errungenschaft der Neuzeit, nicht ausgelöscht, vielmehr bereichert um höhere Erkenntnisstufen, die dadurch erweckt werden, daß die Seele vom physischen Leibe frei geworden ist, ohne die in der physisch-sinnlichen Welt am Nerven-Sinnessystem entfaltete Eigenintelligenz wieder preisgeben zu müssen.[140]

Indem die naturwissenschaftliche Methode «treulich für das Geistgebiet festgehalten» wird, führt sie erkennend in dieses Gebiet hinein. Die exakte naturwissenschaftliche Erkenntnisform des vollbewußten Menschen-Ich, die sich seit dem 15. Jahrhundert mehr und mehr herausgebildet hat, erfährt eine geistig-organische Metamorphose: der dringlichst erforderliche Brückenbau von der Naturerkenntnis zur Geisterkenntnis gelangt zur Vollendung – die Anthroposophie tritt in Erscheinung. Indem der menschliche Intellekt in die Geistesschau integriert wird, wird das wissenschaftliche Erkenntnisprinzip, das seinen Ausgangspunkt bei Aristoteles, dem ersten wirklich intellektuell arbeitenden Menschen, nahm, in die Initiations-Wissenschaft überführt, die Steiner begründet hat.[141]

Jegliche zeitgemäße Entfaltung höherer Bewußtseinszustände hat von dem gewöhnlichen Tagesbewußtsein nicht nur auszugehen, sondern hat dieses jederzeit in die Geistesschau einbeziehen zu können, wodurch diese dem reinen Denken prinzipiell zugänglich ist. Die in reinen Begriffen mitgeteilten Ergebnisse der Geistesforschung können demgemäß das intellektuelle Gedankenleben des Geistesschülers in fruchtbare Bewegung bringen, können sein bislang überwiegend an die Sinne gebundenes Denken nach und nach in ein sinnlichkeitsfreies Denken überführen. Auf diese Weise bleibt die seelisch-geistige Eigenständigkeit des Menschen bewahrt und wird in das eigene schauende Erleben zukunftsgemäß verwandelt.

In der *Geheimwissenschaft im Umriß* verweist Rudolf Steiner nachdrücklich auf diesen Tatbestand: «Der sicherste und nächstliegende Weg für den Geistesschüler, zu solchem sinnlichkeitsfreien Denken zu kommen, kann der sein, die ihm von der Geisteswissenschaft mitgeteilten Tatsachen der höheren Welt zum Eigentum seines Denkens zu machen. Diese Tatsachen können von den physischen Sinnen nicht beobachtet werden. Dennoch wird der Mensch bemerken, daß er sie begreifen kann, wenn er nur Geduld und Ausdauer genug hat. Man kann ohne Schulung nicht in der höheren Welt forschen, man kann darin nicht selbst Beobachtungen machen; aber man kann ohne die höhere Schulung alles verstehen, was die Forscher aus derselben mitteilen. Und wenn jemand sagt: Wie kann ich dasjenige auf Treu und Glauben hinnehmen, was die Geistesforscher sagen, da ich es doch nicht selbst sehen kann?, so ist dies völlig unbegründet. Denn es ist durchaus möglich, aus dem *bloßen* Nachdenken heraus die sichere Überzeugung zu erhalten: das Mitgeteilte ist wahr. Und wenn diese Überzeugung sich jemand durch Nachdenken nicht bilden kann, so rührt das nicht davon her, weil man unmöglich an etwas ‹glauben› könne, was man nicht sieht, sondern lediglich davon, daß man sein Nachdenken noch nicht vorurteilslos, umfassend, gründlich genug angewendet hat. Um in diesem Punkte Klarheit zu haben, muß man bedenken, daß das menschliche Denken, wenn es sich energisch innerlich aufrafft, mehr begreifen kann, als es in der Regel wähnt. In dem Gedanken selbst liegt nämlich schon eine innere Wesenheit, welche im Zusammenhang steht mit der übersinnlichen Welt. Die Seele ist sich gewöhnlich dieses Zusammenhanges nicht bewußt, weil sie *gewöhnt* ist, die Gedankenfähigkeit nur an den Sinnen heranzuziehen. Sie hält deshalb für unbegreiflich, was ihr aus der übersinnlichen Welt mitgeteilt wird. Dies ist aber *nicht nur* begreiflich für ein durch Geistesschulung erzogenes Denken, sondern für *jedes* Denken, das sich seiner vollen Kraft bewußt ist und sich derselben bedienen will. Dadurch, daß man sich unablässig zum Eigentum macht, was die Geistesforschung sagt, gewöhnt man sich an ein Denken, das nicht aus der sinnlichen Beobachtung schöpft. Man lernt kennen, wie im Innern der Seele Gedanke sich an Gedanke webt, wie Gedanke den Gedanken sucht, auch wenn die Gedankenverbindungen nicht durch die Macht der Sinnesbeobachtung bewirkt werden. Das Wesentliche dabei ist, daß man so gewahr wird, wie die Gedankenwelt inneres Leben hat, wie man sich, indem man wirklich denkt, im Bereich einer übersinnlichen lebendigen Welt schon befindet. Man sagt sich: Es ist etwas in mir, was einen Gedankenorganismus ausbildet; aber ich bin doch eines mit diesem ‹Etwas›. Man erlebt so in der Hingabe an sinnlichkeitsfreies Denken, daß etwas Wesenhaftes besteht, was einfließt in unser Innenleben, wie die Eigenschaften der Sinnendinge in unsere physischen Organe einfließen, wenn wir sinnlich beobachten.»[142]

Solange wir Gedanken nur erbilden, wenn Sinneserfahrungen vorausgegangen sind, geben wir uns der verhängnisvollen Täuschung hin, daß jeder Gedanke auf Sinneseindrücke reduzierbar ist oder zumindest auf ihnen beruht. Unser materialistisches Zeitalter ist von diesem grundlegenden Irrtum beherrscht. In Wahrheit aber entfaltet sich unser Gedankenorganismus im Zusammenhang mit der übersinnlichen Welt, die sich in jedem sachgemäßen Begriff, in jeder schöpferischen Idee offenbart, weshalb die Ausbildung des sinnlichkeitsfreien Denkens, wie Steiner diese in dem herangezogenen Beispiel eindringlichst charakterisiert, lediglich eine willenhafte Aktivierung unserer im Alltag wie in der Wissenschaft betätigten Denkkraft ist, die aber einer unbegrenzten Steigerung und umfassenden Metamorphose fähig ist, wie im weiteren zu zeigen sein wird. Auf dieser spirituellen Umwandlung des reinen Denkens beruht die Geistesschau im Sinne der Anthroposophie. Stets ist diese begleitet und getragen von der vollen Bewußtseinsseelenkraft, von der Eigenständigkeit des Geistesschülers – trägt also Rechnung dem berechtigten Bedürfnis des Menschen der Neuzeit, sich an keinen unüberprüfbaren Glaubensinhalt preiszugeben, an keine Autorität, kein Dogma auszuliefern. Der Mensch unseres Zeitalters will selber erkennen, will frei sein. Die Geisterkenntnis der Zukunft hat dem Rechnung zu tragen, weshalb sie nicht weniger gesichert und exakt sein darf als das von Galilei gefundene Pendelgesetz.

Seit dem Mittelalter tut sich zwischen Wissen und Glauben ein Abgrund auf, der nur immer tiefer und bedrohlicher geworden ist. Während das naturwissenschaftliche Erkennen ins Unermeßliche, ins Uferlose wächst, kappen seine atheistisch-entgeistigten Inhalte alle Glaubensinhalte an der Wurzel. Noch leben zwar viele Menschen mit doppelten Wahrheiten – mit Gott und dem «Urknall». Aber die Aushöhlung der Seelen greift weiter und weiter um sich: die Glaubenssubstanzen versiegen mehr und mehr, verdampfen im entgeistigten Wissen.

Alles liegt daran, einen übersinnlichen Erkenntnis-Weg beschreiten zu können, der ebenso unbezweifelbar ist wie die drei Keplerschen Gesetze. Alles liegt daran, von der Naturerkenntnis zu ihrer «metamorphosierten Fortsetzung», der Geisterkenntnis, die Steiner begründet hat, aufzusteigen. Spannt sich doch nur dann eine tragfähige Brücke über den Abgrund, in den die Menschheit mehr denn je zu stürzen droht.

Hier aber ist zu fragen, wie Rudolf Steiners voranthroposophisches philosophisches Werk, das er in den achtziger und frühen neunziger Jahren des 19. Jahrhunderts ausgestaltet hat, in den Geistesgang der Menschheit einzuordnen ist und welche Bedeutung ihm auf dem Schulungsweg des Geistesschülers zukommt. War doch zu vernehmen, wie sicher der Weg ist, auf dem der Schüler die von der Geisteswissenschaft mitgeteilten Tatsachen zum Inhalt des eigenen Gedankenlebens macht.

Nachdem Steiner in der *Geheimwissenschaft* aufgezeigt hat, wie das an die Beobachtung der äußeren Sinne gebundene Denken sich in ein sinnlichkeitsfreies durch die Versenkung in die Darlegungen des Geistesforschers verwandelt, führt er aus – und das läßt aufhorchen –: «Es ist der Weg, welcher durch die Mitteilungen der Geisteswissenschaft in das sinnlichkeitsfreie Denken führt, ein durchaus sicherer. Es gibt aber noch einen andern, welcher sicherer und vor allem genauer, dafür aber auch für viele Menschen schwieriger ist. Er ist in meinen Büchern ‹Erkenntnistheorie der Goetheschen Weltanschauung› und ‹Philosophie der Freiheit› dargestellt. Diese Schriften geben wieder, was der menschliche Gedanke sich erarbeiten kann, wenn das Denken sich nicht den Eindrücken der physisch-sinnlichen Außenwelt hingibt, sondern *nur sich selbst*. Es arbeitet dann das reine Denken, nicht das bloß in Erinnerungen an Sinnliches sich ergehende im Menschen, wie eine in sich lebendige Wesenheit. Dabei ist in den genannten Schriften nichts aufgenommen aus den Mitteilungen der Geisteswissenschaft selbst. Und doch ist gezeigt, daß das reine, nur in sich arbeitende Denken Aufschlüsse gewinnen kann über die Welt, das Leben und den Menschen. Es stehen diese Schriften auf einer sehr wichtigen Zwischenstufe zwischen dem Erkennen der Sinnenwelt und dem der geistigen Welt. Sie bieten dasjenige, was das Denken gewinnen kann, wenn es sich erhebt über die sinnliche Beobachtung, aber noch den Eintritt vermeidet in die Geistesforschung. Wer diese Schriften auf seine ganze Seele wirken läßt, der steht schon in der geistigen Welt; nur daß sich diese ihm als Gedankenwelt gibt. Wer sich in der Lage fühlt, solch eine Zwischenstufe auf sich wirken zu lassen, der geht einen sicheren Weg; und er kann sich dadurch ein Gefühl gegenüber der geistigen Welt erringen, das für alle Folgezeit ihm die schönsten Früchte tragen wird.»[143]

Dieser wie beiläufig formulierte Hinweis Rudolf Steiners – er ist in Klammern eingeschlossen, als solle er nur am Rande vermerkt werden – ist geeignet, den Geistesschüler jahrzehntelang immer aufs neue zu beschäftigen, um die Bedeutung der erkenntnistheoretischen Schriften Steiners immer besser in die Geistesgeschichte der Menschheit einordnen zu können und damit zugleich in die eigenen Bestrebungen. Auf den ersten Blick scheint jener Wink nur für denjenigen von Bedeutung zu sein, der sich imstande sieht, die genannten philosophischen Schriften in seinen Schulungsweg einzubeziehen. Ist doch zuvor der «sicherste und nächstliegende Weg für den Geistesschüler» eindringlich aufgezeigt. Jetzt aber wird darauf aufmerksam gemacht, daß der nunmehr erwähnte Erkenntnisweg *«sicherer und vor allem genauer»* ist. Mehr noch, dieser Weg bezeichnet eine *sehr wichtige Zwischenstufe* vor dem Eintritt in die übersinnliche Welt, eine Zwischenstufe, die selbst bereits der geistigen Welt angehört, während sie «als Gedankenwelt» erfahren wird, in der sich der Denkende selbst gewahr wird, während er bewußt den Eintritt in jene geistige Welt noch vermeidet, der er doch als Geistwesen angehört. Willentlich also verbleibt der Denkende in der Wirklichkeitsschicht des reinen Denkens, die zwischen der Sinneswelt und der Geisteswelt jene sehr wichtige Zwischenschicht darstellt, in der sich die Freiheits-Erfahrung des «Ich» vollziehen läßt, von der Rudolf Steiners gesamte anthroposophische Geist-Erkenntnis durchströmt und durchpulst ist.

Die der Menschheit von den Wesenheiten der ersten Hierarchie, den Seraphim, Cherubim und Thronen, verliehene Eigenintelligenz ist von dem Begründer der Anthroposophie in den Dienst der neuen Initiationswissenschaft gestellt worden, nachdem sie von ihm zum Organ des freien Menschentums metamorphosiert worden ist, während gleichzeitig, seit den vierziger Jahren des 19. Jahrhunderts, die menschliche Intelligenz zunehmend von ahrimanischen Finsternisgeistern okkupiert wurde und seither Unheil über Unheil anrichtet.

«Für jeden aber», heißt es in der *Philosophie der Freiheit*, «der die Fähigkeit hat, das Denken zu beobachten – und bei gutem Willen hat sie jeder normal organisierte Mensch –, ist diese Beobachtung die allerwichtigste, die er machen kann. Denn er beobachtet etwas, dessen Hervorbringer er selber ist.»[144] Wenn wir das Denken wahrnehmen wollen, dürfen wir es nicht verlassen, während jede sinnliche und auch über das Denken hinausführende übersinnliche Wahrnehmung außerhalb des Denkens verläuft und von diesem in Begriffe, in Ideen gefaßt werden muß, um innerhalb des gewöhnlichen Bewußtseins in einen Erkenntnisvorgang verwandelt zu werden. Die Beobachtung des Denkens durch den Menschen ist deshalb «die allerwichtigste, die er machen kann.» Zugleich aber ist sie das Tor in die intuitiv erfahrene Geisteswelt. Denn: «Im intuitiv erlebten Denken ist der Mensch in eine geistige Welt auch als Wahrnehmender versetzt. Was ihm in dieser Welt als Wahrnehmender so entgegenkommt wie die geistige Welt seines eigenen Denkens», schreibt Steiner 1918 in einem Zusatz zur Neuauflage seiner *Philosophie der Freiheit*, «das erkennt der Mensch als geistige Wahrnehmungswelt. Zu dem Denken hätte *diese* Wahrnehmungswelt dasselbe Verhältnis wie nach der Sinnenseite hin die sinnliche Wahrnehmungswelt. Die geistige Wahrnehmungswelt kann dem Menschen, sobald er sie erlebt, nichts Fremdes sein, weil er im intuitiven Denken schon ein Erlebnis hat, das rein geistigen Charakter trägt. Von einer solchen geistigen Wahrnehmungswelt sprechen eine Anzahl der von mir nach diesem Buche veröffentlichten Schriften. Diese ‹Philosophie der Freiheit› ist die philosophische Grundlegung für diese späteren Schriften. Denn in diesem Buche wird versucht zu zeigen, daß richtig verstandenes Denk-Erleben schon Geist-Erleben ist. Deshalb scheint es dem Verfasser, daß derjenige nicht vor dem Betreten der geistigen Wahrnehmungswelt haltmachen wird, der im vollen Ernste den Gesichtspunkt des Verfassers dieser ‹Philosophie der Freiheit› einnehmen kann. Logisch ableiten – durch Schlußfolgerungen – läßt sich aus dem Inhalte dieses Buches allerdings nicht, was in des Verfassers späteren Büchern dargestellt ist. Vom lebendigen Ergreifen des in diesem Buche gemeinten intuitiven Denken wird sich aber naturgemäß der weitere lebendige Eintritt in die geistige Wahrnehmungswelt ergeben.»[145]

Das Mysterium der Freiheit

Im April des Jahres 1889 schrieb der achtundzwanzigjährige Rudolf Steiner in ein Exemplar seiner *Grundlinien einer Erkenntnistheorie der Goetheschen Weltanschauung* eine Widmung, die mit den Worten beginnt: «Was in diesem Büchlein steht: ich habe es nicht nur geschrieben, ich habe es *gelebt*, wenn meines Innern Mächte in verzehrendem Kampfe einander begegneten; mit *Worten* sucht ich des ringenden Geistes Bahnen nachzuzeichnen.»[146]

Nicht nur hatte sich Steiner mit seiner *Erkenntnistheorie* gegen das gesamte Zeitalter gestellt, das alles Vertrauen in den Eigenwert des Denkens verloren hatte; erstmalig im Geistesgang der Menschheit zeigte Steiner auf, daß die bloße Erfahrung begrifflos ist, weshalb alle Erkenntnis, alle Wissenschaft auf dem Denken beruht. Mehr noch, den Begriff des Denkens bildet das Denken selbst: es ist die Begriffe-bildende Kraft. Im sinnlichkeitsfreien Denken erfährt der individuelle Menschengeist sich selbst – verwirklicht er seine Freiheit. «Das ist eine Ansicht, derzufolge der Mensch die Stütze, das Ziel und den Kern seines Daseins in sich selbst hat.»[147]

Mit diesem Bekenntnis zur Freiheit des Individuums stand Rudolf Steiner völlig allein, während der Agnostizismus das gesamte philosophische Erkenntnisleben lähmte und die materialistische Naturwissenschaft Triumphe über Triumphe feierte. Bereits im 18. Jahrhundert waren die Erkenntniskräfte für alles wesenhaft Geistige stumpf geworden. Kant insbesondere hatte die Vernunft mittels der Vernunft liquidiert, um für den bloßen Glauben an Gott, Freiheit und Unsterblichkeit Platz zu bekommen. Die idealistische Philosophie Fichtes, Schellings und Hegels sodann war zwar von einem faszinierenden spirituellen Wetterleuchten durchzogen, blieb jedoch in Abstraktionen stecken. Mochte Hegels Weltgeist auch seine Gedanken vor der Schöpfung im Zustand des «An-sich-Seins» entfalten, um dann durch die «Selbstentfremdung», die «Entäußerung», das «Anders-Sein» (als sinnlich wahrnehmbare Natur) zu gehen, aus dem er, dieser Schöpfergeist, gesteigert hervorgeht, zu sich selbst zurückkehrend im «An-und-für-sich-Sein». Ein Jahrzehnt nach Hegels Tod (1831) stellte Marx die Hegelschen Ideen auf den Kopf, in dem atheistischen Wahn, sie auf die Füße zu stellen.

In der letzten Zeit seines Erdenlebens, im März 1925, hat Rudolf Steiner die Tragik des 19. Jahrhunderts mit den Worten umrissen: «Die Denker verlieren aus ihren Ideen den geistigen Inhalt. Sie machen im Idealismus der ersten Hälfte des neunzehnten Jahrhunderts die geistleeren Ideen selbst als schaffenden Welt-Inhalt geltend. So Fichte, Schelling, Hegel; oder weisen auf ein übersinnliches, das sich verflüchtigt. So Spencer, John Stuart Mill oder andere. Die Ideen sind tot, wenn sie den lebendigen Geist nicht suchen.»[148]

Der geistentleerte Menschengeist klammerte sich an die Materie. Bis auch ihr Realitätswert ins Wanken kam. Was ist es denn eigentlich, was da im eigenschaftslosen Raum als sogenannte Materie herumspukt? Wir werden es nie erfahren! verkündet Du Bois-Reymond 1872 in einer vielbeachteten Rede. Abgeschnitten sah sich der Mensch von jeglicher Wirklichkeit, von der physisch-sinnlichen ebenso wie von der göttlich-geistigen Welt – schwebend über dem Abgrund des Nichts.

«Da aber», so Steiner im Januar 1924, «indem die Menschen über diesen Abgrund schritten, schritten sie eben eigentlich über eine Schwelle. Und an dieser Schwelle steht ein Hüter. Und die Menschheit konnte ihn zunächst nicht zugleich beobachten, indem sie zwischen den Jahren 1842 und 1879 an ihm vorübergegangen ist. Aber sie muß zu ihrem Heile nunmehr zurückschauen und den Hüter beachten. Denn das Nichtbeachten und das Weiterhineinleben in die folgenden Jahrhunderte, ohne ihn zu beachten, würde eben zum alleräußersten Unheile der Menschheit führen.»[149]

Mit dem Jahre 1879 trat Michael seine Herrschaft an. «Er ist der eigentlich geistige Held der Freiheit», dessen «wirklich repräsentative Herrschaftsperiode diejenige ist, die jetzt kommt.»[150] Rudolf Steiners *Philosophie der Freiheit*, die Mitte Oktober 1893 zum Abschluß gelangte, ist umstrahlt vom Mysterienlicht Michaels, in verzehrendem Kampfe den Finsternismächten abgerungen wie zuvor die *Erkenntnistheorie* (1886) und *Wahrheit und Wissenschaft* (1891). Schritt doch Steiner hellsichtig über den Abgrund, vorbei an dem Hüter der Schwelle, der die Menschheit aufruft, alle instinktiv-atavistische Spiritualität fahrenzulassen, deren tote Ideen-Schatten keinen Halt mehr bieten. Weshalb Steiner kurz vor seinem Tod schrieb: «Eine ‹Fortsetzung› des alten Geist-Erkennens ist nicht möglich. Es müssen die Seelenkräfte, indem die Bewußtseinsseele sich in ihnen entfaltet, ihre erneuerte elementare, unmittelbar lebendige Verbindung mit der Geist-Welt erstreben. Anthroposophie will dieses Erstreben sein.»[151]

Aus Rudolf Steiners Freiheitsphilosophie ist die elementar erneuerte Mysterien-Erkenntnis wie aus einem lebensvollen Keim herausgewachsen. Deshalb auch sind Steiners Vorträge und Schriften durchzogen von den mannigfaltigsten, einander vielschichtig ergänzenden Betrachtungen zur *Philosophie der Freiheit* wie zum Mysterium der Freiheit überhaupt.[152]

In den *Rätseln der Philosophie* wie in vielen weiteren Darstellungen der Gesamtentwicklung des philosophischen Denkens gibt Rudolf Steiner zudem vielgestaltig erhellende Einblicke in das gigantische Ringen der Menschheit im Kraftfeld der Gedankenbildung, mit der die göttliche Weltenlenkung das Ziel verfolgte, den Menschen auf eigene Füße zu stellen: «Der Gedanke», schreibt Steiner in dem genannten umfangreichen Werk, «zog etwas wie eine Mauer um die Menschenseele. Früher war sie, ihrem Empfinden nach, in den Naturerscheinungen drinnen; und was sie mit diesen Naturerscheinungen zusammen so erlebte, wie sie die Tätigkeit des eigenen Leibes erlebte, das stellte sich vor sie in Bild-Erscheinungen hin, welche in ihrer Lebendigkeit da waren; jetzt war das ganze Bildergemälde durch die Kraft des Gedankens ausgelöscht. Wo sich vorher die inhaltsreichen Bilder breiteten, da spannte sich jetzt der Gedanke durch die Außenwelt.»[153] Und in dem außerordentlich erhellenden Abschlußkapitel der *Rätsel der Philosophie*, in dem 1914 verfaßten «Skizzenhaft dargestellten Ausblick auf eine Anthroposophie», heißt es: «Der Gedanke hat sich als der Erzieher der Seele erwiesen. Er hat diese dahin gebracht, in dem selbstbewußten Ich ganz einsam zu sein. Aber indem er sie zu dieser Einsamkeit geführt hat, hat er ihre Kräfte gestählt, wodurch sie fähig werden kann, sich in sich so zu vertiefen, daß sie, in ihren Untergründen stehend, zugleich in dem tiefer Wirklichen der Welt steht.»[154]

Ein gewaltiger Bogen spannt sich von der Geburt des Gedankenlebens bis in jene Jahrzehnte des 19. Jahrhunderts, in denen sich die Menschenseele in ihr eigenes Innere vollständig eingemauert sah, hermetisch abgeschlossen von der geistigen wie der physisch-sinnlichen Außenwelt. Seither droht das völlig vereinsamte geistig-seelische Wesen des Menschen unter dem Druck des materiellen Weltalls zu zerstäuben. In der Todessphäre der ahrimanischen Mächte, die alle Freiheit hassen und den Menschen in eine seelenlose Maschinerie verwandeln wollen, muß der Menschengeist zu seiner Freiheit erwachen. Die dem Menschen überantwortete Eigenintelligenz kann erst dann von Michael zurückerobert werden, wenn der menschliche Wille Liebe zur moralischen Tat geworden ist. Zuvor aber muß das Denken meditativ erlebt werden. «Wer das Denken beobachtet», schreibt Steiner in der *Philosophie der Freiheit*, «lebt während der Beobachtung unmittelbar in einem geistigen, sich selbst tragenden Wesensweben darinnen. Ja, man kann sagen, wer die Wesenheit des Geistigen in der Gestalt, in der es sich dem Menschen *zunächst* darbietet, erfassen will, kann dies in dem auf sich beruhenden Denken.» Gelingt ihm dies, dann wird er «in demjenigen, das als Denken im Bewußtsein auftritt, nicht ein schattenhaftes Nachbild einer Wirklichkeit sehen, sondern eine auf sich ruhende geistige Wesenhaftigkeit. Und von diesem kann er sagen, daß sie ihm durch *Intuition* im Bewußtsein gegenwärtig wird. *Intuition* ist das im rein Geistigen verlaufende bewußte Erleben eines rein geistigen Inhaltes. Nur durch eine Intuition kann die Wesenheit des Denkens erfaßt werden.»[155]

Alle vollbewußte übersinnliche Erkenntnis nimmt von diesem kontemplativ erlebten reinen Denken ihren Ausgang. Das Denken ist für das Schauen Vorbild, weil die im sinnlichkeitsfreien Denken geübte vollbewußte Besonnenheit in allen Imaginationen, Inspirationen und Intuitionen bewahrt bleiben muß, obwohl sich diese höheren Erkenntnisstufen ganz wesentlich, ja, wesenhaft vom reinen Denken unterscheiden.

In Wahrheit also ist *Die Philosophie der Freiheit* nicht nur die rein gedankliche Grundlegung der Anthroposophie, indem sie die Idee und die Wirklichkeit der Freiheit des Willens darlegt. Vielmehr ist sie ein Schulungsbuch von umfassender Bedeutung, das Rudolf Steiners *Wie erlangt man Erkenntnisse der höheren Welten?* nicht nachsteht. Auf dem Wege des reinen Denkens werden alle Seelenkräfte einer Schulung und Läuterung unterzogen. Auch das gesamte Gefühls- und Willensleben erfährt eine tiefgreifende Metamorphose. Wer wahrhaft das «*Leben im Denken*» weiter und weiter entfaltet – und das kann eine lebenslange Entfaltung sein –, der erfährt aufs eindringlichste, daß alles Weben in bloßen Gefühlen oder gar in instinktiven Willensimpulsen mit dem wesenhaften Denken «nicht einmal verglichen werden kann, geschweige denn, daß diese über jenes gesetzt werden dürften» – wie dies Rudolf Steiner 1918 in einem Zusatz der Neuauflage seiner *Philosophie der Freiheit* ausführt: «Keine andere menschliche Seelenbetätigung», heißt es da weiter, «wird so leicht zu verkennen sein wie das Denken. Das Wollen, das Fühlen, sie erwärmen die Menschenseele noch im Nacherleben ihres Ursprungszustandes. Das Denken läßt nur allzuleicht in diesem Nacherleben kalt; es scheint das Seelenerleben auszutrocknen. Doch dies ist eben nur der stark sich geltend machende Schatten seiner lichtdurchwobenen, warm in die Welterscheinungen untertauchenden Wirklichkeit. Dieses Untertauchen geschieht mit einer in der Denktätigkeit selbst dahinfließenden Kraft, welche Kraft der Liebe in geistiger Art ist. ... Wer nämlich zum *wesenhaften* Denken sich wendet, der findet in demselben sowohl Gefühl wie Willen, die letzteren auch in den Tiefen ihrer Wirklichkeit; wer von dem Denken sich ab- und nur dem ‹bloßen› Fühlen und Wollen zuwendet, der verliert aus diesem die wahre Wirklichkeit. Wer im Denken *intuitiv erleben* will, der wird auch dem gefühlsmäßigen und willensartigen Erleben gerecht.»[156]

Das von moralischen Willensimpulsen durchglühte Denken, so führt Steiner immer wieder in seinen Vorträgen und Schriften aus, ist selber zur Willenssubstanz geworden. Ja, wahre Liebe kann nur zur Entfaltung gelangen, wenn sie vom reinen, selbstlosen Denken getragen ist, in dem unser geläuterter Wille lebt. In diesen geistgegründeten Liebes-Taten-Willen vermag Michael mit seinen spirituellen Sonnenkräften Zukunfts-Impulse gestaltend hineinzuwirken.[157]

Im abstrakten Denken, im bloßen Intellektualismus geht der Mensch der Neuzeit seines geistigen Wesens zwar verlustig. Aber in seine toten Ideen, die bloße Schatten sind, erstorben am physischen Leib, vermag der Mensch unseres Zeitalters aus seinem ewigen Ich-Willenszentrum heraus zur Freiheit erweckte Liebesimpulse einströmen zu lassen und so zum segensvollen Menschheitsfortschritt beizutragen. Gelingt ihm dies hingegen nicht, dann hat er den Ruf des Hüters der Schwelle nicht vernommen und wird beitragen zum «alleräußersten Unheil der Menschheit».

In einem Vortrag zur *Anthroposophischen Gemeinschaftsbildung* machte Rudolf Steiner seine Zuhörer am 30. Januar 1923 darauf aufmerksam, daß es nicht darauf ankomme, anderes zu denken, anderes zu empfinden, sondern «auf eine andere Art zu denken, in einer anderen Seelenverfassung zu empfinden. Umdenken und umempfinden, das ist es, was zur Anthroposophie notwendig ist». Hat doch alles zukunftsgemäße Handeln von der ethischen Grundhaltung der *Philosophie der Freiheit* auszugehen. In unserem Zeitalter ist das Freiheitsbewußtsein heraufgezogen «mit den reinen, das ist abstrakten Gedanken. Der abstrakte Gedanke läßt uns kalt. Dasjenige, was uns der abstrakte Gedanke an moralischen Fähigkeiten gibt, das macht uns im eminentesten Sinne warm, denn das stellt im höchsten Sinne unsere Menschenwürde dar.»

Die Anfänge zu dieser Entwicklung des Freiheitsbewußtseins – führt Steiner im selben Vortrag aus – liegen bei Anaxagoras, dem Philosophen, Mathematiker und Astronomen, der im 5. Jahrhundert lebte und im Jahre 431 wegen Gottlosigkeit aus Athen vertrieben wurde: hatte er doch, wie bereits erwähnt, behauptet, die Sonne sei eine glühende Steinmasse. In unserem Zeitalter läßt der Mensch alles, auch alle Beobachtungsresultate, hindurchgehen «durch den Rationalismus, der die Empirie bearbeitet.» Solange der Mensch in Bildern lebte, in denen ja die Wachstumskräfte der Natur wirksam sind, können abstrakte Begriffe nicht gebildet werden, weshalb «die ganze Seelenverfassung determiniert, abhängig» ist. Erst dann, wenn unsere moralischen Impulse im reinen Denken erfaßt werden, können wir alles Zwingende überwinden. Der Gegenwartsmensch ist der Mensch der Freiheit, weil er der Mensch der Abstraktion ist – der Eigenintelligenz. «Dasjenige, was uns als heutige Menschen in diesem Erdenleben die Freiheit und die Fähigkeit der Abstraktion gibt, das ist das, was durch die Pforte des Todes in entgegengesetzter Richtung von der, in welche wir selber gehen, wenn wir durch die Pforte des Todes ziehen, aus himmlischen Welten in die irdische eingezogen ist. Wir ziehen durch das Tor des Todes hinaus in die geistigen Welten. Unsere Freiheit und unsere Abstraktionsfähigkeit ist ein himmlisches Geschenk, das hereingezogen ist in die irdischen Welten aus den übersinnlichen Welten. Das durchsetzt uns mit einem Erfühlen desjenigen, was wir als Menschen sind, indem es uns eben innig durchdringen kann mit dem Bewußtsein nicht nur, daß wir ein Geistiges in uns tragen, sondern woher wir dieses Geistige haben. Wir schauen hin auf den Tod und sagen: Was jenseits dieses Todes liegt, das hat eine ältere Menschheit in einer ganz bestimmten Weise nach dem Tode kennengelernt, es ist jetzt hereingezogen, und der Mensch der Gegenwart lernt es zwischen der Geburt und dem Tode kennen. – Und indem so dieses Himmlische, die Intellektualität und die Freiheit, in das irdische Leben eingezogen ist, ist für die Menschheit ein anderer Aufblick zum Göttlichen notwendig geworden, als das früher der Fall war. Und dieses andere Aufblicken zur Göttlichkeit ist für die Menschen möglich geworden durch das Mysterium von Golgatha. Indem der Christus eingezogen ist in das irdische Leben, kann er heiligen dasjenige, was aus übersinnlichen Welten eingezogen ist, und was sonst den Menschen zur Hoffart und zu allem möglichen verführen würde. In einer Zeit leben wir, wo wir einsehen müssen: Von dem Christus-Impuls muß durchdrungen werden dasjenige, was unser Heiligstes in diesem Zeitalter ist: die Fähigkeit, reine Begriffe zu fassen und die Fähigkeit der Freiheit. Das Christentum ist nicht vollendet, das Christentum ist gerade dadurch groß, daß die einzelnen Entwickelungsimpulse der Menschheit nach und nach von diesem Christus-Impuls durchtränkt werden müssen. Der Mensch muß lernen, mit Christus rein zu denken, mit Christus ein freies Wesen zu sein, weil er sonst nicht in der rechten Weise dasjenige, was für ihn aus der übersinnlichen Welt in die sinnliche herübergezogen ist, im Zusammenhang mit der übersinnlichen Welt wahrnimmt.»[158]

Die Wesenheiten der ersten Hierarchie, die Seraphim, Cherubim und Throne, haben den Menschen mit der Fähigkeit begabt, Eigenintelligenz zu entfalten, indem sie die kosmische Intelligenz in das Nerven-Sinnessystem überführten. Das Heiligste in unserem Zeitalter der Bewußtseinsseele ist unsere Fähigkeit, abstrakte, also reine Begriffe zu fassen und auf diesem Wege die Freiheit auszubilden. Die göttlich-geistigen Mächte unseres Ursprungs wollen den Menschen zum *eigenverantwortlichen Mitgestalter der Zukunft* machen. Im 21. Jahrhundert wird das anschaubar wie nie zuvor: Unser Blauer Planet wird eindringlicher und eindringlicher der Mitverantwortung der Menschheit anheimgegeben.

Noch harrt unsere Abstraktionsfähigkeit, unsere Freiheit, dieses himmlische Geschenk, das Heiligste in unserem Zeitalter, der Heiligung, der Heilung durch den Christus. Kein einmaliger magischer Erlösungsvorgang darf diese Heilung unserer Intellektualität herbeiführen. Wären wir doch dann sogleich wieder unserer Freiheit, unserer Eigenverantwortung beraubt. Wird die Menschheit «lernen, mit Christus rein zu denken, mit Christus ein freies Wesen zu sein»? Wird sie die Brücke über den Abgrund zu bauen wissen? Kann doch der Mensch nur dann «in der richtigen Weise in der Welt stehen, wenn der Geist in ihm den Geist außer ihm findet.»[159]

IV. DIE BRÜCKE ÜBER DEN ABGRUND

Das Opfer der grünen Schlange

Nach wie vor ist die neuzeitliche Naturwissenschaft von dem Bekenntnis getragen, das Baco von Verulam verkündet hat: Nur derjenige darf den Tempel der Erkenntnis betreten, dem die Sinne Einlaß gewähren. John Locke (1632-1704) hat als Hauptvertreter des Empirismus Bacons Forderung untermauert. Nichts ist im Intellekt, behauptet er, was die Sinne nicht zuvor wahrgenommen haben. Folgenschwer unterscheidet Locke dabei «primäre» und «sekundäre Qualitäten»: auf bloßen subjektiven Vorstellungen beruhen Farben, Gerüche, Geschmackswahrnehmungen und dergleichen, die durch die Einwirkung winziger Partikelchen auf die Sinne entstehen, während Größe, Gestalt, Zahl, Lage, Bewegung oder Ruhe objektiven Wahrnehmungswert haben, weil sie der Außenwelt angehören. Lockes «primäre Qualitäten» bestehen aus Maßen, Zahlen und Gewichten – aus Quantitäten. Seine Sinneswelt ist finster und stumm, ist ein Außen ohne Innen, ein seelenloser, gottleerer Raum.

Immer benommener, immer gebannter starrt die Menschheit seit der Mitte des 19. Jahrhunderts, dem eigentlichen Beginn des naturwissenschaftlichen Zeitalters, in diese entspiritualisierte Außenwelt, die aller übersinnlichen Realität beraubt ist. Konsequenterweise bezeichnet bereits Locke als gut nur das, was Lust erweckt und Lust steigert. Wenn allein das als wertvoll erscheint, was quantitativ meßbar ist, versinkt der Mensch im rein Irdischen, im rein Ahrimanischen. Seine übersinnliche Wesenheit ist von der Sinneswelt verdeckt, mehr noch, droht sich selbst zu verlieren.

Der naive Materialismus des 19. Jahrhunderts mit seinem Glauben an kleinste ewige Bausteine der Stoffeswelt hat sich zwar längst als unhaltbar erwiesen. Aber was «Materie» wirklich ist, ist unbekannter denn je. War sie doch vor der Entstehung des Universums, also im Urzustand, gleichsam okkult. Zudem sind bis heute sechsundneunzig Prozent der im Weltall vorauszusetzenden Materie und Energie empirisch unauffindbar. Zufolge von Messungen der Energiedichte muß es zwanzig bis fünfundzwanzig Prozent Dunkle Materie und über siebzig Prozent Dunkle Energie geben, deren wahre Natur völlig unklar ist. Fort und fort wird mit allen verfügbaren Mitteln fieberhaft nach dem Ursprung und Wesen des Universums gesucht, als ließe sich auf rein quantitative Weise das Geheimnis alles Seins ergründen – einschließlich des forschenden Menschengeistes, der sich selbst mit wissenschaftlicher Akribie ignoriert.

Die materielle Welt ist zum Abgrund geworden, der das Menschenwesen zu verschlingen droht. Die Flucht aus der physisch-sinnlichen Welt jedoch – das wurde im ersten Teil dieser Schrift anschaubar – führt zu einem nicht weniger irrigen Bestreben, führt zur Verneinung des sinnlich wahrnehmbaren Universums, weil alles Sinnliche böse, alles Übersinnliche gut ist.

Voller Schauder hatte Augustinus in eine entseelte, entgeistigte Raumeswelt hineingestarrt, der er zugleich mit seinen körperlichen Begierden verfallen war, bis er auf Plotin traf und wenig später die Stimme des Erlösers vernahm, der seine selbstquälerisch gemarterte Seele umfing. Plotin seinerseits hatte kurz zuvor einen orientalisch gestimmten Fluchtweg eingeschlagen, auf dem er sich ekstatisch mit dem Einen verband, befreit von aller Materie. Auf seine Weise wünschte Plotin dabei, dem göttlichen Plato zu folgen, der die Körperwelt ebenfalls als ein Gefängnis, als ein Grab betrachtete: Philosophieren war ihm und mit ihm Sokrates ein unausgesetztes Sterben, dessen letztes Ziel das Verlöschen jedes Verkörperungswillens ist. Und so war denn auch Platos Weisheit orientalisch gestimmt. Kaum weniger als Buddhas Lehre, die dieser mit seiner letzten Inkarnation besiegelte – im Geiste Krishnas, den die Bhagavadgita als den Herrn des Yoga besingt.

Als um 1890 Gandhi in der Finanz- und Wirtschaftsmetropole London mit zwei Theosophen in der Gita zu lesen begann, schlugen Worte aus dem zweiten Gesang dieser erhabenen Dichtung wie ein Blitz in seine Seele ein und bestimmten sein ganzes weiteres Leben. Gandhi erkannte: Liefert sich der Mensch an die Sinneswelt aus, dann verfällt er dem Unheil; mehr und mehr verwirrt sich sein Geist – und zuletzt geht er elendig zugrunde. Nur dann wird in Indien wieder Milch und Honig fließen, wenn der materialistische Westen über Bord geworfen und das Reich Gottes erneut begründet wird. Wobei es Gandhi unmöglich war, das Christentum als eine vollkommene Religion oder gar die größte aller Religionen anzusehen. «Vom Standpunkt des Opfers aus» schienen ihm sogar «die Hindus das Christentum weit zu übertreffen.»[160]

Gandhi befand sich in seinem vierundvierzigsten Lebensjahr, als Rudolf Steiner seinen Zyklus über *Die Bhagavad Gita und die Paulusbriefe* hielt, auf den im ersten Teil dieses Buches näher eingegangen wurde.[161] Die Botschaft des Krishna, so wurde den Zuhörern anschaubar, wendet sich an die einzelne Menschenseele, die sich in strenger Abgeschiedenheit mit dem Erhabenen zu verbinden bestrebt ist, während der Christus-Impuls die ganze Menschheit umfaßt. Krishna leitet den einzelnen an, den Weg zurück in den Urgrund des Seins zu finden, befreit von sich selbst und zugleich von allem, was sich in der physisch-sinnlichen Welt als Maja ausbreitet: Maja ist alles, was da draußen ist; frei werden von Maja ist Yoga. Der Sinn der Krishnalehre ist die Rückkehr in die rein geistige Welt, in der jeder Durst nach Dasein für immer erloschen ist. – Aber, so fragte Steiner seine Hörerschaft, ist das nicht in Wahrheit die Verachtung der göttlichen Schöpfung? die Verachtung des Gotteswerkes? Nur deshalb sieht die Menschenseele alles wie durch einen Schleier der Maja, weil sie der Verführungsmacht des Luzifer erlegen und des Christus-Impulses bedürftig ist. «Von der höchsten geisteswissenschaftlichen Fassung dieser Formel bis hinunter zu dem Goethewort: ‹Die Sinne trügen nicht, aber das Urteil trügt›, ist eine Linie. Und die Philister und Zeloten mögen Goethe, mögen Goethes Christentum noch so sehr bekämpfen, er durfte doch sagen, daß er einer der allerchristlichsten Menschen ist, weil er in den Tiefen seines Wesens christlich dachte, selbst bis in die Formel hinein: ‹Die Sinne trügen nicht, aber das Urteil trügt.›»

Der Orient – erfuhren die Zuhörer weiter – wollte aus dem Materialismus heraus, weil er die Geistigkeit der Maja nicht zu erleben verstand; und so trug er selber materialistische Züge. Längst hatte sich der erste Adam viel zu tief in den dämonischen Einfluß verstrickt: «in ein falsches Erleben der Materie». Denn was «da draußen» geschieht, ist kein übles Blendwerk. Es ist gut. Wir selbst sind es, die das nicht zu erleben, zu erkennen vermögen. Christus aber ist zum zweiten Adam geworden. Unversucht von Luzifer, ist er der Freund und Führer jeder Menschenseele. Die Sünde des bösen Blicks auf die Materie «mußte durch ihn von uns genommen werden.»

Nur dazu konnte Krishna als der Herr des Yoga den Willen des Menschen anleiten, die leiderfüllte Ichheit wieder aufzuheben durch die Rückkehr in den Urgrund der Seele, in Krishna. Christus hingegen bringt den Menschen in ein rechtes Verhältnis zu Luzifer und versöhnt ihn mit dem Schöpfungswerk der Elohim, die am Ende des sechsten Schöpfungstages sagen konnten: Und siehe da, alles war sehr gut. Die Selbstauslöschung durch die Flucht aus der Sinneswelt war der vorchristliche Krishnaweg, der Weg der einsamen Menschenseele, die ihr Ich-Bewußtsein wieder zum Verlöschen bringen wollte. Die Selbsterhöhung auf dem Läuterungsweg durch die Sinneswelt, die Erhöhung der Individualität in der vollbewußten Kommunion mit dem Menschheits-Ich, mit dem Christus ist der *neue Yoga-Wille*, der die Brücke erbildet von der Sinneswelt zur Geisteswelt – über den Strom, der beide Welten gegenwärtig trennt.

In einem wundersamen Organismus von Bildern, Gestalten und Handlungen hat Goethe dieses apokalyptische Geschehen, diese not-wendige Wiederverbindung der sinnlichen und der übersinnlichen Welt-Wirklichkeit poetisch dargestellt. Sein *Märchen* ist so überreich an spirituellen Bezügen, daß es ganz unerschöpflich scheint. Und so kann es auch nicht wundernehmen, daß Rudolf Steiner dieser ätherisch-schwerelos gestalteten Dichtung seit dem Jahre 1889 immer aufs neue seine Aufmerksamkeit zugewendet hat.

Der schönen grünen Schlange seines *Märchens* hätte Goethe die Worte in den Mund legen können: «Die Sinne trügen nicht, aber das Urteil trügt.» Erlebt doch die Schlange alle Sinnes-Wahrnehmungen als geheimnisvolle göttliche Offenbarungen, eingehüllt in den Zauberglanz der Urphänomene, denen Goethe seine ungeteilte, religiös gestimmte Aufmerksamkeit schenkte. Wie er selbst Innen- und Außenwelt nie als getrennt, vielmehr als eine göttliche Ganzheit ansah, so ist seine grüne Schlange an ihre vielgestaltige Umwelt selig hingegeben. Und so wird sie selbst zur Repräsentantin aller Sinnes-Erfahrungen des Menschen. Ihr schlanker Leib, angeschmiegt an die geliebte Erde, ist der sensibelste Tastsinn, dem nichts entgeht, während er das Schwerefeld des Erdenwesens aufs empfindlichste wahrnimmt. Nicht weniger urbildlich beschaffen ist ihr Lebenssinn, ist ihr Bewegungssinn wie ihr Gleichgewichtssinn. Ebenso riecht und schmeckt sie alles aufs sensibelste. Und alle Erfahrungen, die sie, zumal in dem unterirdischen, von Menschenhand gestalteten Heiligtum, zu machen weiß, «wünscht sie noch zuletzt durch den Sinn des Auges zusammenzufassen und das, was sie nur mutmaßte, zu bestätigen.» Aber auch ihr Wärme- und ihr Tonsinn verweben sich aufs innigste in die Welt der Phänomene und die sich in ihnen kundgebenden seelisch-geistigen Wesen. Nicht zuletzt ist ihr Sprachsinn mit dem Denksinn und dem Ichsinn selbstlos rein verbunden. Als sie in der unterirdischen Rotonde von dem goldenen König gefragt wird, was herrlicher sei denn Gold, antwortet sie ihm, es sei das Licht. Und auf die Frage, was erquicklicher sei als Licht, entgegnet sie: «Das Gespräch». Mit einem Wort, die grüne Schlange ist die geradezu magisch anmutende Offenbarung der zwölf Sinne des Menschen.[162]

Gegen Ende des Märchens wird es ebendiese Schlange sein, die den Leichnam des unglücklichen Königssohns vor dem drohenden Verfall bewahrt, indem sie ihn mit ihrem schönen Leib umschließt. Und als der Alte mit der Lampe sie später fragt, was sie beschlossen habe, entgegnet sie: «Mich aufzuopfern, ehe ich aufgeopfert werde». Den Vorsatz hatte sie seit längerem. Nun aber zerfällt ihr Körper bald darauf in die herrlichsten Edelsteine, die der Alte mit der Lampe, der in jedem Augenblick Herr des Geschehens ist, dem Strom übergibt. «Wie leuchtende und blinkende Sterne schwammen die Steine in den Wellen hin, und man konnte nicht unterscheiden, ob sie sich in der Ferne verloren oder untergingen.»

Nachdem der unterirdische Tempel unter dem Strom emporgestiegen ist und die Kuppel nunmehr im vollen Tageslicht erglänzt, wird am Ende des Vorhofs eine lange und prächtige Brücke sichtbar, die mit vielen Bogen über den Fluß hinüberreichte. Viele Tausende von Menschen gingen über sie geschäftig hin und wider; und ganze Herden von Maultieren, Reitern und Wagen zogen in Strömen hin und her.

Niemand hatte diese Brücke, die seit langem verheißen war, so sehr ersehnt wie die weiße Lilie, die getrennt von dem anderen Ufer, dem Lande der grünen Schlange, ihre Tage in Trauer verbrachte. Oft hatte sie geklagt:

> Entfernt vom süßen menschlichen Genusse,
> Bin ich doch mit dem Jammer nur vertraut.
> Ach! warum steht der Tempel nicht am Flusse!
> Ach! warum ist die Brücke nicht gebaut!

Nicht weniger aber hatte sich der verarmte Königssohn nach der Vereinigung mit der schönen Lilie gesehnt, weshalb er sie zur Unzeit ungestüm umfangen hatte und tot zu Boden gefallen war.

Nun endlich wölbte sich die Brücke über den Strom und erglänzte das Heiligtum im strahlenden Sonnenlicht. «‹Gedenke der Schlange in Ehren!› sagte der Mann mit der Lampe; ‹du bist ihr das Leben, deine Völker sind ihr die Brücke schuldig, wodurch diese nachbarlichen Ufer erst zu Ländern belebt und verbunden werden. Jene schimmernden und leuchtenden

Edelsteine, die Reste ihres aufgeopferten Körpers, sind die Grundpfeiler dieser herrlichen Brücke; auf ihnen hat sie sich selbst erbaut und wird sie sich selbst erhalten.» Wundersam verjüngt war der Alte zusammen mit seinem Weibe. Keine Ehe, sagte er bedeutungsschwer, sei von diesem Tage an noch gültig, die nicht aufs neue geschlossen werde. Und gern wollte er mit seiner Frau «in das folgende Jahrtausend hinüberleben.» Ein neues Zeitalter war angebrochen. Alles Sein und alles Tun war erneuert, «und bis auf den heutigen Tag wimmelt die Brücke von Wanderern, und der Tempel ist der besuchteste auf der ganzen Erde.»

Goethes *Märchen*, so hat Rudolf Steiner 1924 dargelegt, ist ein Miniaturbild des in der übersinnlichen Welt von Michael für die Seinen vollzogenen Kultus, der in gewaltigen Imaginationen das veranschaulichte, was die Michaelwesenheit zuvor durch Jahrhunderte den nicht verkörperten Mysterienschülern in Inspirationen verkündet hatte: Ein von Grund auf erneuertes spirituelles Leben hat an die Stelle der alten, unbewußten Weisheit zu treten. In Goethes Bilder-Sprache: Der Mysterientempel soll aus dunklen Tiefen emporsteigen und im vollen Tageslicht des Bewußtseins erstrahlen, an der durch das Opfer der Schlange erstandenen Brükke, die über den Astralstrom hinweg die sinnliche mit der übersinnlichen Welt dauerhaft verbindet – «diese nachbarlichen Ufer erst zu Ländern belebt», so daß ein ungehindertes Hin und Her des gegenseitigen Austausches von Sinnes- und Geisteswirklichkeit sich allbefruchtend vollzieht.

Als Rudolf Steiner 1918 seinen neunzehn Jahre zuvor entstandenen Aufsatz «Goethes geheime Offenbarung» neubearbeitet wieder herausgab, verwies er den Leser eingangs auf Schillers *Briefe über die ästhetische Erziehung des Menschen* aus dem Jahre 1794, in die sich Goethe vertieft hatte, bevor er sein *Märchen* schrieb, in dem Schillers abstrakte Ideen sich in eine unausschöpfliche Bilderfülle verwandelten. Wollte Schiller die Brücke schlagen von dem Menschen der Sinneswelt zu dem idealischen Menschen, vom sinnlichen Trieb zum vernünftigen Trieb, und sollte diese Brücke in dem die Gegensätze ausgleichenden ästhetischen Trieb bestehen, so verwandelte sich in Goethes Seele die zentrale Problematik der Neuzeit in ein subtiles Gewebe von Imaginationen, die das vielschichtige Ineinander und Miteinander veranschaulichen, das zur Wirksamkeit gelangen muß, damit die Menschheit in der Zukunft eine alles umgreifende Erneuerung erfahren kann. Eine Erneuerung, der die Anthroposophie dienen möchte.

Wie Schillers reine Ideen diese Menschheitsaufgabe umkreisten, so trachtete Goethe ihrer durch zaubergewobene Bilder habhaft zu werden, die in ihm selbst nicht bis zur Abstraktion gelangten. «Der Gedankenimpuls», schreibt Steiner, «waltet in den Untergründen von Goethes Seele, dessen Frucht ist die Phantasiegestalt. Die Zwischenstufe als Gedanke lebt nur unterbewußt in seiner Seele und gibt der Phantasie die Richtung. Der Betrachter von Goethes ‹Märchen› braucht den Gedankengehalt; denn der allein kann seine Seele so stimmen, daß sie in nachschaffender Phantasie den Wegen der schöpferischen Goetheschen folgt.»[163]

Die Vermählung des Jünglings mit der Lilie, führt Steiner im weiteren aus, ist Ausdruck der Verwirklichung des Freiheitsreiches, «ist die Verbindung mit den in der Menschenseele schlummernden Kräften, die zum wahren inneren Erleben der freien Persönlichkeit führen, wenn sie erweckt werden.» Die grüne Schlange aber ist für die Erreichung dieses Zustandes von entscheidender Bedeutung. Wie die Lilie das übersinnliche Reich repräsentiert, so ist sie die Repräsentantin der Sinneswelt und der in ihr zu erlangenden Lebens-Erfahrung, durch die der Mensch immer reifer wird «für das ersehnte Geistesziel.» Die in der sinnlichen Außenwelt zu erringenden Erkenntnisse dürfen aber letztendlich kein Eigenleben führen, sie müssen fähig sein, sich dem höheren Ziel zu opfern. Die Sinneserfahrung kann zuletzt nur in verwandelter Weise weiterbestehen.[164]

«Goethes Geistesauge war insbesondere auf diese Kraft im Menschenleben hingerichtet. Er sah sie wirksam in den Erfahrungen des Lebens und in denjenigen der Wissenschaft. Er wollte sie da angewendet wissen, ohne daß man sich durch vorgefaßte Meinungen oder Theorien ein abstraktes Ziel setzte. Dieses Ziel muß sich erst aus den Erfahrungen heraus ergeben. Wenn diese ausgereift sein werden, sollen sie das Ziel aus sich gebären. Sie sollen nicht durch ein voraus bestimmtes Ende verstümmelt werden. Diese Seelenkraft ist in der grünen Schlange verkörpert. Sie nimmt das Gold auf, die Weisheit, die aus den Erfahrungen des Lebens und der Wissenschaft stammt und die von der Seele angeeignet werden muß, so daß Weisheit und Seele *eins* werden. Diese Seelenkraft wird sich zur rechten Zeit opfern; sie wird den Menschen an sein Ziel, die freie Persönlichkeit, bringen. *Daß* sie sich opfern will, sagt sie dem Alten ins Ohr.»[165]

Ist die grüne Schlange zuerst mit ihrem ungeteilten Erleben auf die in der äußeren Sinneswelt mögliche Erfahrung gerichtet, so hat sich in ihr in Wahrheit doch das Sinnliche und das Übersinnliche gegenseitig erleuchtet und erwärmt. Dieser lange unbewußt bleibende Vorgang birgt in sich aber bereits die eigentliche Zielsetzung: «Die Schlange, die selbstlose, in Liebe zur Weisheit, in erlebter Weisheit entwickelte Lebenserfahrung, gibt ihre Existenz auf, um die Brücke zu bilden zwischen der Sinnlichkeit und der Geistigkeit.»[166]

Das apokalyptische Schlußbild des Goetheschen *Märchens* beinhaltet das Ziel der Menschheitsentwicklung: Das Wirken in der Sinneswelt soll zu einem Vollziehen übersinnlicher Antriebe werden, die in das Reich der schönen Lilie lebensvoll zurückfließen. Wenn das geschieht, dann ist der an der Brücke erstrahlende Mysterientempel «der besuchteste auf der ganzen Erde».

Von Anfang an wußte die grüne Schlange, daß sie mit ihrem hingebungsvollen Sinnesleben ihr Opfer nur vorbereitete. Der Alte mit der Lampe aber hatte, als sie ihm ihr Geheimnis anvertraute, mit gewaltiger Stimme ausgerufen: «Es ist an der Zeit!»

Der neue Kreuzungspunkt

Die neuzeitliche Menschheit sieht sich in eine physisch-sinnliche Außenwelt versetzt, in der sie selbst als seelisch-geistige Wesenheit ebenso unauffindbar ist wie jene göttlich-geistigen Wesen, die sie in halbbewußten Schauungen vormals erlebte und deren mythische Nachklänge zunehmend verblassen und verglimmen. Eine entgöttlichte, entgeistigte materielle Außenwelt schließt die sich selbst fremd gegenüberstehende Menschenseele hermetisch ab von jeglicher übersinnlichen Geist-Wirklichkeit. Gelingt es nicht, auf völlig neue Weise einzudringen in das göttlich-belebte, -beseelte, -geisterfüllte Weltenwesen, dann droht der Menschheit eine zunehmende Selbst-Veräußerlichung. Mag sich gegenwärtig der Mensch auch noch, nicht ohne Stolz, als die Spitze der Evolution, als das intelligenteste Tier betrachten, so weiß die Evolutionsbiologie diesem Menschentier doch keineswegs eine aufwärtsweisende Zukunft in Aussicht zu stellen.[167]

Die geistig-seelische Eigenständigkeit des Menschen jedoch war nur zu erlangen in ebendieser entseelten, entgeistigten Außenwelt, die zwar das denkbar gewaltigste Gotteswerk, aber eben doch nur noch Werk-Welt ist. Allein in dieser Realitätsschicht konnten Kopernikus und Kepler ihr mathematisches Genie entfalten, konnten Einstein, Planck und Heisenberg das 20. Jahrhundert in Atem halten. Allein in dieser entgeistigten Geistsphäre konnte die moderne Naturerkenntnis zu ihrer faszinierenden Ausgestaltung gelangen. Wieder und wieder hat Rudolf Steiner – so wurde gezeigt – mit allem Nachdruck betont, daß die anthroposophisch orientierte Geisterkenntnis die bewundernswerte Naturwissenschaft, soweit diese frei ist von materialistischen und agnostischen Dogmen, nicht bekämpft, vielmehr nur ergänzen und erweitern möchte, um sie in ein spirituelles, ein heilsames Weltbild einzubinden.

Auch hat Steiner von immer neuen, sich gegenseitig tragenden Gesichtspunkten aus zu veranschaulichen gesucht, wie sich die abendländische Menschheit vom Süden her in eine gottleere Außenwelt hineinentwickelt hat. Als ein besonders eindringliches Beispiel für dieses tragisch-notwendige Geschehen wurde Augustinus von Steiner mehrfach betrachtet. Nur in dieser gottleer-gewordenen Welt ließ sich jener entspiritualisierte Intellekt entwickeln, der alle seine Inhalte der Sinneswelt entnimmt. Newtons Gravitationsgesetz und Haeckels phylogenetisches Grundgesetz beruhen auf einem Denken, das die Sinneserfahrung intuitiv zu erhellen weiß. Aber ein so geartetes Erkennen bezieht sich auf eine physisch-sinnliche Außenwelt, in der kein Übersinnliches auffindbar ist, wenn diese Erfahrungs- und Erkenntnisform keine Umwandlung erfährt, die alles Materielle im unlöslichen Zusammenhang mit der schöpferischen Geist-Wirklichkeit erfährt. Solange dies nicht geschieht, wird sich die Menschheit nur immer verhängnisvoller an die materielle Außenwelt anklammern. Mit einem Wort: Es ist an der Zeit, «daß der Mensch in eine geistige Welt von außen eindringt.»[168] Von *außen*, das heißt, als ein zur Freiheit gelangtes Geistwesen.

In dem 1919 gehaltenen Vortragszyklus *Die Sendung Michaels* charakterisiert Rudolf Steiner das alte Mysterienwesen im Zusammenhang mit Michael, der das Antlitz Jahves war. In der hebräischen Geheimlehre nannte man die Jahve-Offenbarung die Offenbarung der Nacht. Aus demselben Grunde war Michael ein Nachtgeist. Der Gott des althebräischen Volkes sprach nicht durch die Sinneswahrnehmungen, nicht durch das gewöhnliche Denken. Die alte Weisheit war des Ergebnis eines unbewußten Hellsehens.

Die Erdenentwicklung bekam aber erst dadurch ihren Sinn, daß der wachende Mensch, der mit der Erde zusammengehört, auch während des Tages, im gewöhnlichen Bewußtseinszustand, die göttlichen Schöpfermächte zu erkennen vermag. Ursprünglich waren die Sinneserfahrungen und die Verstandeserkenntnisse von den luziferischen Mächten durchsetzt und impulsiert. Mit dem Mysterium von Golgatha trat die Wende ein. Die Menschheit ist seither latent befähigt, im vollbewußten Ich die Christuswesenheit erleben zu lernen. Für Michael aber bedeutete das: er mußte von einem Nachtgeist zu einem Taggeist werden. Dazu bedurfte es einer Durchgangszeit, die mit dem Ende des neunzehnten Jahrhunderts ihren Abschluß gefunden hat. Seither besteht die Möglichkeit, «durch die Tagesoffenbarung hindurch zu sehen dasjenige, was früher nur in der Nachtoffenbarung durch Michael vermittelt worden ist.» In unserem Zeitalter soll Michael der Offenbarer während des Tages werden. «Für ihn bedeutet das Mysterium von Golgatha die Umwandlung aus einem Nachtgeist in einen Taggeist.»

Stand das Haupt des Menschen zunächst unter dem luziferischen Einfluß, so soll es nun zum Träger der vollbewußten Geistesschau werden. Die in den Sinneswahrnehmungen und im Denken waltenden Todeskräfte werden durch den Christus-Impuls zur Gralsschale. Ist doch der Sinn der Erdenentwicklung darin gegeben, daß das menschliche Ichwesen sich im tagwachen Bewußtsein mit der göttlich-geistigen Welt, der es angehört, in Freiheit verbinden kann. Gleichsam von außen dringt der Menschengeist ein in die Welt seines Ursprungs.

Dazu ist es nunmehr an der Zeit, weil die Vorbereitungszeit verflossen ist. Hat ja Michael in den übersinnlichen Welten an den Ergebnissen des Mysteriums von Golgatha teilgenommen und «seit dem letzten Drittel des neunzehnten Jahrhunderts eine ganz besondere Stellung innerhalb der Menschheitsentwickelung.» Will er uns doch darin bestärken, das konkret-geistige Wesen mit dem Leiblichen zu schauen. «Michael ist der Geist der Stärke.» Er will uns befähigen, das Materielle, die physisch-sinnliche Außenwelt, als eine Offenbarung des Wesenhaft-Geistigen zu schauen. «Michael muß uns durchdringen als eine starke Kraft, die das Materielle durchschauen kann, indem sie im Materiellen zu gleicher Zeit das Geistige sieht, indem im Materiellen überall der Geist gesehen wird.»

Das Wort ist Fleisch geworden. Nun muß das Fleisch wiederum zum Worte werden. Der Mensch muß sich ganz durchdringen mit dem Wort. «Dazu kann nur der Christus-Impuls helfen. Dazu muß aber auch die Interpretation des Christus-Impulses durch den Michael-Impuls helfen. Dann wird hinzufügt werden können zu den Worten des Evangeliums: Und die Zeit muß kommen, da das Fleisch wiederum zum Worte wird und lernt im Reiche des Wortes zu wohnen.» Der Christus ist mit der Menschheit verbunden bis an das Ende der Erdenzeit. Und immerdar wird er durch seinen Taggeist all diejenigen impulsieren, die den Weg zu dem Christus suchen. «Die Fleischwerdung des Wortes ist die erste Michael-Offenbarung, die Geistwerdung des Fleisches muß die zweite Michael-Offenbarung sein.»[169]

Im sechsten Vortrag über *Die Sendung Michaels*, der am 30. November 1919 in Dornach gehalten wurde, zeigte Rudolf Steiner den Weg auf, den die Menschheit seit der urindischen Zeit genommen hat. Im achten, siebten, sechsten vorchristlichen Jahrtausend war das seelisch-geistige Erleben des Menschen auf Raum und Zeit eigentlich noch gar nicht bezogen. Die ersten Anklänge dazu fallen in das fünfte, vierte Jahrtausend. Aber auch in dieser urpersischen Zeit war «noch etwas von einer Gesamtanschauung vorhanden, ein Bewußtsein des Durchdrungenseins alles Anschaubaren vom Lichte und seines Abschattierens in Dunkelheiten.» Wobei alles Erleben moralisch tingiert war, denn die Wahrnehmung des Hell-Dunklen stellte eine geistig-natürliche Ganzheit dar. Von menschlicher Freiheit zu sprechen, wäre dem Menschen dieser zweiten nachatlantischen Kulturepoche «als Wahnsinn erschienen, denn für ihn gab es diese Zweiheit nicht, menschliche Willkür und Naturnotwendigkeit. Für ihn war gewissermaßen alles zu umfassen unter einer geistig-physischen Einheit.»

Erst mit der dritten, der ägyptisch-chaldäischen Epoche beginnt das seelische Erleben eine Form anzunehmen, die unserer gegenwärtigen Weltanschauung näher steht, obwohl nach wie vor das Naturgeschehen mit der Vorsehung, mit dem göttlichen Wollen zusammenfiel. Aber der Gott außerhalb und der Gott innerhalb des Menschen wurde schon unterschieden, obwohl er derselbe war. Im Atmungsprozeß erlebte der Mensch einen Kreuzungspunkt, in dem der im Innern und der im Äußern erlebte Gott identisch waren. «Man sagte sich: Indem ich Atmungswesen bin, bin ich zugleich ein Wesen der Natur draußen, zu gleicher Zeit ich selbst.»

Im griechisch-lateinischen Zeitalter wurde das anders. «Da tritt vor die Menschen schroff hin der Gegensatz des Außen und des Innen, des Naturdaseins und des menschlichen Daseins. Da beginnt der Mensch sich im Gegensatz zu fühlen gegen die Natur.» Den überkreuzenden Punkt erlebte der Mensch nicht mehr.

Indem die indische Yoga-Kultur den Kreuzungspunkt wiederherzustellen trachtete, war sie «ein atavistisches Zurückgehen auf frühere Entwickelungsstufen der Menschheit», auf ein Erleben, in dem sich die Seele zugleich draußen und drinnen erlebte. Die vierte Kulturepoche begann im achten vorchristlichen Jahrhundert. «Und da begannen dann auch jene spätindischen Yoga-Übungen, die wiederum zurückzurufen suchten atavistisch dasjenige, was man früher gehabt hatte, insbesondere auch in der indischen Kultur hatte, was aber verloren gegangen war.» Die indische Yoga-Kultur versuchte, ein wirkliches Verständnis der Außenwelt zurückzugewinnen – das also, «was auf einem anderen Wege wiederum errungen werden muß» in unserem Zeitalter der Bewußtseinsseele, in dem wir einen neuen Kreuzungspunkt auszubilden haben, also ein Erleben, in dem Außenwelt und Innenwelt sich wieder durchdringen, aber jetzt in bewußter Weise. «Das heißt, wir müssen wiederum zum Erfassen von etwas kommen, was im Innern des Menschen ist, was zu gleicher Zeit der Außenwelt und dem Innern angehört, was sich wiederum übergreift.»

Der alte Kreuzungspunkt bestand im Atmungsprozeß des Menschen. Aber die Beschaffenheit der Luft ist eine andere geworden: sie selber hat ihre Seele verloren, weshalb sich auch der Atmungsprozeß grundlegend verändert hat. Die einstige Beseelung der Luft ist nicht mehr vorhanden. Durch die Luft dringen jetzt «die antimichaelischen Wesen» in den Menschen ein. Daß die alte Erlebnisform «zurückgebracht werden könne, ist die große Illusion der Orientalen.» Der Mensch unserer Kulturepoche hat eine viel feinere Beziehung zur Außenwelt herzustellen. «Wie wir beim Atmungsprozß frischen Sauerstoff einatmen und unbrauchbaren Kohlenstoff ausatmen, so ist ein ähnlicher Prozeß vorhanden in allen unseren Sinneswahrnehmungen.»

Während rein physiologische Vorgänge bei jeder Sinneswahrnehmung stattfinden, ist gleichzeitig der menschliche Bildekräfteleib bei demselben Wahrnehmungsprozeß sehr beteiligt. War vor dreitausend Jahren mit der Luft zugleich das Seelische eingeatmet worden, so vollzieht sich der unserem Bewußtseinsseelenzeitalter gemäße Vorgang in der Durchseelung des Sinnesprozesses. Aus diesem Grunde müssen wir bestrebt sein, «den

Sinnesprozeß in seiner Durchseelung einzusehen.» Während wir sinnliche Wahrnehmungen haben, vollzieht sich zugleich ein seelisch-geistiges Geschehen, das es zu erleben und bewußt zu machen gilt. «Wir müssen uns gewiß werden, daß wir mit jedem Lichtstrahl, mit jedem Ton, mit jeder Wärmeempfindung und deren Abklingen in seelischen Wechselverkehr mit der Welt treten, und dieser Wechselverkehr muß für uns etwas Bedeutsames werden.» Haben doch alle materiell auftretenden Dinge und Geschehnisse eine geistig-seelische, alle geistig-seelisch auftretenden auch eine äußerlich materielle Seite. Das vollbewußt gewahr zu werden, ist unsere Aufgabe.

Indem der Mensch das Beseeltsein seiner Sinnesempfindungen erleben lernt, bildet er einen Kreuzungspunkt aus, in dem die unser Zeitalter kennzeichnende Aufspaltung in subjektive Innenwelt und objektive Außenwelt wiederum aufgehoben ist, nicht aber in jener vormaligen Weise, die im indischen Yoga atavistisch erlangt wurde, als bereits das vierte Zeitalter begann. Jener Yoga-Wille wollte im Erleben des Rhythmus aufgehen, um auf diese Weise das Gebiet des an die Sinne gebundenen Vorstellungslebens zu verlassen und in die Welten schauend einzudringen, die das gewöhnliche Bewußtsein nicht kennenlernen kann. Der neue Yogaweg darf keine Abschwächung oder Unterdrückung des Ich bewirken. Muß doch gerade das zur Entwicklung gelangte Ich in seelisch-geistiger Freiheit an die Wahrnehmung des wesenhaften Geistes herangeführt werden.[170]

In der tonangebenden Wissenschaft wird der Sinnesprozeß des Menschen im Verhältnis zur Außenwelt unsachgemäß dargestellt. «Die Wirklichkeit ist vielmehr diese, daß ein seelischer Prozeß vor sich geht von außen nach innen, der erfaßt wird durch den tief unterbewußten, inneren seelischen Prozeß, so daß die Prozesse sich übergreifen. Von außen wirken die Weltgedanken in uns herein, von innen wirkt der Menschheitswille hinaus. Und es durchkreuzen sich Menschheitswillen und Weltgedanken in diesem Kreuzungspunkte, wie sich im Atem das Objektive mit dem Subjektiven einstmals gekreuzt hat. Wir müssen fühlen lernen, wie durch unsere Augen unser Wille wirkt, und wie in der Tat die Aktivität der Sinne leise sich hineinmischt in die Passivität, wodurch sich Weltgedanken mit Menschheitswille kreuzen. Diesen neuen Yoga-Willen, den müssen wir entwickeln.»

Danach strebte Goethe. Er wollte vordringen zu dem in den Urphänomenen sich offenbarenden göttlich-geistigen Wesen der Außenwelt.

Er wollte reine Phänomene, reine Wahrnehmungen erfahren.[171] Ja, er «lechzte» danach, zu einem schauenden Erleben vorzudringen, durch das er die Subjekt-Objekt-Spaltung überwand.

Wenn wir dieses an Goethe so Bedeutsame aufgreifen und weiterentwickeln, dann gelangen wir dazu, «auch die Entfaltung unseres Willens im Anschauen der Außenwelt zu verspüren, und dann werden wir uns aufschwingen zu etwas Objektiv-Subjektiven, wie es zum Beispiel die alte hebräische Lehre noch hatte. Wir müssen lernen, nicht immer nur von dem Gegensatz zu sprechen zwischen dem Materiellen und dem Geistigen, sondern wir müssen das Ineinanderspiel des Materiellen und des Geistigen in einer Einheit gerade im sinnlichen Auffassen erkennen. Geradeso wie das, was vor drei Jahrtausenden die Jahve-Kultur war, so wird für uns dasjenige sein, was eintritt, wenn wir die Natur nicht mehr materiell sehen ... Wenn wir in der Natur das Seelische mitempfinden lernen mit der Sinnesanschauung, dann werden wir das Christus-Verhältnis zu der äußeren Natur haben. Da wird das Christus-Verhältnis zur äußeren Natur etwas wie eine Art geistigen Atmungsprozesses.»[171a]

In der Zeit des Aristoteles war als eine Folge des dargestellten verlorengegangenen Zusammenhangs von Innen und Außen, von Mensch und Welt, die Präexistenz der Seele nicht mehr anschaubar. Nur «die rein egoistische Vorstellung von der Postexistenz» blieb erhalten. «Wir müssen auf eine andere Art uns wiederum aufschwingen zu der Anschauung der wirklichen Ewigkeit der Seele. Das ist dasjenige, was man die Michael-Kultur nennen kann. Wenn wir durch die Welt schreiten in dem Bewußtsein, mit jedem Blick, mit jedem Ton, den wir hören, strömt Geistiges, Seelisches wenigstens in uns ein, und zu gleicher Zeit strömen wir in die Welt Seelisches hinaus, dann, dann haben wir das Bewußtsein errungen, das die Menschheit für die Zukunft braucht.»

Die in uns abklingenden Nachbilder unserer Sinneswahrnehmungen sind nicht etwa nur ein subjektiver Prozeß. In Wahrheit wird in den Weltenäther ein Bild eingeprägt. Und nicht anders ist es, indem wir moralische oder intellektuelle Handlungen vollbringen. Diese klingen ebenso ab wie die Nachbilder der Sinneseindrücke und werden im Weltenäther zu objektiven Vorgängen. Wie sich in der dritten Kulturepoche im Atmungsprozeß das Innere des Menschen mit dem Äußeren, mit dem darin lebenden Göttlich-Geistigen verband, so muß die Menschheit «das Christus-Verhältnis zu der äußeren Natur» in einer Art geistigen Atmungsprozesses ausbilden. Das aber ist zugleich «das Einlassen der Michael-Kultur».

Wie die Luft im zweiten, dritten vorchristlichen Jahrtausend beseelt war, so kann nunmehr das Licht, als der allgemeine Repräsentant der Sinneswahrnehmung, seelisch belebt gedacht werden. «Wir müssen uns klar werden darüber, daß da Seele durch den Weltenraum dringt auf den Schwingen des Lichtes.» Und so können wir dem einstigen «Luftseelenprozeß» nunmehr den «Lichtseelenprozeß» entgegenstellen.

Vor dem Mysterium von Golgatha hatte die Erde eine Atmosphäre, in der das Seelische waltete, das «zum Seelischen des Menschen gehörte. Jetzt hat die Erde eine Atmosphäre, die entleert ist des Seelischen, das zum Seelischen des Menschen gehört. Dafür ist in das Licht, das uns vom Morgen bis zum Abend umfaßt, eingezogen dasselbe Seelische, das vorher in der Luft war. Daß der Christus sich mit der Erde verbunden hat, das gab die Möglichkeit dazu.»

Michael ist zum Taggeist geworden. Deshalb gilt es nunmehr den neuen Yoga-Willen zu entwickeln: Die göttlich-geistigen Tiefen der Sinneswelt sind mit den göttlich-geistigen Tiefen des ewigen menschlichen Ichwesens in Freiheit zusammenzuschließen.

Sinneshöhen und Geistestiefen

Die alles erneuernde Auferstehungskraft des Mysteriums von Golgatha gelangt in Rudolf Steiners zu Ostern 1912 erschienenem *Anthroposophischen Seelenkalender* zu einer unausschöpflich reichen spirituellen Ausgestaltung. Dieser Organismus von zweiundfünfzig Wochensprüchen kann den Geistesschüler durch sein ganzes Leben geleiten und ihn in steter Vertiefung, in steter Erweiterung michaelisch erhellen und herzdurchwärmen.

Nach Rudolf Steiners Zeugnis sind die zweiundfünfzig Meditationssprüche «das Ergebnis vieljähriger okkulter Untersuchungen und Erfahrungen.»[172] Ein Unüberschaubares an Geistesforschung ist in diesen *Seelenkalender* eingeflossen, in diese «Meditationsformeln», wie Steiner das vielschichtige Gewebe von Sprüchen auch nennt. Von dem Ostergeschehen des Jahres 33 nimmt der Kalender seinen Ausgang, von der «Geburt des Ich» der Menschheit. In «zweiundfünfzig Formeln zusammengedrängt» ist all das, was die Seele anschließen kann «an die Vorgänge des göttlich-geistigen Erlebens.» Und so bergen diese Formeln «etwas Zeitloses, das darstellt die Beziehung zwischen dem Spirituellen und dem sinnlichen Anschauen.» Mit anderen Worten, Rudolf Steiners Spruchwerk schlägt eine Brücke über den Abgrund, in den die Menschheit unseres Zeitalters blickt und zu stürzen droht. Der meditative Umgang mit den Sprüchen «führt aus der menschlichen Seele heraus in den Geist, der das ganze Weltall durchlebt und durchwebt.»[173] Und so ist denn dieses mantrisch gestaltete Werk ein Organ des neuen Yoga-Willens, der spirituell geläuterten Willensentfaltung, durch die sich die Geistestiefen des Menschen-Ich mit den Weltgedanken, mit dem Logos in Freiheit vollbewußt verbinden, nachdem der alte Yoga-Wille auf das Verlöschen dieses Ich gerichtet war.

Der ersten wie der zweiten Ausgabe dieser Wochensprüche hat Steiner einander ergänzende Vorworte vorangestellt, die ihrerseits Meditationstexte sind. Sie sollen hier andeutend umrissen werden.

Das Vorwort von 1912 stellt den Geistesschüler in den Zeitenwandel als ein Abbild der Welt hinein, nicht aber als eine «sinnbildlich-pedantische Nachahmung des Urbildes.» Der Mensch ist keineswegs ein unselbständiges Glied der Natur. Was sich in der Natur «im Zeitenlaufe offenbart, entspricht einem Pendelschlag des Menschenwesens, der nicht im Elemente der Zeit abläuft.» Indem der Mensch an seine Sinnes-Wahrnehmungen hingegeben ist, ist dieses Erleben ähnlich «der licht- und wärmedurchwobenen Sommernatur.»

Ist die menschliche Sinnesorganisation doch gleichsam eingebettet in die auflebenden Kräfte der physischen Außenwelt, während der Gedanken-bildende Mensch in die ersterbenden Kräfte der Natur verwoben ist. «Das Gegründetsein in sich selber und das Leben in der eigenen Gedanken- und Willenswelt kann er empfinden als Winterdasein. So wird bei ihm zum Rhythmus von Außen- und Innenleben, was in der Natur in der Zeiten Wechselfolge als Sommer und Winter sich darstellt.» Rudolf Steiner verweist den Meditanten also darauf, daß ein geheimnisvoller Zusammenhang zwischen seiner Sinnesorganisation und den Frühlings- und Sommerkräften besteht, während seine im Denken Selbstbewußtsein hervorrufenden Willenskräfte mit der Herbst-Winternatur korrespondieren, obwohl sich der

Mensch mit derselben keineswegs verbindet, sich vielmehr von ihr zurückzieht. Der Pendelschlag zwischen Sommer und Winter verläuft in der Zeit; das Hin- und Herweben der Menschenseele zwischen Wahrnehmen und Denken, zwischen Hingabe und Selbstbewußtsein ist dem Zeiten-Rhythmus entrückt, ist ein «Rhythmus von Außen- und Innenleben» – ein zeitloser Wahrnehmungs- und Gedankenrhythmus. Wird dieser «große Geheimnisse des Daseins» bergende Zusammenhang von Mensch und Natur erlebt, dann kann «das Jahr zum Urbilde menschlicher Seelentätigkeit» werden, «zu einer fruchtbaren Quelle echter Selbsterkenntnis». Indem der Jahreslauf mitfühlend erlebt wird, wird zugleich der «Kreislauf des Seelenlebens als zeitloser an der Zeit» erlebt. So wird das liebevolle Sich-Versenken in den kosmisch-irdischen Kreislauf der Jahreszeiten zum Selbsterkenntnisweg, der im zeitentrückten Ich-Zentrum seinen steten Mittelpunkt bewahrt.

Das zweite Vorwort von 1918 richtet die Aufmerksamkeit des Meditanten auf die Eigenwesenheit des Jahreslaufes, dem die Menschenseele unterworfen ist. Ist sie doch mit ihrer Leibesnatur in den ehernen Kreislauf von Frühling, Sommer, Herbst und Winter verwoben. Hereingeboren ist das geistig-seelische Menschenwesen in den schicksalhaften Ablauf seines Erdenlebens, in Geburt und Tod – in Erblühen, Fruchten, Verwelken und Sterben, das sich in der Natur ewig zu wiederholen scheint. So verstanden hat der Jahreslauf sein eigenes Leben. «Die Menschenseele kann dieses Leben mitempfinden. Läßt sie, was von Woche zu Woche anders spricht aus dem Leben des Jahres, auf sich wirken, dann wird sie sich durch solches Miterleben erst richtig finden. Sie wird fühlen, wie ihr dadurch Kräfte erwachsen, die sie von innen heraus stärken. Sie wird bemerken, daß diese Kräfte in ihr geweckt werden wollen durch den Anteil, den sie nehmen kann an dem Sinn des Weltenlaufes, wie er sich in der Zeitenfolge abspielt. Sie wird dadurch erst gewahr werden, welche zarte, aber bedeutungsvolle Verbindungsfäden bestehen zwischen sich und der Welt, in die sie hineingeboren ist.» Wenn sich die Menschenseele Woche für Woche mit dem gesamten Jahresleben verbindet, wird dieses Mitempfinden des Weltenlaufes in ihr Bedeutsamstes bewirken: sie wird «ein gesundes ‹Sich eins fühlen› mit dem Gange der Natur» in sich entwickeln und «ein daraus erstehendes kräftiges ‹Sich selbst finden›» erlangen.[174]

Im ersten Vorwort richtet Steiner den Blick des Geistesschülers auf den der Zeit nicht unterworfenen Pendelschlag von Sinneswahrnehmung und eigenständiger Gedanken- und Willensbildung, in der Sommernatur und Winterdasein wirksam sind. Im zweiten Vorwort wird der Meditierende darauf aufmerksam gemacht, daß die Menschenseele gerade dadurch sich mit dem Jahresleben heilsam verbindet, daß sie sich mit der Sommernatur eins fühlt, um sich daraus erstehend kraftvoll selbst zu finden. Läßt sie sich doch in den herbstlich-winterlichen Todesstrudel nicht hineinziehen. Der sechsundzwanzigste Wochenspruch, die «Michaeli-Stimmung», faßt das in die Worte:

Natur, dein mütterliches Sein,
Ich trage es in meinem Willenswesen;
Und meines Willens Feuermacht,
Sie stählet meines Geistes Triebe,
Daß sie gebären Selbstgefühl,
Zu tragen mich in mir.

Die Michael-Kraft durchdringt das ewige Willenswesen, das Ich des Menschen mit «selbstlosem Selbstbewußtsein», wenn das reine Denken zum reinen Willen wird, wie dies bei Betrachtung des Mysteriums der Freiheit anschaubar wurde. Der Mensch darf nichts der Natur verdanken wollen, wenn er sein Selbstgefühl entfalten will. Gegründet in sich selbst, zieht sich der Menschengeist von der Sinneswelt zurück: er trägt sich in sich selbst, trägt in seinem Geistes-Willen sein Geistes-Wesen.[175]

Rudolf Steiner hat die beiden Vorworte zum *Anthroposophischen Seelenkalender* als sich polar ergänzende Meditationen gestaltet. In der *ersten* Betrachtung, so war zu sehen, richtet er den Blick auf den zeitlosen Pendelschlag von Sinneswahrnehmung und Denken und zeigt ihre geheimnisvolle Beziehung zur Sommernatur und zum Winterdasein auf: das Jahr wird so zum Urbild der menschlichen Seelentätigkeit. Das Sinnes-Nervensystem, der Träger der Eigenintelligenz, der Träger auch des neuen Yoga-Willens, wird zum Jahreslauf in eine tiefbedeutsame Beziehung gebracht. Die Sinnesorganisation, der Bereich der grünen Schlange, ist in die sommerlich leuchtende, Wärme-durchwobene Außenwelt eingesenkt. Die Gedanken- und Willenswelt des Menschen bildet sich im Innern der Seele aus, während die Natur winterlich erstirbt. Der nicht im Elemente der Zeit verlaufende Pendelschlag von Sinneswahrnehmung und Denken vollzieht sich zwischen dem Materiepol und dem Bewußtseinspol, zwischen reiner Wahrnehmung, dem «Urphänomen» Goethes, und reinem

Denken im Sinne der *Philosophie der Freiheit.* Wie Goethe zeitlebens der Natur alles verdankte, wollte Steiner (1886) der Natur nichts verdanken. Das an die Sinnesorganisation und ihre Wahrnehmungswelt hingegebene Wesen des Menschen wie das im Sinne der Michaeli-Stimmung entfaltete Geistes-Willenswesen erweisen sich als eine polarisch ineinanderwebende Ganzheit. Der mit dem Zeitenwandel des Jahreslaufes verbundene Mensch findet die urbildliche Polarität von Sommer und Winter in sich abbildlich als den Pendelschlag von Sinnes- und Gedankenleben. – In dem *zweiten* Vorwort richtet Rudolf Steiner die Aufmerksamkeit des Geistesschülers auf das Eigenleben des Jahreslaufes, um das Hauptgewicht darauf zu legen, daß die Menschenseele mit der Frühlings-Sommernatur sich eins fühlen möge, um sich von der Herbst-Winterwelt umso kraftvoller zurückziehen zu können und ihr Selbst michaelisch-weihnachtlich zu gestalten, wie dies die «Weihe-Nacht-Stimmung» ausspricht:

Ich fühle wie entzaubert
Das Geisteskind im Seelenschoß;
Es hat in Herzenshelligkeit
Gezeugt das heilige Weltenwort
Der Hoffnung Himmelsfrucht,
Die jubelnd wächst in Weltenfernen
Aus meines Wesens Gottesgrund.

Komplementär zu diesem achtunddreißigsten Wochenspruch hatte der fünfzehnte auf die magische Verschleierung des in die Materie eingehüllten Menschenwesens geblickt:

Ich fühle wie verzaubert
Im Weltenschein des Geistes Weben:
Es hat in Sinnesdumpfheit
Gehüllt mein Eigenwesen,
Zu schenken mir die Kraft:
Die, ohnmächtig sich selbst zu geben,
Mein Ich in seinen Schranken ist.

Die gesamte Sinneswelt erscheint wie der verzauberte Weltengeist, der die Stoffessphäre mit seinen schöpferischen Weltgedanken durchwebt und durchwogt. Im Sinnesleben droht sich das selbstbewußte Ich zu betäuben, zu verlieren. Und doch beschenkt die Sinnesoffenbarung den Menschengeist mit der Erfahrung des schaffenden Weltengeistes, in dem die Menschenseele urständet. Sie wäre ohnmächtig, sich selbst zu erschaffen; worauf der Meditant bereits im dreizehnten Wochenspruch hingewiesen worden ist mit dem Spruch:

Und bin ich in den Sinneshöhen,
So flammt in meinen Seelentiefen
Aus Geistes Feuerwelten
Der Götter Wahrheitswort:
In Geistesgründen suche ahnend
Dich geistverwandt zu finden.

Wie die grüne Schlange beim höchsten Sonnenstand, in der Mittagshitze, die Brücke über den Strom vorübergehend zu schlagen vermochte, so vermag in das Menschenherz aus den Sinneshöhen des Naturerlebens, aus den Feuerwelten des Logos die Empfindung einzudringen: Du bist geistentsprungen.

Würde es jedoch bei dieser Ahnung bleiben, dann ließe sich, im Bilde des *Märchens*, jene dauerhafte Brücke nicht erbilden, die nur aus dem Opfer der grünen Schlange ersteht. Zwar verbindet die Sinneserfahrung im Zenith des Erlebens die Menschenseele mit der Gott-Natur, mit dem Urgrund, dem sie entstammt. Die Geburt aber des Geisteskindes in der einsamen Seele ereignet sich in der Weihe-Nacht, in der tiefsten Winterdunkelheit der Sinne, als reines Geistgeschehen, das aus dem Gottesgrund des Menschenwesens als das wahre Ich herauswächst. Komplementär zu dem Sommererlebnis der Sinneshöhen erlebt der Meditant demgemäß den vierzigsten Wochenspruch:

Und bin ich in den Geistestiefen,
Erfüllt in meinen Seelengründen
Aus Herzens Liebewelten
Der Eigenheiten leerer Wahn
Sich mit des Weltenwortes Feuerkraft.

Vermag sich die menschliche Seele am sommerlichen Sinnespol ihres göttlichen Ursprungs gewiß zu sein, so erlebt sie am winterlichen Bewußtseinspol in Geistestiefen das Menschheitsziel: die Christus-Wesenheit erfüllt die leere Ichhülle mit der Feuerkraft der dem Herzen entströmenden Liebe.

Der zeitlose Pendelschlag zwischen reiner Sinnes-Wahrnehmung und reinem Denk-Willen, zwischen Sommernatur und Winterdasein, wird zum neuen Yoga-Weg. An die Stelle des Atem-Rhythmus tritt der das Nerven-Sinnessystem ergreifende rhythmische Wille, der zwischen dem Bewußtseinspol und dem Materiepol in Gestalt einer Lemniskate auf- und abströmt – gemäß dem Urbild der Atemzüge des Jahreslaufes, die in den zweiundfünfzig Spruchformeln des *Seelenkalenders* mantrisch gestaltet sind. Der indische Atem-Yogaweg hat sein letztes Ziel im Verlöschen des Ich. Der neue Yoga-Wille erstrebt die Erhöhung des Ich in der vollbewußt-freien Verbindung mit dem Menschheits-Ich. Das aber beinhaltet die Durchchristung des Sinnes-Nervensystems, die Verwandlung des Kopfes in die Gralsschale, wie bereits zu sehen war.

Gelingt dieser neue Yogaweg nicht, dann wird die Betäubung durch die Sinneseindrücke, durch das einseitige Sinnesleben und das Ersterben der Seele in abstrakten, wirklichkeitslosen Ideen, in toten Gedanken seinen verhängnisvollen Fortgang nehmen müssen. Bis in die letzten Tage seines Erdenlebens hat Rudolf Steiner in den *Anthroposophischen Leitsätzen* auf diese der Menschheit drohende Gefahr hingewiesen. So schrieb er noch im Februar 1925 über «Des Menschen Sinnes- und Denk-Organisation im Verhältnis zur Welt»[176]. Durch die Sinnesorgane, führt Steiner aus, ist der Mensch mit der physischen Welt verbunden. Und eigentlich lebt gar nicht er selbst in seinem Sinnessystem, sondern die Umwelt. «Diese hat sich mit ihrem Wesen in die Sinnesorganisation hineingebaut.» Der übersinnlichen Wahrnehmung erscheint deshalb diese Organisation auch «als ein Stück Außenwelt. Ein Stück Außenwelt, das ihm allerdings nähersteht als die natürliche Umwelt, das aber doch Außenwelt ist. Es unterscheidet sich von der übrigen Außenwelt nur dadurch, daß der Mensch in diese nicht anders als durch die Sinneswahrnehmung erkennend untertauchen kann. In seine Sinnesorganisation taucht er aber erkennend unter. Die Sinnesorganisation ist Außenwelt, aber der Mensch steckt in diese Außenwelt sein geistig-seelisches Wesen hinein, das er beim Betreten des Erdenlebens aus der Geist-Welt mitbringt.» Wie die Rose der Welt angehört, so gehört das Auge letztlich der Welt an, wie jede Farbe, jeder Ton, jeder Wärme-Eindruck. Der Mensch «*wächst* zwischen Geburt und Tod in diese Außenwelt *hinaus*.» – Nicht ebenso verhält es sich mit dem Denken. «Hat der imaginativ Erkennende *diejenige* Umwelt abgestreift, in der er mit seiner Sinnesorganisation lebt, so tritt in das Erleben eine Organisation ein, von der das *Denken* so getragen ist wie das sinnliche Bild-Wahrnehmen durch die Sinnesorganisation.» Weiß sich der Mensch durch die Sinnes-Organisation mit der Erden-Umgebung im Zusammenhang, so erkennt er sich durch die Denk-Organisation als kosmisches Wesen. «Die Gedanken sind nicht mehr Schattenbilder; sie sind von Wirklichkeit durchtränkt wie die Sinnesbilder in der sinnlichen Wahrnehmung.» Steigt der Erkennende zur Inspiration auf, dann streift er ebenfalls die Welt ab, auf die sich die Denkorganisation stützt. «Er durchschaut, wie er auch mit der Denkorganisation nicht dem eigenen Wesen, sondern der Welt angehört. Er durchschaut, wie die Weltgedanken durch seine eigene Denk-Organisation in ihm walten. Er wird wieder gewahr, wie er denkt, indem er nicht Abbilder der Welt in sich hereinnimmt, sondern wie er mit der Denkorganisation in das Weltdenken *hinauswächst.*

Sowohl in bezug auf die Sinnesorganisation wie auf das Denksystem ist der Mensch *Welt.* Die Welt baut sich in ihn hinein. Dadurch ist er im Sinneswahrnehmen und im Denken nicht *er* selbst, sondern er ist da Welt-Inhalt.» Das geistig-seelische Wesen des Menschen ist erst der Inspiration zugänglich. «Mit der Sinnes-Organisation lebt der Mensch in einem physischen Leib, mit der Denk-Organisation in seinem ätherischen Leib. Nach Abstreifen beider Organisationen durch das erlebende Erkennen ist er in seinem astralischen Leib.»

Aus dieser Darstellung der Sinnes-Nervenorganisation, die von Rudolf Steiner differenzierter ausgeführt wird, als das an dieser Stelle berücksichtigt werden kann, wird deutlich, wie diese Organisation in die physisch-ätherische Welt eingebettet, ja ein Teil derselben ist. Aber Steiner verweist im weiteren auch darauf, wie im Gesamt-Menschenleben «der Geist nach dem Sinne und der Sinn nach dem Geiste» verlangt. «Im geistigen Dasein wäre Leerheit, wenn nicht als Erinnerung die Erlebnisse des Sinnen-Erlebens darinnen wären; im Sinnes-Erleben wäre Finsternis, wenn nicht leuchtend, obwohl zunächst unbewußt, die Kraft des Geistes hereinwirkte.» Wer sich in der rechten Weise mit der Michael-Wesenheit und ihrem Wirken verbindet, der wird nicht dazu neigen, «sich von dem Sinnes-Erleben abzuziehen, sondern es wird freudige Neigung da sein, um die Wunder der Sinnen-Welt voll in die Seele aufzunehmen.»

Vom Lesen im Buch der Natur

Der goldene König fragt in Goethes *Märchen* den Alten mit der Lampe, wie viele Geheimnisse er wisse. «Drei», erwidert der Alte. Nun will der silberne König erfahren, welches das wichtigste sei. «Das offenbare», ist die Antwort.

Goethe erlebte die gesamte Natur wie ein Buch, das wir nur lesen können, wenn wir in allem Geschehen ein heiliges öffentliches Geheimnis sehen. In dem 1820 erschienenen «Epirrhema», das bereits herangezogen wurde, faßt Goethe sein Bekenntnis in die Worte:

Müsset im Naturbetrachten
Immer eins wie alles achten:
Nichts ist drinnen, nichts ist draußen;
Denn was innen, das ist außen.
So ergreifet ohne Säumnis
Heilig öffentlich Geheimnis.

Jede Sineswahrnehmung war für Goethe eingebettet in Gottes-Erfahrung. Naturerkenntnis war ihm Gottesdienst.

«Wie lesbar mir das Buch der Natur wird», schrieb er im Juni 1786 an Frau von Stein, «kann ich Dir nicht ausdrücken, mein langes Buchstabieren hat mir geholfen, jetzt rückts auf einmal, und meine stille Freude ist unaussprechlich.» Zweieinhalb Monate später wird Goethe nach Italien aufbrechen, wo er im Zentrum seines Wesens durch die Natur und durch die Kunst neu belebt wird. Die lange hingebungsvolle Befassung mit der Pflanzenwelt reift im Süden zu einem Erlebnis aus, das am 17. April 1787 im öffentlichen Garten von Palermo die heilige Chiffre der Urpflanze in Goethe sonnenhaft aufleuchten läßt. Die Urpflanze, vertraut er zehn Tage später Herder in einem Brief an, sei kein Schatten, kein poetisches Phantasieprodukt; vielmehr walte in ihr die Schöpfermacht der Natur selbst, weshalb aus ihr «Pflanzen ins Unendliche» erstehen könnten, die «eine innere Wahrheit und Notwendigkeit haben.» Höchst bedeutsam fügt Goethe hinzu: «Dasselbe Gesetz wird sich auf alles übrige Lebendige anwenden lassen.»

Rudolf Steiner hat, wie bereits dargestellt, von Anbeginn seines eigenen Wirkens Goethe den «Kopernikus und Kepler der organischen Welt» genannt. Auch hat Steiner wieder und wieder deutlich gemacht, welche Bedeutung Goethes Idee der Urpflanze zukommt. In *Die Rätsel der Philosophie* verweist er darauf, daß Goethe mit der Urpflanze auf dem Wege gewesen sei, «in dem selbstbewußten Ich nicht nur die wahrgenommene, die gedachte, sondern die lebendige *Idee* zu finden. Das selbstbewußte Ich erlebt in sich ein Reich, das sich selbst sowohl als auch der Außenwelt angehörig erweist, weil seine Gebilde sich als Abbilder der schöpferischen Mächte bezeugen. Damit ist für das selbstbewußte Ich dasjenige gefunden, was es als wirkliches Wesen erscheinen läßt. Goethe hat eine Vorstellung entwickelt, durch welche das selbstbewußte Ich sich belebt fühlen kann, weil es sich mit den schaffenden Naturwesenheiten *eins* fühlt. Die neueren Weltanschauungen suchen das Rätsel des selbstbewußten Ich zu bewältigen; Goethe versetzt in dieses Ich die *lebendige Idee*; und mit dieser in ihm waltenden Lebenskraft erweist sich dieses Ich selbst als lebensvolle Wirklichkeit. Die griechische Idee ist mit dem Bilde verwandt; sie wird betrachtet wie das Bild. Die Idee der neueren Zeit muß mit dem Leben, dem Lebewesen selbst verwandt sein; sie wird erlebt. Und Goethe wußte davon, daß es ein solches Erleben der Idee gibt. Er vernahm im selbstbewußten Ich den Hauch der lebendigen Idee.»[177]

In Goethes Seele leuchtete der neue Kreuzungspunkt auf, in dem der aus dem Willenszentrum des Menschen-Ich strömende Erkenntnisblick die Weltgedanken ergreift, so daß nichts mehr drinnen, nichts mehr draußen ist. Ist doch die von Goethe sonnengleich angeschaute Urpflanze ein lebensvolles Ideen-Abbild der göttlichen Urbilder. Mit anderen Worten: Die Brücke über den astralen Abgrund begann in Goethes Geist zu erstehen.

In der *Theosophie* charakterisiert Rudolf Steiner das Geisterland als die Welt der Urbilder, die aber «der physischen Welt so unähnlich ist, daß alles, was über sie gesagt wird, demjenigen wie eine Phantastik vorkommen muß, der nur seinen physischen Sinnen vertrauen will.» Sind doch die Urbilder in ihrer wesenhaften Gestalt «ihren sinnlichen Nachbildern sehr unähnlich. Ebenso unähnlich sind sie aber auch ihren *Schatten*, den abstrakten Gedanken. – In der geistigen Welt ist alles in fortwährender beweglicher Tätigkeit, in unaufhörlichem Schaffen. Eine Ruhe, ein Verweilen an einem Orte, wie sie in der physischen Welt vorhanden sind, gibt es dort nicht. Denn die Urbilder sind *schaffende Wesenheiten*. Sie sind die Werkmeister alles dessen, was in der physischen und seelischen Welt entsteht. Ihre Formen sind rasch wechselnd; und in jedem Urbild liegt die Möglichkeit, unzählige besondere Gestalten anzunehmen. Sie lassen gleichsam die besonderen Gestalten aus sich heraussprießen; und kaum ist die eine erzeugt, so schickt sich das Urbild an, eine nächste aus sich hervorquellen zu lassen. Und die Urbilder stehen miteinander in mehr oder weniger verwandtschaftlicher Beziehung. Sie wirken nicht vereinzelt. Das eine bedarf der Hilfe des andern zu seinem Schaffen. Unzählige Urbilder wirken oft zusammen, damit diese oder jene Wesenheit in der seelischen oder physischen Welt entsteht.»[178]

Im botanischen Garten von Palermo war Goethe nach intensivsten naturwissenschaftlichen Studien, nach langem Buchstabieren der heiligen geheimen Offenbarungen für einen begnadeten Augenblick in die Wesenswelt der schönen Lilie gelangt. Die menschliche Innenwelt, in die sich der neuzeitliche Mensch hermetisch eingeschlossen sieht, war in Goethes schauender Seele mit der Geisteswelt zusammengeschlossen und als eine sinnlich-übersinnliche Ganzheit zur Erfahrung gelangt.

Angekündigt hatte sich dieses Geschehen in Goethe seit langem. So hatte er bereits drei Jahre zuvor den Zwischenkieferknochen am menschlichen Schädel entdeckt, den die Naturforscher seiner Zeit nur dem Tier zusprachen, in dem Glauben, auf diese Weise die Sonderstellung des Menschen im Sinne der Genesis belegen zu können. Für Goethe bestand von nun an nicht mehr der geringste Zweifel an dem gemeinsamen Ursprung von Mensch und Tier. Wie er sogleich Charlotte von Stein schriftlich übermittelte, hatten sich während der Entdeckung des Zwischenkieferknochens der oberen Kinnlade vor Freude alle seine Eingeweide bewegt. Und Herder erfuhr noch in derselben Nacht, dieser Fund sei «wie der Schlußstein zum Menschen».

Fort und fort gewahrte Goethe, wie in der Natur alles so miteinander verbunden ist, daß alle Phänomene zu geheimen Chiffren werden, die es zuerst als reine Erfahrungen wahrzunehmen gilt, um sie alsdann getreulich denken und lesen zu lernen. «Dies also hätten wir gewonnen», wird Goethe später erklären, «ungescheut behaupten zu dürfen: daß alle vollkommenen organischen Naturen, worunter wir Fische, Amphibien, Vögel, Säugetiere und an der Spitze der letzten den Menschen sehen, alle nach einem Urbilde geformt seien, das nur in seinen beständigen Teilen mehr oder weniger hin und her weicht und sich noch täglich durch Fortpflanzung aus- und umbildet.»[179]

Wenige Jahrzehnte später sollte Charles Darwin auf seine Weise in dem Buch der Natur lesen und in der gesamten Evolution lediglich die sinnleeren Mechanismen der natürlichen Selektion und Mutation entdecken, eine Teil-, eine Halbwahrheit, die bis auf den heutigen Tag die Gemüter geradezu hypnotisch beherrscht, obwohl jedes Spinnennetz, jede Vogelfeder dazu aufruft, die goetheanistisch gestimmte Naturwissenschaft weiterzuentwickeln.[180]

Indem sich die neuzeitliche Menschheit in die gottleer gewordene Weltschicht versetzt sah, konnte sich der menschliche Intellekt als eine unabdingbare Voraussetzung des Freiheits-Bewußtseins entfalten. Gleichzeitig aber war aus ebendiesem Grunde die Pflege des alten Mysterienwesens nicht mehr möglich. Weshalb die Rosenkreuzerströmung aus der geistigen Welt heraus impulsiert wurde.

Im Anschluß an die Weihnachtstagung hielt Rudolf Steiner in Dornach vom 4. bis zum 12. Januar 1924 sechs Vorträge über *Mysterienstätten des Mittelalters, Rosenkreuzertum und modernes Einweihungsprinzip*. Am 6. Januar schildert Steiner, wie sich die Rosenkreuzerströmung in stiller, anspruchsloser Abgeschiedenheit entwickelt hat, eingehüllt in Frömmigkeit. Exerzitien wurden da gemeinsam vollzogen, «die halb denkerisch-meditativ, halb gebetsartig waren». Und so entstand eine Art mystischer Stimmung. Eine Atmosphäre von inniger seelischer Bruderschaft «ging in dieser Zeit durch das geistige Leben vieler Kreise Europas». Da gab es Menschen, die irgendwo auf dem Dorfe lebten, in anspruchslosen Berufen, auch als Sammler von Kräutern für Apotheken. Weniger am Inhalt ihrer Worte als am Klang ihrer Stimme ließ sich wahrnehmen, was in ihrer Seele lebte: ihre warmen Herzensworte waren getragen von unsentimentalen, aber tief bedeutsamen Moralanweisungen, die auch in sprichwörtlichen Wendungen vorgebracht wurden.

«Man konnte hören», führt Steiner aus, «so etwas wie: Gehen wir zu jenem Baume. Meine Seele kann in diese Nadeln hineinkriechen, in die Tannenzapfen hineinkriechen, denn meine Seele ist überall. Wenn sie in die Tannenzapfen und in die Nadeln hineinkriecht, dann schaut sie durch die Tannenzapfen hinaus in die Weltentiefen und Weltenfernen, und dann wird man eins mit der ganzen Welt. Und da ist wahre Frömmigkeit, wenn man so eins wird mit der ganzen Welt. Wo ist Gott? In jedem Tannenzapfen ist Gott. Und wer nicht Gott in jedem Tannenzapfen anerkennt, wer Gott irgendwo anders sucht als in jedem Tannenzapfen, der erkennt den wirklichen Gott nicht. ... So sprachen solche Menschen. Sie sagten etwa auch: Ja, und dann, wenn man in die Tannenzapfen und Nadeln hineinkriecht, dann findet man, wie der Gott sich freut über die Menschen in der Welt. Wenn man aber in das eigene Herz ganz tief hinuntersteigt, in die Abgründe der Innerlichkeit der Menschennatur tief hinuntersteigt, dann findet man auch den Gott, aber dann lernt man ihn erkennen, wie er traurig wird über die Sünden der Menschen.»[181]

Wer die vom Windhauch fortgetragenen Flügelsamen der Nadelbäume, die schwerelos dahinschwebenden Schirmfliegerfrüchte des Löwenzahns als heilige Offenbarungen der göttlich-geistigen Schöpfermächte in anthroposophisch vertiefter Meditation erlebt – so darf aus Rudolf Steiners Schilderung der Rosenkreuzerstimmung entnommen werden –, der ahnt zugleich, warum der Alte mit der Lampe im *Märchen* das offenbare Geheimnis erst enthüllen will, wenn er das vierte weiß, das die Schlange ihm alsbald ins Ohr sagt: sie hat beschlossen, sich zu opfern. Worauf der Alte mit machtvoller Stimme ausruft: «Es ist an der Zeit!» Denn erst dann wird der Mysterientempel ins Sonnenlicht emporsteigen, wenn sich die Seelenkraft der Sinneswahrnehmung durch ihren Verzicht auf weitere Sinnesreize in die Brücke über den Strom verwandelt hat. Die göttlich-geistige Urbilderwelt offenbart sich in jedem Sonnenstrahl, in jeder Farbe, deren sinnlich-sittliche Qualität Goethe in seiner *Farbenlehre* beschreibt. Die Urbilder-Wesen durchweben jede Erscheinung, jedes physisch-sinnliche Abbild ihrer ewig tätigen Schöpferkraft: Der Weg der Naturwissenschaft mündet in die Geisteswissenschaft.

Wie einen erratischen Block hat Goethe in den ersten Teil des *Faust* Verse eingefügt, die vermutlich während der Italienischen Reise entstanden sind als eines der eindringlichsten Zeugnisse seines Eingeweihtenwesens. In «Wald und Höhle» wendet sich Faust an den Schöpfer der Welt mit den Worten:

Erhabner Geist, du gabst mir, gabst mir alles,
Worum ich bat. Du hast mir nicht umsonst
Dein Angesicht im Feuer zugewendet.
Gabst mir die herrliche Natur zum Königreich,
Kraft, sie zu fühlen, zu genießen. Nicht
Kalt staunenden Besuch erlaubst du mir,
Vergönnest mir, in ihre tiefe Brust
Wie in den Busen eines Freunds zu schauen.
Du führst die Reihe der Lebendigen

Vor mir vorbei, und lehrst mich meine Brüder
Im stillen Busch, in Luft und Wasser kennen.
Und wenn der Sturm im Walde braust und knackt,
Die Riesenfichte, stürzend, Nachbaräste
Und Nachbarstämme quetschend niederstreift,
Und ihrem Fall dumpf hohl der Hügel donnert,
Dann führst du mich zur sichern Höhle, zeigst
Mich dann mir selbst, und meiner eignen Brust
Geheime tiefe Wunder öffnen sich.

Aus Feuerwelten des göttlichen Urgrunds, mit denen sich Goethes Seele im Sinnesleben anbetend verbindet, schaut ihn das ewige Antlitz des Wesens an, das sich selbst und alle Welt erschaffen hat. Aufs innigste verbunden und verwandt fühlt sich deshalb Goethe mit allen Natur-Wesen, mit allem Natur-Geschehen. Nicht sich selbst findet er zuerst, und er findet sich auch *nicht selbst:* der erhabene Geist, der alles schuf und in allem lebt, in allem fort und fort weiter schaffend wirkt, *er* zeigt ihn erst dann sich selbst, wenn er zuvor in das Feuerantlitz des Urwesens der Welt geblickt hat. Denn was wäre das Selbst des Menschen, wenn es in seinem eigenen Ich-Urgrund das Zentrum alles Seins finden wollte!

In Goethes sommerlicher Sinnennatur lebt die alles umschließende, alles bergende, alles bewahrende Gewißheit: Das Selbst des Menschenwesens in seiner Abgesondertheit vom Welten-Selbst wäre keinen einzigen Augenblick lebensfähig; es müßte sogleich in sich selbst verlöschen, wenn es Verlangen trüge nach einem im eigenen Herzenszentrum verankerten Sein. Goethe würde deshalb den zwanzigsten Wochenspruch des *Anthroposophischen Seelenkalenders* geliebt haben:

So fühl ich erst mein Sein,
Das fern vom Welten-Dasein
In sich, sich selbst erlöschen
Und bauend nur auf eignem Grunde
In sich, sich selbst ertöten müßte.

Bezeichnenderweise hat Rudolf Steiner diesen Meditationsspruch der Woche vom 18. zum 24. August zugeordnet. Während er die polare Woche vom 17. zum 23. November mit der dreißigsten Spruchformel verband:

So fühl ich erst die Welt,
Die außer meiner Seele Miterleben
An sich nur frostig leeres Leben
Und ohne Macht sich offenbarend,
In Seelen sich von neuem schaffend,
In sich den Tod nur finden könnte.[182]

In den betrachteten Vorworten zum *Seelenkalender* ordnet Steiner, wie zu hören war, die Sinnesorganisation der Sommernatur zu, die eigene Gedanken- und Willenswelt dem Winterdasein. Das in sich selbst gegründete Menschenwesen erwacht als ewiges Wesen in der Weltenwinternacht innerhalb einer gottleeren, eisigen, erstorbenen Seinssphäre, die aus sich selbst heraus machtlos ist, neues Leben hervorzubringen – aus sich selbst ein zerfallender Leichnam ist. Nur aus dem schöpferischen Zentrum der Seele geht die Neubelebung der Welt hervor. Die Sinnesorganisation gewahrt in der Weihnachtszeit nur noch den Tod, während das Geisteskind im Seelenschoß aus des Menschenwesens Gottesgrund in Zukunftsfernen hineinwächst. Denn:

An Geistesoffenbarung hingegeben
Gewinne ich des Weltenwesens Licht.
Gedankenkraft, sie wächst,
Sich klärend mir mich selbst zu geben,
Und weckend löst sich mir
Aus Denkermacht das Selbstgefühl.[183]

In dem zeitlosen Wahrnehmungs- und Gedankenrhythmus entfaltet sich das eigenständige Selbst des Menschen in den Geistestiefen der Weltenwinternacht, in die der Michaeli-Spruch das menschliche Willens-Feuerwesen hineinführt, auf daß es sich voll Denkermacht in sich selber trage.

Das Lesen im Buch der Natur wird erst dann zu einem Selbsterkenntnisweg, wenn der Pendelschlag der Seele von einem gesunden «‹Sich eins fühlen› mit dem Gange der Natur» zu einem «kräftigen ‹Sich selbst finden›» führt, von einem sommerlichen Sinnes- zu einem winterlichen Gedanken-Willensleben, wie das bereits in dem vorangegangenen Kapitel über «Sinneshöhen und Geistestiefen» angeführt wurde. Wobei allerdings hinzugefügt werden muß, daß in den Wochensprüchen ebenfalls innerhalb der «licht- und wärme-durchwobenen

Sommernatur», in der fünften Woche, vom 5. bis 11. Mai, die Seele Geistestiefen erlebt:

Im Lichte, das aus Geistestiefen
Im Raume fruchtbar webend
Der Götter Schaffen offenbart:
In ihm erscheint der Seele Wesen
Geweitet zu dem Weltensein
Und auferstanden
Aus enger Selbstheit Innenmacht.

Ebendiese Geistestiefen des makrokosmischen Schöpferwesens erlebt Faust, dem der Feuerlogos sich von Angesicht zu Angesicht offenbart. In ihm weiß Goethe sein eigenes Selbst geborgen, während die in der Winterfinsternis aufleuchtenden Geistestiefen der Menschenseele der michaelisch-weihnachtliche Urquell von Rudolf Steiners Freiheitsphilosophie sind.

In der Abhandlung über *Die Chymische Hochzeit des Christian Rosenkreutz*[184] stellt Rudolf Steiner die chymische und die mystische Hochzeit einander polar gegenüber. Der wahre Alchimist ist bestrebt, sich mit den übersinnlichen Naturkräften zu verbinden, sich also aus dem gewöhnlichen Zusammenhang seiner Seele mit dem Leiblichen herauszulösen «und in die Welt einzutreten, welche als ‹Geistiges der Natur› hinter dem Bereich der sinnlichen Wahrnehmungswelt liegt. Der Mystiker versucht, die bewußte Seele tiefer hineinzuführen in den Zusammenhang mit dem Leiblichen, um selbstbewußt in dasjenige Gebiet des Leiblichen unterzutauchen, das sich dem Selbstbewußsein verbirgt, wenn dieses mit den Wahrnehmungen der Sinne erfüllt ist.» Wahre Mystik entsteht nur dann, wenn der Mensch sein vollbewußtes seelisches Wesen vor allen krankhaften visionären oder herabgestimmten Bewußtseinszuständen bewahrt. «Echte Mystik ist bestrebt, das nach dem menschlichen Innern zu gelegene geistig Wesenshafte des Menschen, das von der Sinneswahrnehmung für das gewöhnliche Bewußtsein *überdeckt* wird, zu erleben. Echte Alchimie macht sich unabhängig von der sinnlichen Wahrnehmung, um das außerhalb des Menschen vorhandene geistig Wesenhafte der Welt zu schauen, das von der Sinneswahrnehmung *überdeckt* wird.» Der Erkenntnisweg des Mystikers und des Alchimisten beinhalten polare Gefahren und Aufgaben. «Die Forschungswege des Mystikers und des Alchimisten liegen nach entgegengesetzten Richtungen. Der Mystiker geht unmittelbar in das eigene Geistige des Menschen hinein. Sein Ziel ist, was die *Mystische Hochzeit* genannt werden kann, die Vereinigung der bewußten Seele mit der eigenen geistigen Wesenheit. Der Alchimist will das Geistgebiet der Natur durchwandern, um nach der erfolgten Wanderung mit den in diesem Gebiet erworbenen Erkenntniskräften das Geistwesen des Menschen zu schauen. Sein Ziel ist die *Chymische Hochzeit*, die Vereinigung mit dem Geistgebiet der Natur. Nach *dieser* Vereinigung erst will er die Anschauung der Menschenwesenheit erleben.»[185]

Wie der wahre Alchimist alles der Natur verdanken und erst nach seiner Vereinigung mit der Gott-Natur auch sein eigenes Selbst erleben will, so strebte Goethe nach der Chymischen Hochzeit. Und wie der wahre Mystiker nichts der Natur verdanken will, so strebte der junge Steiner nach der Mystischen Hochzeit, nach der vollbewußten Vereinigung mit der im eigenen freien Ich geboren-werdenden Christuswesenheit. Der geheime Antagonismus zwischen Steiner und Goethe findet in dem Mittelpunkt des Pendelschlags zwischen Sinneswahrnehmung und Denken sein in sich ruhendes Zentrum – findet in der Anthroposophie seinen alles belebenden Mittelpunkt.[186]

In der vorstehend herangezogenen Abhandlung über *Die Chymische Hochzeit* ist an späterer Stelle zu sehen, wie Christian Rosenkreutz und seine Weggenossen, nachdem sie Bearbeiter des «güldenen Steines» geworden sind, ein Denkzeichen mit den beiden Sprüchen erhalten: « ‹Die Kunst ist der Natur Dienerin› und ‹Die Natur ist der Zeit Tochter›. Im Sinne dieser Leitsätze sollen sie aus ihrer Geisterkenntnis heraus wirken. … Die Natur enthüllt dem ihre Geheimnisse, der sich in die Lage versetzt, durch seine Kunst ihr Schaffen fortzusetzen. Aber diese Fortsetzung kann dem nicht gelingen, der für seine Kunst ihr nicht zuerst den Sinn ihres Wollens abgelauscht hat, der nicht erkannt hat, wie ihre Offenbarungen dadurch entstehen, daß ihre unendlichen Entwickelungsmöglichkeiten aus dem Schoße der Zeit in endlichen Gestaltungen geboren werden.»[187]

Goethes gesamtes künstlerisches und naturforscherisches Schaffen ist von diesen beiden Leitsätzen getragen, wie auch Rudolf Steiners unausschöpfliches anthroposophisches Werk durchströmt ist von der okkulten Wahrheit dieses «güldenen Steines».

IV. Die Brücke über den Abgrund

Erkenntnisstufen

An einem leuchtenden Frühlingstag besuchte der Kanzler Friedrich von Müller in Dornburg den bald siebzigjährigen Goethe, «dem über die heiligsten und wichtigsten Anliegen der Menschheit so selten ein entschiedenes Wort abzugewinnen» war, der sich aber an diesem in Blütenduft eingehüllten Tage selten gelöst offenbarte: «Das Vermögen, jedes Sinnliche zu veredeln», sagte er, «und auch den totesten Stoff durch Vermählung mit der Idee zu beleben, ist die schönste Bürgschaft unseres *übersinnlichen* Ursprungs. Der Mensch, wie sehr ihn die Erde auch anzieht, mit ihren tausend und abertausend Erscheinungen, hebt doch den Blick forschend und sehnend zum Himmel auf, der sich in unermeßlichen Räumen über uns wölbt, weil er es tief und klar in sich fühlt, daß er ein Bürger jenes geistigen Reiches sei, woran wir den Glauben nicht abzulehnen noch aufzugeben vermögen.» Allzurasch jedoch, berichtet der Kanzler von Müller, hüllte sich Goethe wieder in Schweigen. «Laßt mich,» sprach er plötzlich, «einsam zu meinen Steinen dort unten eilen, denn nach solchem Gespräch geziemt es dem alten Merlin, sich mit den Urelementen wieder zu befreunden.» In seinen lichtgrauen Mantel gehüllt, stieg Goethe feierlich ins Tal hinab, «bald bei diesem, bald bei jenem Mineral oder Pflanze verweilend.»[188]

Am 1. August 1924 führt Rudolf Steiner in einem Vortrag aus: «Die Menschen müssen wieder die Möglichkeit finden, in dem ‹Buche der Natur› zu lesen. Und das ist der Impuls des Michael: die Menschen, nachdem die von ihm verwaltete Intelligenz unter sie gekommen ist, wieder dazu zu bringen, das große Buch der Natur wiederum aufzuschlagen, in dem ‹Buche der Natur› zu lesen.

Eigentlich sollte jeder, der in der anthroposophischen Bewegung ist, fühlen, daß er sein Karma nur verstehen kann, wenn er erst weiß: An ihn geht persönlich die Aufforderung, wiederum in dem ‹Buche der Natur› geistig zu lesen, die geistigen Hintergründe der Natur zu finden, nachdem Gott die Offenbarung für die Zwischenzeit gegeben hat.»[189]

Michael will den Menschen darin bestärken, in jeder Naturerscheinung das Wirken der Weltgedanken, das Schaffen des Weltengeistes gewahr zu werden. Michael will den Menschen mit der Kraft durchdringen, alles Materielle als eine Offenbarung göttlicher Schöpfermächte schauend zu erleben. Die unendlich vielgestaltige physisch-sinnliche Welt, zu der unsere Sinnesorgane gehören, von denen wir in Wahrheit gar nichts wissen, ist das erhabenste Wunderwerk der Hierarchien, die nur der übersinnlichen Erkenntnis stufenweise zugänglich sind. In jedem Sonnenstrahl, in jedem Wassertropfen, in jedem Schmetterlingsflügel und jedem Amsellied das konkrete Wirken seelisch-geistiger Wesen zu gewahren, ist michaelisches Erleben. Wenn so die Willenstiefen des Menschen mit den Weltgedanken, mit dem Weltenlogos sich verbinden in dem neuen Kreuzungspunkt der Sinne, dann ist nichts mehr außen, nichts mehr innen: denn was draußen ist, ist drinnen.

Der neuzeitliche Mensch freilich, so wurde anschaubar, sieht sich in eine Außenwelt versetzt, in der kein seelisch-geistiges Innen auffindbar ist. Nur in dieser eisigen Todessphäre konnte der abstrakte Intellekt im Laufe der Jahrhunderte ausgebildet werden. Mathematik und analytische Mechanik beherrschen diese Weltschicht nach Maß, Zahl und Gewicht. Die menschliche Denkorganisation aber ist in Wahrheit ätherische Sternenorganisation. «Lebte sie sich einzig *als solche* aus», legt Steiner in den *Leitsätzen* dar, «dann trüge der Mensch in sich nicht ein Selbstbewußtsein, sondern ein Götterbewußtsein. Aber die Denkorganisation ist Sternen-Organisation, herausgehoben aus dem Sternen-Kosmos und versetzt in das irdische Geschehen. Indem der Mensch die Sternenwelt im Irdischen erlebt, wird er ein selbstbewußtes Wesen.

Da hat man also das Gebiet des inneren Menschenlebens vor sich, in dem die göttlich-geistige Welt, die mit dem Menschen verbunden ist, ihn entläßt, damit er in vollem Sinne des Wortes Mensch werden kann.»[190]

Wie die Sinnesorganisation zur physischen Welt gehört, in die sie kunstreich verwoben ist, so erweist sich die Denkorganisation als eine in die physische Welt gleichsam hineingepreßte, deplacierte Sternenorganisation, deren ätherische Bildekräfte zu Abstraktionen, zu Schatten geworden sind. Begriffe und Ideen sind leer, sind substanzlos. Aber gerade als dieser ideelle Schein sind sie die Grundlage des freiwaltenden Selbst-Bewußtseins, in dem sich der Mensch als freies Geistwesen um den Preis erfährt, daß dieses «Ich» eine wesenlose Abstraktion ist.

Zeitlebens vermied Goethe, in diese Form der Selbst-Erfahrung einzutreten. Weshalb ihm das delphische «Erkenne dich selbst» verdächtig war und er es als eine unrealisierbare Forderung betrachtete. Goethe, dessen ganzes Wesen im Anschauen lebte, wollte das Denken nicht anschauen. Rudolf Steiner hingegen ergriff dieses ins Irdische versetzte Denken mit seinem ganzen Willens-Wesen und entband ihm *Die Philosophie der Freiheit.* Steiner schaute das Denken an und erbaute auf diesem Freiheitsfundament die Anthroposophie. Indem er mit seinem ewigen Ich-Wesen das reine Denken erlebend durchdrang, belebte es sich zu Imaginationen, zu Inspirationen, zu Intuitionen zur Kommunion mit dem göttlich-geistigen Urgrund. Ein so geartetes, ein so metamorphosiertes Denken ist frei von allen Instinkten, frei von allen triebhaften Egoismen: es ist geistgetragener Liebes-Wille geworden.[191]

Nicht nur das Lesen im Buch der Gott-Natur impulsiert demzufolge Michael. Um es zu wiederholen: Er ist zugleich der «eigentliche geistige Held der Freiheit», dessen «wirklich repräsentative Herrschaftsperiode diejenige ist, die jetzt kommt, wo die Dinge aus der menschlichen Freiheit kommen.»[192] In dieser Epoche ist es von entscheidender Bedeutung, des eigenen ewigen Bewußtseins-Willenszentrums ansichtig zu werden, um die Freiheit mit dem Michael-Christus-Wesen verbinden zu können und so die Abirrungen des menschlichen Freiheitsstrebens zu überwinden.

Impulsiert Michael auf der einen Seite das geistgerichtete Leben in den Sinnen und ihren Wahrnehmungen, impulsiert er das Streben zur Chymischen Hochzeit, so lebt die Michael-Kraft auf der anderen Seite nicht minder in der Gedanken- und Willenswelt des Menschen, dessen Zielsetzung das In-sich-selbst-Gegründetsein ist, das sich in der Mystischen Hochzeit vollendet. Am Frühlings-Sommer-Pol der Sinnesorganisation wie am Herbst-Winter-Pol der Denkorganisation wirkt Michael mit der Auferstehungskraft des Mysteriums von Golgatha.

Der Pendelschlag der Wochensprüche des *Seelenkalenders* ist in seiner Ganzheit erfüllt von der Michael-Kraft. Das Auf- und Abweben der ineinander polar verschlungenen Meditationsformeln, die den Sinnesbereich mit dem Bewußtseinsbereich auf das eindringlichste verbinden, scheint sich in jenen gewaltigen Versen zu spiegeln, die Faust im Anblick der magischen Chiffre des Makrokosmos aus der Seele fließen:

Wie alles sich zum Ganzen webt,
Eins in dem andern wirkt und lebt!
Wie Himmelskräfte auf und nieder steigen
Und sich die goldnen Eimer reichen!
Mit segenduftenden Schwingen
Vom Himmel durch die Erde dringen,
Harmonisch all das All durchklingen!

Der kosmische Kreislauf, den Faust zu schauen meint, liegt dem *Seelenkalender* jedoch nicht zugrunde: Der Michaeli-Spruch, so war zu sehen, löst die Menschenseele aus dem Naturgeschehen heraus, auf daß sie sich selber trage; und die Weihe-Nacht-Stimmung offenbart die Geburt des Geisteskindes im Seelenschoß, das aus des Menschenwesens Gottesgrund jubelnd in Zukunfts-Weltenfernen hineinwächst. Das Hauptgewicht der Spruchformeln liegt auf dem Geschehen der Mystischen Hochzeit.

Es mag überraschen, Rudolf Steiner dergestalt in die Nähe der Mystik gerückt zu sehen. Hat doch Steiner wiederholt das mystische Seelenstreben in negativem Licht erscheinen lassen. Die herangezogene Abhandlung über die Chymische Hochzeit hingegen läßt deutlich werden, in welcher Weise die wahre Mystik von ihren Abirrungen unterschieden wird. Das ambivalente Wesen mystischer Bestrebungen charakterisiert Steiner in seinem *Lebensgang* denn auch unmißverständlich im unmittelbaren Bezug zu seinen eigenen Bestrebungen. Um 1890, schildert er im XI. Kapitel, habe er den Mystiker als einen Menschen angesehen, der die Ideenwelt, in der sich für ihn selbst «das Geistige darlebte», nicht zu würdigen weiß, weshalb er «in das ideenlose Innere untertauchen will. Ich konnte darin keinen Weg zum Lichte, sondern eher einen solchen zur geistigen Finsternis sehen.» Andererseits zog Steiner auch etwas zu den mystischen Bestrebungen der Menschheit hin. Die Art des inneren Erlebens des Mystikers sprach ihn an. Will dieser doch mit den Quellen des menschlichen Daseins in seiner Seele zusammenleben, statt nur auf die Außenwelt zu schauen, um die physisch-sinnliche Welt mittels der Idee zu erfassen. Aber Steiner war auch klar, daß man mit dem kristallklaren Inhalt der Ideenwelt sehr wohl in die Untergründe der Seele hineinkommen kann. Steiners Bestreben war es deshalb, «die Ideenwelt in die Wärme des inneren Erlebens» einzuführen. An späterer Stelle betont er: «Ich suchte das Zusammensein mit dem Geiste durch die vom Geiste durchleuchteten Ideen auf dieselbe Art wie der Mystiker durch Zusammensein mit dem Ideenlosen. Ich konnte auch sagen: Meine Anschauung beruht auf ‹mystischem› Ideen-Erleben.»[193]

Rudolf Steiners Freiheitsphilosophie ist aus einem « ‹mystischen› Ideen-Erleben» hervorgegangen. So verstanden ist sie das Gegenbild des Goetheschen Weges.[194] Die *Philosophie der Freiheit* ist die Darstellung einer Mystischen Hochzeit – der Vermählung des mystisch-ideellen Erlebens der Menschenseele mit dem göttlichen Urgrund. Die gesamte Anthroposophie ist aus diesem Mysteriengeschehen herausgewachsen.

In dem 1920 gehaltenen Vortragszyklus *Grenzen der Naturerkenntnis* zeigt Steiner auf, wie eng jedoch Goethes Streben in die anthroposophisch orientierte Geisterkenntnis verwoben ist, indem Goethe am Sinnespol in die seelisch-geistige Außenwelt einzudringen bestrebt war. «Die Urphänomene», heißt es da, «sollten die empirischen Axiome, die erfahrbaren Axiome sein.» Goethe trachtete auf diese Weise mathematische Exaktheit in die Phänomene hineinzutragen. «Damit hat Goethe einiges Licht gebracht in den einen Pol, der sich sonst so finster ausnimmt, wenn wir den bloßen Materiebegriff statuieren.» Steiner hebt jedoch hervor, daß «wir Moderne aber versuchen müssen, an den andern Pol, an den Bewußtseinspol zu kommen.» Müssen wir doch trachten, Seelenfähigkeiten auszubilden, die aus dem inneren Wesensbereich des Menschen herauswachsen und tätig werden. «Wir werden dann sehen, daß gegenübergestellt werden müßte dem, was Goethesche Phänomenologie ist als Erfassung der Außenwelt, ein ebensolches Erfassen der menschlichen Bewußtseinswelt, ein Erfassen, das nun im strengsten Sinne eine solche Rechenschaft ablegen will wie Goethe der Mathematik gegenüber, ein Erfassen, wie ich es in bescheidener Weise versucht habe in meiner ‹Philosophie der Freiheit›.

So stehen am Materiepole diejenigen Ergebnisse, die aus dem Goetheanismus stammen, am Bewußtseinspole diejenigen Ergebnisse, die gefunden werden können auf dem methodischen Wege, auf dem ich versuchte, in bescheidener Weise meine ‹Philosophie der Freiheit› aufzubauen.»[195]

Eindringlicher läßt es sich kaum sagen: Das neue Mysterienwesen bezieht den Goetheanismus auf das entschiedenste in die spirituelle Erkenntnis ein, deren Fundament aber in Rudolf Steiners Freiheitsphilosophie zu sehen ist, in der Neubelebung des erstorbenen Denkens, deren weitere Metamorphosen von Steiner in der vom Christus-Impuls durchleuchteten Imagination, Inspiration und Intuition ausgestaltet worden sind, die als Erkenntnisstufen in seinem Gesamtwerk vielschichtig zur Darstellung gelangen.

Die Vorträge über *Grenzen der Naturerkenntnis* gewähren wichtigste Einblicke in das komplexe Ineinanderwirken von Bewußtseinspol und Materiepol, weshalb der Ausgangspunkt, den «*wir Moderne*» zu nehmen haben, leicht aus den Augen verlorengehen kann. Im gegebenen Zusammenhang ist es zudem unmöglich, in gebotener Kürze die bedeutsame Gesamtthematik zureichend zu charakterisieren. Andererseits muß wenigstens andeutend das polare Hin- und Herweben der Menschenseele zwischen den Frühlings-Sommer-Kräften der Sinneswahrnehmung und den Herbst-Winter-Kräften des Denk-Willens umrissen werden.

Wie zu sehen war, beruht der orientalische Yogaweg auf der Spiritualisierung des Atmungsprozesses. Der abendländische Weg hingegen verlegt den Erkenntnisvorgang in die Wechselbeziehung von Denken und Wahrnehmen. Die Wahrnehmung wird zum Einatmen, das Denken zum Ausatmen. Indem das reine Denken im Sinne der *Philosophie der Freiheit* ausgebildet wird, ist es im Grunde eine Willensäußerung, weshalb das Denken und der Wille hier zusammenfallen. Ein so geartetes Denken ist verwandt mit dem, was der Orientale im Ausatmungsprozeß erlebt, wie das Wahrnehmen verwandt ist mit dem Einatmungsprozeß. «Wir müssen», legt Steiner dar, «gewissermaßen mehr zurückgeschoben nach dem Inneren des Menschen denselben Prozeß durchmachen, den der Orientale durchmacht in seiner Yogaphilosophie. Diese Yogaphilosophie geht auf ein reguliertes Einatmen, Ausatmen, und ergreift so das Ewige im Menschen. Der Abendländer, was kann er tun? Er kann klar für sich selber zum Erlebnis machen auf der einen Seite die Wahrnehmung, auf der anderen Seite das Denken. Und er kann dasjenige, was sonst abstrakt und formelhaft nur in Ruhe verbunden wird, Wahrnehmen und Denken, in innerem Erleben verbinden, so daß er innerlich geistig-seelisch erlebt, was man physisch erlebt beim Einatmen, Ausatmen. Physisch erlebt man Einatmung, Ausatmung; in ihrem Zusammenhang erlebt man bewußt das Ewige. Im gewöhnlichen Erleben erlebt man die Wahrnehmung, das Denken. Indem man beweglich macht sein seelisches Leben, erlebt man den Pendelschlag, den Rhythmus, das fortwährende Ineinandervibrieren von Wahrnehmen und Denken. Und wie sich eine höhere Wirklichkeit in Einatmung und Ausatmung für den Orientalen entwickelt, so entwickelt sich, indem der Okzidentale in sich den lebendigen Prozeß der modifizierten Einatmung im Wahrnehmen, der modifizierten Ausatmung im reinen Denken entwickelt, indem er Begriff, Denken und Wahrnehmung ineinanderwebt, gewissermaßen ein geistig-seelisches Atmen anstelle des physischen Atmens der Yogaphilosophie. Und er zwingt sich auch allmählich hinauf durch den rhythmischen Schlag, durch dieses rhythmische Eratmen in Wahrnehmung und Denken zu der wahren geistigen Wirklichkeit in Imagination, Inspiration und Intuition. Und als ich in meiner ‹Philosophie der Freiheit› eben zuerst nur philosophisch darauf hindeutete, daß sich die wahre Wirklichkeit ergibt aus dem Ineinanderschlagen von Wahrnehmung und Denken, sollte, weil eben gerade die ‹Philosophie der Freiheit› als innere Seelenkultur gedacht war, hingewiesen werden auf dasjenige, was der Mensch als Abendländer üben muß, um in die Geisteswelt selber hineinzukommen. Der Orientale sagt: Systole, Diastole; Einatmung, Ausatmung. – Der Abendländer muß an die Stelle setzen: Wahrnehmung, Denken. Der Morgenländer sagt: Ausbildung des physischen Atmens –; der Abendländer sagt: Ausbildung des geistig-seelischen Atmens in dem Erkenntnisprozeß durch Wahrnehmen und Denken.»[196]

Im Zusammenhang mit diesen Darstellungen wird die spirituelle Bedeutung des *Seelenkalenders* erlebbar als ein meditatives Spruchwerk, in dem Denken und Wahrnehmen als ein geistig-seelisches Atmen ineinandergewebt wirksam werden. Ist doch jener zeitlose Pendelschlag der Spruchformeln ebenfalls ein fortwährendes «Ineinandervibrieren von Wahrnehmen und Denken», ganz so, wie Rudolf Steiner dasselbe in dem genannten Vortrag als den abendländischen Yogaweg beschreibt. Und indem das im Sinne der *Philosophie der Freiheit* ausgebildete reine Denken zugleich reiner Wille ist, wird das Wesen des abendländischen Yoga-Willens vertieft anschaubar: Wir lernen mit dem Leiblichen das konkret-geistig Wesenhafte schauen, indem jener neue Kreuzungspunkt in uns entsteht, in dem Subjekt und Objekt, «Menschheitswille und Weltengedanken» sich wesenhaft durchdringen. Der spirituell belebte Sinneswahrnehmungsprozeß, der «Lichtseelenprozeß» wird zu einem Ineinanderspiel des Materiellen und des Geistigen im sinnlichen Auffassen. Die Sinneswelt wird geistig durchsichtig. Denn: «Wenn wir in der Natur das Seelische mitempfinden lernen mit der Sinnesanschauung, dann werden wir das Christus-Verhältnis zu der äußeren Natur haben. Da wird das Verhältnis zur äußeren Natur etwas wie eine Art geistigen Atmungsprozesses.»[197]

In dem vorstehend betrachteten letzten Vortrag über *Grenzen der Naturerkenntnis* – mithin ein Jahr nach dem Zyklus über *Die Sendung Michaels*, in dem der neue Yoga-Wille als ein durchchristeter seelisch-geistiger Atmungsprozeß zur Darstellung gelangt – wird dieses Atmen als ein Ineinanderschwingen von Wahrnehmen und Denken betrachtet, das «zu der wahren geistigen Wirklichkeit in Imagination und Inspiration und Intuition» stufenweise führt.

Anders gesagt, Rudolf Steiner zeigt auf, was innerhalb der weiteren Menschheitsentwicklung zu geschehen hat, damit, in den Bildern von Goethes *Märchen*, die grüne Schlange, die Repräsentantin des menschlichen Sinneswahrnehmungsprozesses, sich mit dem Christus-Opfer verbindend, zur Edelsteinbrücke wird, auf daß der Mysterientempel ins Sonnenlicht emporsteigen und die Hochzeit des verarmten Königssohnes mit der schönen Lilie sich vollziehen kann.

Initiationswissenschaft

In der vorliegenden Schrift wurde der Versuch unternommen, in umrißhaften Andeutungen aufzuzeigen, warum der von Rudolf Steiner umfassend und vielschichtig dargestellte neue Yoga-Wille nicht etwa eine Art Alternative zu den orientalischen Yogapraktiken ist, die trotz ihrer im Laufe von Jahrtausenden entwickelten komplexen Fülle ihr Wesenszentrum in dem Krishna-Impuls der Bhagavadgita haben. Der neue Yoga-Wille hingegen beruht auf der konsequenten Weiterführung des neuzeitlichen naturwissenschaftlichen Erkenntnisweges, der in der Zeit zwischen Nikolaus von Kues und Nikolaus Kopernikus seinen Anfang genommen hat. Anthroposophie ist die Metamorphose der wissenschaftlichen Erkenntniskräfte, die auf der methodischen Handhabung von Sinneswahrnehmung und Denken beruhen.

Der vorstehend einbezogene Zyklus über *Grenzen der Naturerkenntnis* wurde von Steiner im Herbst 1920, noch im ersten Goetheanum, im Rahmen des ersten anthroposophischen Hochschulkurses mit der ausdrücklichen Zielsetzung gehalten, den Weg von der Naturerkenntnis zur Geisterkenntnis darzustellen. Und Steiner beschloß diese acht Vorträge damit, andeutend zu charakterisieren, wie er selbst sich gegen Ende des 19. Jahrhunderts aufgerufen sah, «nach anthroposophisch orientierter Geisteswissenschaft für das Abendland» zu streben, «damit wir etwas haben, das so aus dem Geiste herausschöpft durch Systole und Diastole und ihr Zusammenwirken. Wir im Abendlande haben das geistig-seelische Ineinanderklingenlassen von Wahrnehmung und Denken, indem wir aufsteigen zu einer Wissenschaft, die nicht bloß eine abstrakte ist, sondern eine lebendige Wissenschaft ist, die aber auch dafür diejenige

Wissenschaft ist, die uns im Elemente der Wahrheit leben läßt. Und nach allen Fehlschlägen des Kantianismus, des Schellingianismus, des Hegelianismus brauchten wir eine solche Philosophie, die durch die Entdeckung des Geistesweges zeigen konnte, wie Wahrheit und Wissenschaft in ihrem wirklichen Verhältnisse zueinander stehen; eine solche vergeistigte Wissenschaft, in der wirklich Wahrheit zum Heile der menschlichen Fortentwickelung leben kann.»[198]

Zum Heile der menschheitlichen Fortentwicklung vermag entscheidend nur eine Wissenschaft beizutragen, die von dem Michael-Christus-Impuls getragen ist und dergestalt zu einer Erneuerung des wissenschaftlich-philosophischen, des künstlerischen und des religiös-sozialen Lebens führt. Eine so geartete Initiations-Wissenschaft schlägt die Brücke über den Abgrund, der sich vor der Menschheit zunehmend auftut und alles Umfassend-Heilsame zu verschlingen droht.

Gegen Ende der unabsehbar folgenreichen Katastrophe des Ersten Weltkrieges hielt Rudolf Steiner in Zürich eine Reihe von öffentlichen Vorträgen über *Die Ergänzung heutiger Wissenschaften durch Anthroposophie*, in denen er aufzeigt, wie alle unschätzbar wertvollen Ergebnisse der modernen Wissenschaftszweige ohne die Wissenschaft der Initiation, ohne Imagination, Inspiration und Intuition in Einseitigkeiten, Halbwahrheiten und Sackgassen hineingeraten müssen. Wenn keine tragfähige Brücke geschaffen werden kann zwischen dem Leiblichen und dem Seelisch-Geistigen, müssen alle Wissenschaften steckenbleiben in naturwissenschaftlichen Methoden, die den Menschen in Wahrheit gar nicht beinhalten, was sich besonders verhängnisvoll in der Psychologie, Soziologie und Pädagogik auswirken muß.

Im Rahmen dieser Schrift kann verständlicherweise nicht einmal der Versuch unternommen werden, andeutend auch nur jene in Zürich gehaltenen acht Vorträge in den Gang der hier angestrebten Betrachtungen einzubeziehen, so unschätzbar wichtig es wäre, ihre Inhalte zumindest anklingen zu lassen. Aber es bleibt ja ohnehin dem Leser vorbehalten, in einem gründlichen Umgang mit Rudolf Steiners Werk sich ein Leben lang darum zu bemühen, den in weite Zukunft hineinführenden spirituellen Geistesimpuls der Anthroposophie mit dem eigenen Entwicklungsweg so zu verbinden, daß dieser in seinem Zentrum weiter und weiter belebt erscheint.

Gleich in dem ersten Züricher Vortrag – das sei hier im engen Zusammenhang mit dem Anliegen dieser Arbeit erwähnt – beschließt Steiner seine Gedanken über «Anthroposophie und Seelenwissenschaft» damit, die Zuhörer darauf hinzuweisen, wie die von ihm ausdrücklich anerkannte Naturwissenschaft eine wahre Geisteswissenschaft fordert. Anthroposophie lehnt nichts ab, was aus den berechtigten Forderungen der Naturwissenschaft hervorgeht. «Nein! Ein höheres Bekenntnis muß die anthroposophisch orientierte Geisteswissenschaft ablegen, das Bekenntnis, daß hervorgehen muß diese Geistesforschung aus der Naturwissenschaft nicht als eine abstrakte logische Folge, sondern als ein lebendiges Kind.»[199]

Die in Zürich gehaltenen Vorträge sind durchzogen von dem unabsehbar wichtigen Grundmotiv: Anthroposophie wächst aus der neuzeitlichen Wissenschaftsform heraus, nimmt sie in ihre innersten Zielsetzungen auf und verbindet auf diese Weise die Exaktheit der wissenschaftlichen Erkenntnismethode mit der nicht minder exakten Initiations-Wissenschaft, nach der die moderne Naturwissenschaft Verlangen tragen muß, wenn sie sich selbst wirklich versteht. Ist doch die gesamte Sinneswelt durchdrungen und durchwoben von den übersinnlichen Wirklichkeitsbereichen, die sich stufenweise durch das imaginative, das inspirierte und das intuitive Erkennen erschließen lassen. «Die Wesenheit der geistigen Welt beginnt durch die Imagination zu sprechen, kündigt sich an in ihrer unmittelbaren Wirklichkeit. Die Imaginationen sind zunächst Bilder; aber die Menschenseele durchdringt das Denken, das schon im Nichtsein scheitern wollte, mit dem Willenserlebnis. Und als Schluß begegnet man dem Willen. Im Übersinnlichen stößt unser übersinnlicher Wille an den übersinnlichen Willen der geistigen Welten und Wesen: Inspiration, inspirierte Erkenntnis tritt für uns ein. Und der ganze Gang der Imagination und Inspiration kann sich nun auch mit Bewußtsein herausheben. Ich nenne das Herausheben von Imagination und Inspiration ins Bewußtsein die wahre Intuition, nicht jene nebulose Intuition, von der man oftmals in dem alltäglichen Bewußtsein spricht, sondern die wahre Intuition, das Drinnenstehen in der geistigen Welt.»[200]

Steigt der Mensch durch das imaginative Erleben zur Erfahrung seines Lebenspanoramas als einer ganzheitlichen Zeit-Gestalt auf, die von dem eigenen Ätherleib erfüllt und getragen ist, so gelangt der Meditant in der Inspiration zur Wahrnehmung seines vorgeburtlich erbildeten Astralleibes und seiner darin lebenden ewigen Wesenheit, die sich jedoch unmittelbar erst der intuitiven Erkenntnis erschließt, weil sie jenen rein geistigen Welten angehört, die im Physisch-Ätherischen zwar entscheidend wirksam, aber nicht unmittelbar anschaubar sind. Im Sinnenfälligen, wie es den Menschen während seines irdischen Lebens umgibt, ist das Übersinnliche direkt nur enthalten, soweit es die physisch-ätherische Natur betrifft. Weshalb es grundsätzlich unmöglich ist, das ewige Geistwesen des Menschen naturwissenschaftlich zu erfassen. Für die Naturwissenschaft, zu der ja auch die Psychologie als empirische Forschung gehört, existiert das Geistig-Seelische des Menschen in Wahrheit nicht. Das im Menschenleben waltende Schicksal läßt sich demzufolge nur durch Karmaforschung ergründen, die eine heilige Scheu vor den im Schicksal bis ins Physische hereinwirkenden göttlich-geistigen Wesen voraussetzt. Wie auch die Liebes-Ehrfurcht vor dem ewigen, von Erdenleben zu Erdenleben fortschreitenden Ich-Wesen des Menschen, das in der Intuition unmittelbar erfahren wird, alle Geistesforschung zu erfüllen hat. Das unermeßlich-umfassende, vielgestaltige und vielschichtige Wirken der höheren Hierarchien bis hinunter nicht nur zu den Angeloi, sondern bis hinab in die auf- und absteigenden Elementarwesen, andererseits bis hin zu den vielstufigen Wirksamkeiten der luziferischen, ahrimanischen und asurischen Mächte – alles mit diesen wenigen Worten Angedeutete findet in der Initiations-Wissenschaft Rudolf Steiners ebenso eine unabsehbar reiche Darstellung wie die Welt- und Menschheitsentwicklung.

Die Edelsteinbrücke über den Astralstrom, nach der Goethes Eingeweihtenseele zuinnerst Verlangen trug, erweist sich als tragfähig für denjenigen, der den neuen Yoga-Willen auszubilden beginnt als die heilsame Antwort auf all die schwer und finster auf der Gegenwartsmenschheit lastenden Aufgaben und Gefahren. Ein Zurück in alte atavistische Bewußtseinszustände oder ein Verharren in der doppelten Wahrheit von Wissenschaft und Glauben wird sich im 3. Jahrtausend mit Gewißheit zunehmend als unlebbar erweisen. Ebenso gewiß aber birgt die gegenwärtige Menschheitsstufe alle Zukunftskeime der weiteren geistig-seelischen Entfaltung des zur Freiheit aufsteigenden erdumgreifenden Menschentums, das in der Erneuerung des Geisteslebens durch Rudolf Steiner zur Offenbarung gelangt ist.

Wie umgreifend bedeutsam Goethes naturwissenschaftliche Forschung am Materiepol die neue Initiationswissenschaft vorbereitet hat, ging aus den vorstehenden Betrachtungen hervor. Indem Goethe von den Phänomenen zu den Urphänomenen strebte, sah er sich im Gegensatz zu allen Bestrebungen, die in Francis Bacon einen ihrer extremsten Vertreter fanden. In der *Geschichte der Farbenlehre* hat Goethe Baco von Verulam mehrere Seiten eingeräumt. Bacon gleiche, heißt es da, einem Manne, der die Baufälligkeit eines alten Gebäudes einsieht und den Bewohnern nahelegt, es aufzugeben, «Grund und Boden und alles Zubehör zu verschmähen, einen anderen Bauplatz zu suchen und ein neues Gebäude zu errichten. Er ist ein trefflicher Redner und Überreder; er rüttelt an einigen Mauern, sie fallen ein, und die Bewohner sind genötigt, teilweise auszuziehen. Er deutet auf neue Plätze; man fängt an zu ebnen, und doch ist es überall zu enge. Er legt neue Risse vor, sie sind nicht deutlich, nicht einladend. Hauptsächlich aber spricht er von neuen unbekannten Materialien, und nun ist der Welt gedient. Die Menge zerstreut sich nach allen Richtungen und bringt unendlich Einzelnes zurück, indessen zu Hause neue Plane, neue Tätigkeiten, Ansiedelungen die Bürger beschäftigen und die Aufmerksamkeit verschlingen.» Auf dem Baconschen Wege einer schrankenlosen Empirie, einer unbegrenzten Induktion, so ist Goethe überzeugt, «geht das Leben weg und die Kräfte verzehren sich», ohne daß noch Hoffnung besteht, je wann zu einer wahrhaft befriedigenden Erkenntnis gelangen zu können. «Wer nicht gewahr werden kann, daß ein Fall oft tausende wert ist, und sie alle in sich schließt, wer nicht das zu fassen und zu ehren imstande ist, was wir Urphänomene genannt haben, der wird weder sich noch andern jemals etwas zur Freude und zum Nutzen fördern können.»[201]

Das sinnlich-übersinnliche Erleben des Urphänomens war für Goethe eine Erfahrung des in allem Materiellen wirkenden Göttlichen, dem wir uns nur in heiliger Scheu nähern können, wollen wir es in seiner «unerforschlichen Herrlichkeit von Angesicht zu Angesicht anschauen.» Die reine Wahrnehmung, von keinem intellektuellen Urteil eingetrübt oder gar verdorben, vielmehr ehrfurchtsvoll erfahren, wurde in Goethes Seele zum Gottesdienst, zur Kommunion mit dem erhabenen Geist, der Faust sein Angesicht «im Feuer zugewendet» hatte.

War nach Goethes Überzeugung das Urphänomen «das letzte Erkennbare», weil die Zeit für Anthroposophie noch nicht gekommen war, so konnte Rudolf Steiner den Goetheschen Erkenntnisimpuls über seine Grenzen hinausführen, indem er zuerst am Bewußtseinspol das reine Denken im Sinne der *Philosophie der Freiheit* mit dem Michael-Christus-Impuls zu verbinden wußte, um danach am Materiepol die reine Wahrnehmung im Geiste Goethes auszubilden, wodurch die *freie Imagination* zur vollen Entfaltung gelangen konnte, die zusammen mit dem Streben nach dem Erleben der Urphänomene im Zeitalter der Bewußtseinsseele als das wichtigste Ideal anzusehen ist.[202]

Am 15. August 1924 legte Rudolf Steiner in Torquay dar, das Gehirn, das uns zwischen Geburt und Tod so wertvoll sei, habe nur eine Bedeutung für das irdische Leben; für die geistige Welt sei es «das Allerunbedeutendste». Wollen wir in jene Welt hineinkommen, die an die physisch-sinnliche Welt unmittelbar angrenzt, dann müssen wir das Gehirn wieder ausschalten. Ist es doch für die höheren Stufen der Anschauung ein furchtbar störendes Organ. Mit dem ausgeschalteten Gehirn muß man «gleich wiederum in den Sinnen leben, aber jetzt in die Sinne hineingedrückt haben das erweckte Spirituelle; dann bekommt man die Imagination. Die Sinne nehmen sonst Sinnesbilder wahr in der äußeren physischen Welt und die setzt das Gehirn um in die abstrakten Gedanken, in diese toten, abstrakten Gedanken. Schaltet man des Gehirn aus, lebt man wiederum in den Sinnen, dann empfindet man alles wiederum in Imaginationen.» Man schaut die elementarische Welt, in der auch noch die Toten Jahre, nachdem sie gestorben sind, schauend erlebt werden können. Nachdem wir das Spirituelle – im Sinne der *Philosophie der Freiheit* – erweckt haben, nehmen unsere Sinne, nehmen unsere Augen und Ohren die Welt wahr, in der die vier Elemente Erde, Wasser, Luft und Feuer erfahrbar sind.[203]

In dem neuen Kreuzungspunkt, in dem sich der spirituell erweckte «Menschheitswille» mit dem Weben der Weltgedanken durchdringt, leuchtet nunmehr die freie Imagination auf, während die instinktive Imagination der Ägypter unfrei war. Mit anderen Worten, der neue Yoga-Wille trägt das zum Selbstbewußtsein aufgestiegene Seelen-Geistwesen des Menschen wiederum empor in die übersinnliche Welt. Das aber ist nur möglich, weil Michael zum Taggeist geworden ist. Von nun an kann das Materielle in all seiner unüberschaubaren Fülle als ein Geistiges erlebt werden, dessen stoffliche Metamorphose ein erhabenstes Mysterium ist. Ein Mysterium, ohne das ja auch das gewöhnliche menschliche Tagesbewußtsein gar nicht entstehen könnte, dem der Menschengeist sein freiwaltendes Ichbewußtsein zu entbinden hat, das es in der spirituellen Schulung im Sinne von *Wie erlangt man Erkenntnisse der höheren Welten?* umzuwandeln gilt. Schaltet doch die Anthroposophie das an die Sinne und den Verstand gebundene Bewußtsein wiederum aus – «mit Ausnahme des im reinen Denken erlebten Ich». «Dieses gewöhnliche Bewußtsein kommt eben dadurch zustande, daß das Leiblich-Körperliche des Menschen dessen übersinnliche Wesenheit gewissermaßen aufsaugt und an deren Stelle wirkt. Die gewöhnliche Wahrnehmung der sinnlichen Welt ist diejenige Tätigkeit des Menschenorganismus, die durch Umwandlung der übersinnlichen Menschenwesenheit in Sinnliches sich vollzieht. Das gewöhnliche Vorstellen entsteht auf eben dieselbe Art. Nur daß die Wahrnehmung im Wechselverhältnis des Menschenorganismus mit der Außenwelt sich vollzieht, das Vorstellen im Innern dieses Organismus selbst abläuft. – Auf der Einsicht in diese Tatsachen beruht alle wahre Wirklichkeitserkenntnis. Diese Einsicht zu erwerben, muß für den Erkenntnis-Suchenden innere Seelenarbeit werden. Die Denkgewohnheiten unserer Zeit verwechseln diese innere Seelenarbeit mit allen möglichen Arten nebelhaft mystischer Dilettantismen. Sie ist in Wahrheit gerade das Gegenteil davon. Sie lebt in der vollsten inneren Seelenklarheit. Das streng logische Denken ist ihr Vorbild und Ausgangspunkt. Was nicht in solch reiner, innerer Klarheit erlebt wird wie dieses, schließt sie von sich aus. Aber das bloße logische Denken verhält sich zu ihr selbst wie das Schattenbild zu dem schattenwerfenden Gegenstand.» – Durch eine so beschaffene energische Seelenarbeit findet jene Steigerung des Bewußtseins statt, die es möglich macht, sich ohne den Organismus in dem Bereich des Übersinnlichen forschend betätigen zu können. Das reine Denken steigert sich nun bis zur Anschaulichkeit, die im gewöhnlichen Leben nur in Sinnesbildern lebt. Das übersinnliche Wesen des eigenen Ich wird erlebt, «das sich im gewöhnlichen Seelenleben hinter den Offenbarungen des körperlich-leiblichen Organismus verbirgt. Mit dem, was man auf diese Art als ein umgewandeltes Selbstbewußtsein erworben hat, läßt sich erst die übersinnliche Wirklichkeit wahrnehmen. Um dies zu können, sind noch andere Seelenverrichtungen notwendig, die sich auf Wollen und Fühlen beziehen, während die bisher gemeinten es mit umgewandelten Wahrnehmungs- und Vorstellungskräften zu tun haben. Wollen und Fühlen beziehen sich im gewöhnlichen Seelenleben auf Wesen oder Vorgänge, die außerhalb des eigenen Seelenlebens liegen.» Für die Dauer der anthroposophischen Forschung hingegen müssen Fühlen und Wollen ganz von der Außenwelt abgelenkt werden, damit von ihnen nur das ergriffen wird, «was nach den umgewandelten Wahrnehmungs- und Vorstellungskräften im Innern der Seele lebt. Man fühlt nur und durchsetzt nur mit Willensimpulsen, was man als umgewandeltes Selbstbewußtsein durch das zu innerer Anschaulichkeit gesteigerte Denken erlebt.»[204]

Der neue Yoga-Wille entfaltet sich demgemäß in der Geistesschau der Weltgedanken, nachdem die Wahrnehmungs- und die Denkorganisation eine tiefgreifende Metamorphose erfahren haben und das Gefühls- wie das Willensleben aus ihrer gewöhnlichen körperlichen Grundlage herausgelöst sind. Durch die leibfreie Entfaltung der Wesenheit, die dem menschlichen Willen zugrundeliegt, der zuvor an das Stoffwechsel-Gliedmaßensystem gefesselt und deshalb in Unbewußtsein gehüllt war, ist das umgewandelte Selbstbewußtsein mit der göttlich-geistigen Wesenswelt verbunden.

Wird dergestalt im neuen Kreuzungspunkt das ewige Willenswesen des Menschen mit der Willenswelt des Kosmos vereint, dann wird alles Physisch-Sinnliche zu einer Offenbarung schöpferischer Mächte. Der Geistesforscher durchschaut, daß das gewöhnliche Tagesbewußtsein, das ja auch in den Wissenschaften seine uneingeschränkte Anwendung findet, dadurch entsteht, daß des Menschen übersinnliches Wesen von dem Leiblich-Körperlichen «gewissermaßen aufgesaugt» wird. Davon kündet, wie zu vernehmen war, auch der fünfzehnte Wochenspruch: Im Weltenschein erlebt die Menschenseele «wie verzaubert» das Weben des Geistes. In der Metamorphose des Übersinnlich-Wesenhaften in das Leiblich-Körperliche waltet Zaubermacht, die allem Materiellen als göttliche Alchemie innewohnt.

Um die Jahreswende 1925 schrieb Rudolf Steiner an die Mitglieder der neugegründeten Anthroposophischen Gesellschaft in einem Aufsatz, daß die sinnliche Erscheinung des Menschen eine erhabene Offenbarung der göttlich-geistigen Schöpfermächte ist. Denn: «Der Mensch ist Götter-Ideal und Götter-Ziel.» Die menschliche Gestalt ist demgemäß das Evolutions-Werk der höheren Hierarchien. Zwar ist der physische Leib das, «was sich physisch-chemisch im Menschenwesen abspielt. Das geschieht im gegenwärtigen Menschen innerhalb der menschlichen Gestalt. Diese selbst aber ist ein durch und durch Geistiges. Feierlich sollte es stimmen, ein Geistiges mit physischen Sinnen in der physischen Welt als Menschengestalt wahrzunehmen. Für den, der geistig schauen kann, liegt dieses so, daß er in der Menschengestalt eine wirkliche Imagination sieht, die in die physische Welt heruntergestiegen ist. Will man Imaginationen schauen, muß man aus der physischen Welt in die nächste geistige übertreten. Dann aber wird man gewahr, wie die menschliche Gestalt diesen Imaginationen verwandt ist.»[205]

Alle Naturwissenschaft ist an das sinnliche Wahrnehmen und das abstrakte Denken des gewöhnlichen Bewußtseins gebunden – ausgeliefert an eine nie abschließbare Empirie, an die sich das Seelisch-Geistige des Menschen immer weiter verliert. Die Brücke über den Abgrund des Nichts schlägt nur der neue Yoga-Wille.

Anmerkungen

1 *Die Sendung Michaels*, GA 194, Vortrag vom 30. November 1919.

2 Interview in *DIE WELT*, 3. Juni 2004 – Ernst Mayr war der Hauptvertreter der modernen synthetischen Evolutionstheorie. Er brachte Charles Darwins Konzept der «natürlichen Auslese» mit den Erkenntnissen der Genetik in Einklang. Aus seinem umfangreichen Werk seien hier drei Publikationen genannt, die in deutschen Ausgaben vorliegen: *Eine neue Philosophie der Biologie* (1988), *Das ist Biologie – Die Wissenschaft des Lebens* (2000), *Das ist Evolution* (^{2}2005). Das zuletzt genannte Werk *What Evolution is* (2001) hat Mayr mit der bezeichnenden Widmung versehen: «Den Naturforschern von Aristoteles bis in unsere Zeit, die uns so viel über die Welt des Lebendigen gelehrt haben.» Mayrs Schriften zeichnet eine seltene Klarheit und Souveränität der Darstellung aus.

3 Vortrag vom 24. Dezember 1922, *Der Entstehungsmoment der Naturwissenschaft*, GA 326, 1977, S. 10.

4 Jesaja, 51,6.

5 Vortrag vom 22. Mai 1920, *Die Philosophie des Thomas Aquino*, GA 74, 1967.

6 Rudolf Steiner hat Ammonios Sakkas, der wie andere bedeutende Geister vom Beginn des 3. nachchristlichen Jahrhunderts nichts geschrieben hat, näher charakterisiert. *Menschenfragen und Weltenantworten*, GA 213, 1969, S. 195.

7 Karl Jaspers, *Die großen Philosophen*, I. Band, 1959, S. 656.

8 A.a.O., Anm. 5.

9 Ebenda, S. 27.

10 Jaspers, a.a.O., S. 706.

11 Hans Joachim Störig, *Kleine Weltgeschichte der Philosophie*, ^{11}1970, S. 137. Plotin, *Eneaden* V,I,1.

12 Jaspers, a.a.O., S. 672.

13 Plato, *Hauptwerke*, *Phaidros*, Kröner 1973, S. 150.

14 *Das Christentum als mystische Tatsache*, GA 8, 1961, Plato als Mystiker, S. 47f.

15 Plato, *Hauptwerke*, Kröner 1973, S. XXI.

16 Ebenda, S. 45. – Zu einem derartig Unentstandenen, das «aus nichts» entstanden ist, dringt die moderne Physik, für die sich Raum und Zeit,

Materie und Energie in Bewegungsfelder aufgelöst haben, grundsätzlich nicht vor, weil sie das Sich-selbst-Bewegende, Sich-selbst-Erschaffende nicht zu denken vermag, obwohl diese platonische Idee aufzeigt, wie die Physik ihre Autosuggestion abschütteln könnte.– Rudolf Steiner faßt das Mysterium des Urquells alles Seins und Werdens im *Anthroposophischen Seelenkalender* in die Worte (Vierundzwanzigste Woche; 15. -21. September):

Sich selbst erschaffend stets,
Wird Seelensein sich selbst gewahr;
Der Weltengeist, er strebet fort
In Selbsterkenntnis neu belebt
Und schafft aus Seelenfinsternis
Des Selbstsinns Willensfrucht.

17 Plotin hat Platos Darstellung übernommen; und von Plotin übernahm sie Goethe, indem er sie in die Verse faßte:

Wär nicht das Auge sonnenhaft,
Die Sonne könnt' es nicht erblicken;
Läg nicht in uns des Gottes eigne Kraft,
Wie könnt' uns Göttliches entzücken.

18 Platon, *Hauptwerke*, Kröner 1973, S. 208.

19 Ebenda, S. 106.

20 Karl Jaspers, *Die großen Philosophen*, Erster Band, 1959, S. 139. – Es gibt keinen Text, der Buddhas Worte mit Sicherheit wiedergibt.

21 Vortrag vom 18. September 1912, GA 139, 1960, S. 88f.

22 Vortrag vom 19. August 1911, *Weltenwunder, Seelenprüfungen und Geistesoffenbarungen*, GA 129, 1960, S. 48f.

23 GA 10, 1961, S. 125. – Rudolf Steiner beschreibt im weiteren die acht auszubildenden Fähigkeiten, die er auch Talente nennt. Die erste Fähigkeit bezieht sich auf «die Art und Weise, wie man sich Vorstellungen aneignet.» Gemeinhin bildet der Mensch sein Vorstellungsleben ohne jede Selbstkontrolle aus. Der Geheimschüler dagegen «soll sein ganzes Begriffsleben so lenken, daß es ein treuer Spiegel der Außenwelt wird. Sein Streben soll dahin gehen, unrichtige Vorstellungen aus seiner Seele zu entfernen.» – Die zweite Fähigkeit bezieht sich auf die Art, wie die Entschlüsse gefaßt werden. «Er soll nur aus gegründeter, voller Überlegung selbst zu dem Unbedeutendsten sich entschließen.» – Die dritte auszubildende Eigenschaft bewirkt die stets gewissenhafte Handhabung des Wortes. «Alles Reden um des Redens willen bringt ihn von seinem

Wege ab.» Weder zuviel noch zuwenig Worte soll er machen. – Viertens soll der Schüler sich bemühen, seine Handlungen im rechten Zusammenklang mit seiner Umwelt zu gestalten. «Er sucht sein Tun so einzurichten, daß es sich harmonisch eingliedert in seine Umgebung, in seine Lebenslage und so weiter.» – Die fünfte Fähigkeit bezieht sich auf die ganze Art, wie das Leben möglichst ebenso natur- wie geistgemäß verläuft. «Er sieht das Leben als ein Mittel der Arbeit an und richtet sich dementsprechend ein.» – Das sechste betrifft seine Selbsterkenntnis. «Er versucht nichts zu tun, was außerhalb seiner Kräfte liegt; aber auch nichts zu unterlassen, was innerhalb derselben sich befindet.» Stets ist er bestrebt, seine Ziele am großen Ganzen auszurichten. – Die siebente Fähigkeit wird von dem Schüler ausgebildet, indem er vom Leben stets zu lernen bestrebt ist und sich bemüht, das Gelernte «sorgfältig zu Rate zu ziehen». – Das achte endlich besteht in der Betrachtung des eigenen Inneren: «der Geheimschüler muß von Zeit zu Zeit Blicke in sein Inneres tun; er muß sich in sich selbst versenken, sorgsam mit sich zu Rate gehen, seine Lebensgrundsätze bilden und prüfen, seine Kenntnisse in Gedanken durchlaufen, seine Pflichten erwägen, über den Inhalt und Zweck des Lebens nachdenken und so weiter.»

24 Ebenda, S. 183.

25 Vortrag vom 17. September 1909, GA 114, 1955.

26 Vom 4. bis zum Anfang des 2. Jahrhunderts v. Chr. gab es, hauptsächlich im Industal, bereits eine Hochkultur, deren Hieroglyphenschrift noch unentziffert ist. Die seit 1924 ans Licht gebrachten Überreste in Gestalt mehrerer übereinandergelagerter Schichten von Städten mit festen, mehrstöckigen Häusern, Geschäften und breiten, rechtwinklig angelegten Straßen (z.B. Mohendscho Daro), dazu mit komplizierten Entwässerungssystemen, öffentlichen Bädern und Versammlungsgebäuden, sprechen eine eindringliche Sprache. Da Tempel und Paläste zu fehlen scheinen, stand die nach einem der Hauptausgrabungsplätze benannte *Harappakultur* offenbar im Gegensatz zur gleichzeitigen sumerisch-akkadischen Hochkultur. Um 1500 v. Chr. erlag diese Induskultur dem Ansturm der indoarischen Einwanderer. Ein grundlegendes Werk über *Die Philosophie der Inder* ([3]1974) von Helmuth von Glasenapp gewährt komplexe Einblicke in die sich sodann entwickelnde Kultur Indiens.

27 *Gedichte des Rig-Veda*, Auswahl und Übersetzung von Herman Lommel, 1955.

28 Ebenda, S. 116f.

29 Helmuth von Glasenapp, *Indische Weisheit*, I. Band, Glaube und Wissen der Hindus, 1958, S. 20ff.
30 Prooemion.
31 Glasenapp, *Die Philosophie der Inder*, ^{3}1974, S. 36ff.
32 *Upanishaden*. Übertragen und eingeleitet von Alfred Hillebrandt, ^{3}1975, S. 63f.
33 Ebenda, S. 53.
34 Brihad-Aranyaka-Upanishad. – Hans-Joachim Störig, *Kleine Weltgeschichte der Philosophie*, ^{11}1970, S. 19.
35 Siehe Helmuth von Glasenapp, *Die Philosophie der Inder*, ^{3}1974, S. 217-229.
36 Heimo Rau, *Gandhi*, ^{21}1993, S. 22 u. 32. – Der Oberste des Kastenrates hatte Gandhi aus der Kaste ausgestoßen, weil die Religion Reisen ins Ausland verbot, da es als unmöglich angesehen wurde, dort zu leben, ohne die Religion zu verleugnen; zumal London als ein Sündenpfuhl galt, dem man erliegen müßte.
37 Ebenda, S. 59ff.
38 *Bhagavadgita*, 16. Gesang, 4. Übertragen von Leopold von Schroeder, ^{3}1975.
39 Heimo Rau, a.a.O., S. 73.
40 Christoph Lindenberg, *Rudolf Steiner*, Band I, S. 501ff.
41 *Die Bhagavadgita und die Paulusbriefe*, GA 142, 1982.
42 Ebenda, S. 16.
43 Ebenda, Vortrag vom 29. Dezember 1912, S. 46.
44 Ebenda, Vortrag vom 30. Dezember 1912, S. 57.
45 Ebenda, Vortrag vom 31. Dezember 1912, S. 91.
46 *Die Geheimwissenschaft im Umriß*, GA 13, 1955, S. 293.
47 Matth. 13.
48 *Wie erlangt man Erkenntnisse der höheren Welten?*, GA 10. 1961, S. 206ff.
49 Ebenda, S. 204-209.
50 *Die Geheimwissenschaft im Umriß*, GA 13, Kap. Die Weltentwickelung und der Mensch, 1955, S. 270.
51 Ebenda, S. 161. – In der *Geheimwissenschaft* schildert Rudolf Steiner die nachatlantischen Kulturstufen von S. 273-298 und S. 397-417. Nur die in diesem Grundbuch gegebenen Darstellungen werden im folgenden von dem Verfasser herangezogen. Aus dem Gesamtwerk Rudolf Steiners ließen sich nahezu unbegrenzt viele Ergänzungen und Erweiterungen des hier nur fragmentarisch Zusammengefaßten hinzufügen.

52 Ebenda, S. 273.
53 Aristoteles, *Hauptwerke*, 1968, S. 37.
54 Ebenda, S. 32f.
55 *Die Geheimwissenschaft im Umriß*, GA 13, 1955, S. 298.
56 Wilhelm Capelle, *Die Vorsokratiker*, 1968, S. 27.
57 Rudolf Steiner, *Der Entstehungsmoment der Naturwissenschaften*, GA 326, 1977.
57a Rudolf Steiner weist im Vortrag vom 25. Dezember 1922 auf diesen Sachverhalt hin. *Der Entstehungsmoment der Naturwissenschaft*, GA 326, 1977, S. 32f.
58 Wilhelm Capelle, *Die Vorsokratiker*, 1968, S. 70.
59 Ebenda, S. 71.
60 Rudolf Steiner, *Die Rätsel der Philosophie*, GA 18, 1968, S. 152.
61 Ebenda, S. 56.
62 Ebenda, S. 62.
63 Aristoteles, *Hauptwerke*, Naturwissenschaft, 1968, S. 380.
64 Ebenda, S. 382f.
65 Ebenda, S. 377.
66 Ebenda, S. 379.
67 Aristoteles, *Hauptwerke*, Älteste Metaphysik, 1968, S. 49.
68 Ebenda, S. 283.
69 Ebenda, S. 151. Die Hervorhebung hat Aristoteles vorgenommen.
70 Ebenda, S. 28f.
71 Vortrag vom 23. März 1904, *Spirituelle Seelenlehre und Weltbetrachtung*, GA 52, 1972, S. 174.
72 Vortrag vom 16. März 1904, GA 52, 1972, S. 156.
73 Vortrag vom 8. April 1921, *Die befruchtende Wirkung der Anthroposophie auf die Fachwissenschaften*, GA 76, 1977, S. 172f.
74 Aristoteles, Aus dem Dialog über Philosophie, 1968, S. 31.
75 Zitiert nach Jochen Kirchhoff, *Nikolaus Kopernikus*, 1985, S. 35.
76 Schon Aristoteles hatte, wie gezeigt, die Erde keineswegs als den vollkommensten Bereich des Kosmos angesehen. Aber sie war nicht vergänglich und die Menschheit nicht erlösungsbedürftig.
77 Zitiert nach Kirchhoff, *Kopernikus*, S. 27f.
78 Ebenda, S. 68ff.
79 In dem Aufsatz «Philosophie und Anthroposophie» charakterisiert Rudolf Steiner 1918 das Unwesen der *Peripatetiker*, die den mißverstandenen Aristoteles in Verruf brachten. Steiner schreibt: «Es kommt

ja immer wieder vor, daß die Nachfolger, die Bekenner einer Weltanschauung ungemein viel von dem verderben, was die Begründer durchaus richtig hingestellt haben. Statt in die Natur hineinzuschauen, statt zu beobachten, fand man es am Ende des Mittelalters bequem, die alten Bücher des Aristoteles zu nehmen und bei allen akademischen Vorlesungen das Geschriebene des Aristoteles zugrunde zu legen ... So waren die Aristoteliker in der Tat zu einer Erkenntnisplage geworden. Und darum mußte die empirische Wissenschaft aufräumen mit diesem falschen Aristotelismus und sich auf die reine Erfahrung berufen, wie wir das besonders stark als Impuls gegeben sehen bei dem großen Galilei.

Auf der anderen Seite entwickelte sich etwas anderes. Bei Persönlichkeiten, die sozusagen den Glauben vor einem Einbruch des nun auf sich selbst gestellten Denkens schützen wollten, entwickelte sich eine Abneigung gegen die Denktechnik. Sie waren der Meinung, daß diese Denktechnik ohnmächtig sei gegenüber dem geoffenbarten Weisheitsgut. ... Das sehen wir am stärksten im Beginn der Neuzeit zum Ausdruck gebracht, wenn wir die harten Worte Luthers hören: ‹die Vernunft ist die stockblinde, taube Närrin›, die nichts zu schaffen haben soll mit den spirituellen Wahrheiten; und wenn Luther weiter behauptet, daß die reine Glaubensüberzeugung niemals in richtiger Weise aufdämmern kann durch das vernünftige Denken, das sich auf Aristoteles' Vorstellungsart stützt. Diesen nennt er ‹einen Heuchler, einen Sykophanten, einen stinkenden Bock›. Das sind, wie gesagt, harte Worte, aber vom Standpunkt der neueren Zeit erscheinen sie uns begreiflich; es hatte sich eben eine tiefe Kluft aufgetan zwischen der Vernunft und ihrer Denktechnik einerseits und der übersinnlichen Wahrheit andererseits.» (*Philosophie und Anthroposophie. Gesammelte Aufsätze 1904–1923*, GA 35, 1935, S. 83f.)

80 Zitiert nach Johannes Hemleben, *Galileo Galilei*, 1969, S. 123.

81 Ebenda, S. 143.

82 Wilhelm Capelle, *Die Vorsokratiker*, 1968, S. 279.

83 Johannes Kepler, *Aus seinen Werken und Briefen*, 1953, S. 37. An Herwart von Hohenheim, 10. Februar 1605.

84 In *Die geistige Führung des Menschen und der Menschheit* (GA 15) schildert Rudolf Steiner, welche Beschaffenheit die altägyptische Kultur ursprünglich hatte und wie sie mit unserer Kulturepoche in einem geheimen Zusammenhang steht. Alte ägyptische Erkenntnisse leben in unserer Zeit wieder auf. Steiner schreibt: «Man denke an Kepler. Er

war durchdrungen von der Harmonie im Weltenbau; und dies ist zum Ausdruck gekommen in seinen bedeutsamen mathematischen Gesetzen der Himmelsmechanik, in den sogenannten Keplerschen Gesetzen. Diese sind scheinbar recht trocken und abstrakt; aber bei Kepler sind sie herausgeboren aus seinem Vernehmen der Harmonie des Weltenalles. Man kann in Keplers Schriften selbst lesen, wie er sagt: damit er finden konnte, was er gefunden hat, mußte er hingehen zu den heiligen Mysterien der Ägypter ... Wir dürfen durchaus die Vorstellung hegen, daß Kepler in die alte ägyptische Weisheit während eines seiner früheren Leben eingedrungen ist, und daß in seiner Seele diese ägyptische Weisheit in jener Form neu gestaltet auftrat, die der neueren Zeit angemessen ist. Es ist erklärlich, daß mit dem ägyptischen Genius in unsere Kultur ein materialistischer Zug hereinkommt, denn die Ägypter hatten einen starken Materialismus als Einschlag ihrer Spiritualität, der sich zum Beispiel darin einen Einschlag gab, daß man den physischen Leib des Verstorbenen einbalsamierte, das heißt, man legte Wert auf die Erhaltung des physischen Leibes. ... Aus der Gesinnung, welche die Leichen einbalsamierte, wurden die Anschauungen, welche heute bloß den Stoff anbeten. ... In unserer heutigen Wissenschaft leben die Kräfte der alten ägyptischen und chaldäischen Welt, die damals fortschreitende Kräfte waren, jetzt aber zurückgebliebene darstellen, und die man *erkennen* muß, wenn man den Charakter der Gegenwart richtig würdigen will. Diese Kräfte werden dem Menschen der Gegenwart schaden, wenn er ihre Bedeutung nicht kennt; er wird keinen Schaden durch sie nehmen, sondern sie zu guten Zielen führen, wenn er sich ihres Wirkens bewußt ist und sich dadurch in das rechte Verhältnis zu ihnen bringt. Diese Kräfte müssen ihre Verwertung finden; man würde sonst nicht die großen Errungenschaften in der Technik, Industrie und so weiter in der Gegenwart haben.» (S. 52f.)

85 Die von Kepler aus den von Tycho Brahe stammenden Beobachtungsmaterialien hergeleiteten drei Gesetze der Planetenbewegung sind hier in Anlehnung an die Definition in *Meyers Enzyklopädischem Lexikon*, Band 13, S. 603, formuliert.

86 Siehe hierzu Silvia Wiebach-Koepke, *Phänomenologie der Bewegungsabläufe im Jenseitskonzept der Unterweltsbücher Amduat und Pfortenbuch und der liturgischen «Sonnenlitanei»*, 2 Bände, Ägypten und Altes Testament 55, Wiesbaden 2003.

87 Johannes Kepler, *Aus seinen Werken und Briefen*, 1953, S. 31ff.

88 Spinoza, *Die Ethik*, Fünfter Teil, Sechsundzwanzigster Lehrsatz, 1976, S. 297.
89 Ivo Schneider, *Isaak Newton*, 1988, S. 160.
90 Rudolf Steiner, *Anthroposophische Leitsätze*, GA 26, 1962, S. 96: 25. Oktober 1924.
91 Ebenda, S. 174.
92 Ebenda, S. 169.
93 Ebenda, S. 175.
94 Der lateinische Text lautet:
Mensus eram coelos, nunc terrae metior umbras.
Mens coelestis erat, corporis umbra jacet.
Die Übersetzung stammt von dem 1969 verstorbenen Kepler-Forscher Franz Hammer. – Siehe: Johannes Hemleben, *Johannes Kepler*, 1971, S. 133f.
95 Carl Friedrich von Weizsäcker, *Die Geschichte der Natur*, ^{6}1946, S. 52.
96 Ernst Mayr, *Das ist Evolution*, 2005, S. 47f.
97 Rudolf Steiner, *Die Rätsel der Philosophie*, GA 18, 1968, S. 386f.
98 Nach Ernst Mayr, *Das ist Biologie – Die Wissenschaft des Lebens*, 2000, S. 35.
99 Rudolf Steiner, *Methodische Grundlagen der Anthroposophie, Gesammelte Aufsätze 1884–1901*, GA 30, 1961, S. 163.
100 Rudolf Steiner / Marie Steiner-von Sivers, *Briefwechsel und Dokumente 1901–1925*, GA 262, S. 11f.
101 Rudolf Steiner, *Der Entstehungsmoment der Naturwissenschaft in der Weltgeschichte und ihre seitherige Entwickelung*, GA 326, 1977, Vortrag vom 25. Dezember 1922.
102 Rudolf Steiner, *Einleitungen zu Goethes Naturwissenschaftlichen Schriften*, IV. Über das Wesen und die Bedeutung von Goethes Schriften über organische Bildung, GA 1, 1987, S. 107. – Die Hervorhebung hat Rudolf Steiner vorgenommen.
103 Ernst Mayr, *Das ist Biologie – Die Wissenschaft des Lebens*, 1997; deutsche Ausgabe 2000, S. 230.
104 Ebenda, S. 240.
105 Ernst Mayr, *Das ist Evolution*, ^{2}2005, S. 50f.
106 Rudolf Steiner, Vortrag vom 6. September 1922, *Philosophie, Kosmologie und Religion*, GA 215, 1962, S. 13f.
107 Ernst Mayr, *Das ist Biologie – Die Wissenschaft des Lebens*, 1997; deutsche Ausgabe 2000, S. 19.

108 Nach Johannes Hemleben, *Charles Darwin*, 1968, S. 124.

109 Nach Ernst Mayr, *Eine neue Philosophie der Biologie*, 1988, S. 40.

110 Nach Johannes Hemleben, *Charles Darwin*, 1968, S. 30.

111 Goethe, Band 13, *Naturwissenschaftliche Schriften I*, [8]1981, Studie nach Spinoza, S. 8. – Diesen Text diktierte Goethe offenbar Frau von Stein vermutlich um 1784/85.

112 Ernst Mayr, *Das ist Biologie – Die Wissenschaft des Lebens*, 1997; deutsche Ausgabe 2000, S. 44f. – Für Ernst Mayr gehen die einzigartigen Merkmale von Lebewesen (Organismen) nicht auf ihre Zusammensetzung, sondern vielmehr auf ihre Organisation zurück. Der *Phänotyp* ist die Gesamtheit der Merkmale eines Individuums, die aus der Wechselwirkung von Genotyp und Umwelt resultieren. Unter dem *Genotyp* versteht Mayr die Gesamtheit der Gene (der genetischen Information) eines Individuums, wie dies im Glossar, S. 406, 411 und 412 von ihm selbst formuliert worden ist. – Wie all dem keine Intelligenz innewohnen soll, bleibt dabei völlig ungeklärt.

Das in einem Bienenstock oder einem Ameisenhaufen wirksame Bewußtsein, so legt Steiner in *Aus der Akasha-Chronik* (GA 11, 1955, S. 137f.) dar, «kann nur als der Ausdruck vollgültiger Weisheit bezeichnet werden. Was da zustande kommt, ist genau ebenso das Ergebnis eines Bewußtseins, wie die Einrichtungen des Menschen in der physischen Welt (Technik, Kunst, Staat und so weiter) Wirkung eines Bewußtseins sind. Nur ist das dem Bienenstock oder der Ameisengesellschaft zugrunde liegende Bewußtsein nicht in derselben physischen Welt zu finden, in welcher das gewöhnliche menschliche Bewußtsein zu finden ist. … Derselbe bewußte Geist, der beim Menschen in der physischen Welt lebt, muß eben in den genannten Tierkolonien in einer *übersinnlichen* Welt gesucht werden. Könnte sich der Mensch mit seinem Bewußtsein in diese Welt erheben, so würde er dort den ‹Ameisen- oder Bienengeist› in voller Bewußtheit als sein Schwesterwesen begrüßen können. *Der Seher kann dieses wirklich.*» Das Bewußtsein des heutigen Menschen arbeitet in der physischen Welt, was darauf beruht, «daß seine physischen Teilchen – die Gehirn- und Nervenmoleküle – in einer ganz bestimmten Verbindung miteinander stehen.»

Einen Organismus als einen seelenlosen Automaten anzusehen, fiel allerdings auch Ernst Mayr schwer.

113 Ebenda, S. 24.

114 Vergl. Johannes Hemleben, *Charles Darwin*, 1968, S. 147.

115 Rudolf Steiner, *Philosophie, Kosmologie und Religion in der Anthroposophie*, Vortrag vom 6. September 1922, GA 215, S. 13f.

116 *Luzifer-Gnosis, Gesammelte Aufsätze 1903–1908*, GA 34, 1960, S. 231.

117 Nach Johannes Hemleben, *Charles Darwin*, 1968, S. 84.

118 Buchförmige Auflage *Aus der Akasha-Chronik*, GA 11.

119 Nach Christoph Lindenberg, *Rudolf Steiner – Eine Chronik*, 1988, S. 210.

120 Rudolf Steiner, *Methodische Grundlagen der Anthroposophie, Gesammelte Aufsätze, 1884–1901*, GA 30, 1961, S. 359-364.

121 Rudolf Steiner, *Briefe*, Band 2, 1892–1902, 1953, S. 226f.

122 Rudolf Steiner, *Mein Lebensgang*, GA 28, 1982, S. 402.

123 Ebenda, S. 406.

124 *Anthroposophische Leitsätze*, GA 26, 1962, S. 252.

125 Ebenda, Das Michael-Christus-Erlebnis des Menschen, S. 103.

126 Vergl. Lindenberg, *Rudolf Steiner – Eine Chronik*, S. 60f.

127 Höchst bedeutsam spricht Steiner hier nicht etwa von der Brücke, die von der physisch-sinnlichen Welt aus zu errichten ist, also von der Naturerkenntnis zur Geisterkenntnis, sondern *umgekehrt* «von den Einsichten in die geistige Welt zu denen, die aus der naturwissenschaftlichen Forschung kommen.»

Es ist eben stets festzuhalten, daß Rudolf Steiner im Rückblick auf seine Wiener Jahre noch im November 1923 schreiben konnte: «Mein Leuchtstern war aber stets die ganz durch sich selbst bewirkte Anerkennung der Tatsache, daß der Mensch sich innerlich als vom Körper unabhängiger Geist, stehend in einer rein geistigen Welt, schauen kann.» Gleichzeitig allerdings war Steiner bewußt, wie er in der «Vorrede zur Neuauflage» der *Grundlinien einer Erkenntnistheorie der Goetheschen Weltanschauung* im November 1923 ausführt, daß der Brückenbau für unser Zeitalter *von der Sinnes- zur Geisteswelt* anzustreben ist. Die Evolutionstheorie – führt Steiner demgemäß weiter aus – «hatte in Haeckel Formen angenommen, in denen das selbständige Sein und Wirken des Geistigen keine Berücksichtigung finden konnte. Das Spätere, Vollkommene sollte aus dem Früheren, Unentwickelten im Zeitenlaufe hervorgegangen sein. Mir leuchtete das in bezug auf die äußere sinnenfällige Wirklichkeit ein. Doch kannte ich die vom Sinnenfälligen unabhängige, in sich befestigte, selbständige Geistigkeit zu gut, um der äußeren sinnenfälligen Erscheinungswelt recht zu geben. Aber es war die Brücke zu schlagen von dieser Welt zu der des Geistes.»

128 Am 11. April 1914 hielt Rudolf Steiner einen Vortrag, der hier nur als ein Beispiel herangezogen werden soll, an dem erahnbar zu werden vermag, wie vielschichtig Steiner Licht und Farbe betrachtet hat. In dem genannten Wiener Vortrag, in dem das «Idealbild des Menschen» als «der Inhalt der Götter-Religion» betrachtet wird, wird geschildert, wie der Wahrnehmungsvorgang mit dem hellseherischen Blick erforscht wird. Indem unser Auge uns veranlaßt, die Licht- und Farbempfindung zu haben, tritt in uns «eine Art von Licht- und Farbenleichnam» auf. Wie überhaupt stets etwas in uns stirbt, indem wir die Außenwelt wahrnehmen. Hinter allen Wahrnehmungen, hinter allen Eindrücken stehen Imaginationen, schöpferische Bilder. «In dem Augenblick, wo wir alles sehen würden, alles wahrnehmen würden, was in dem Licht oder in dem Tone oder in der Wärme lebt, würden wir hinter dem, was uns zum Bewußtsein kommt, die schöpferische Imagination wahrnehmen und in dieser sich wieder offenbarend die Inspiration, und in dieser die Intuition. Es ist dasjenige, was uns zum Bewußtsein kommt als Licht- und Tonempfindung, gleichsam die oberste Schicht, gleichsam nur der Schaum dessen, was an uns heranschwingt, aber es lebt darin, was, wenn es uns zum Bewußtsein käme, zur Imagination, Inspiration, Intuition in uns werden könnte.»
Steiner unterscheidet die von außen in uns eindringenden göttlich-schöpferischen Imaginationen, Inspirationen, Intuitionen, die sich uns in unseren Wahrnehmungsvorgängen leichnamhaft offenbaren, mithin von jenen Imaginationen, Inspirationen, Intuitionen, die der Geistesschüler zu erlangen vermag. Steiner fährt fort: «Also eigentlich haben wir nur ein Viertel von dem, was an uns heranstürmt, wirklich in der Wahrnehmung gegeben, die anderen drei Viertel dringen in uns ein, ohne daß es uns zum Bewußtsein kommt.» (GA 153, 1959, S. 96ff.)

129 Rudolf Steiner, *Mein Lebensgang*, GA 28, 1982, S. 116.

130 Eckermann, Gespräche mit Goethe, 27.12.1826.

131 Bildung und Umbildung organischer Naturen, Absicht eingeleitet, Vorwort zur Morphologie.

132 Rudolf Steiner, *Mein Lebensgang*, GA 28, 1982, S. 129.

133 Ebenda, S. 130f.

134 Rudolf Steiner, Vortrag vom 28. Juli 1924, *Esoterische Betrachtungen karmischer Zusammenhänge*, 3. Band, GA 237, 1975.

135 *Naturwissenschaftliche Schriften I*, Hamburger Ausgabe Band 13, [8]1981, S. 38.

136 *Grundlinien einer Erkenntnistheorie der Goetheschen Weltanschauung*, 20. Optimismus und Pessimismus, GA 2, S. 96.
137 Vortrag vom 16. September 1924, *Esoterische Betrachtungen karmischer Zusammenhänge*, 4. Band, GA 238, 1965, S. 95.
138 *Mein Lebensgang*, GA 28, [8]1982, S. 178.
139 Ebenda, S. 178f.
140 Vortrag vom 13. September 1922, *Die Philosophie, Kosmologie und Religion in der Anthroposophie*, GA 215, 1962, S. 131f.
141 *Menschenwerden, Weltenseele und Weltengeist*, GA 206, S. 63; *Perspektiven der Menschheitsentwickelung*, GA 204, S. 60ff.
142 *Die Geheimwissenschaft im Umriß*, GA 13, 1955, S. 340ff.
143 Ebenda, S. 343f.
144 *Die Philosophie der Freiheit*, Grundzüge einer modernen Weltanschauung. Seelische Beobachtungsresultate nach naturwissenschaftlicher Methode, GA 4, 1962, S. 46.
145 Ebenda, S. 256f.
146 Siehe *Wahrspruchworte*, GA 40, 1969, S. 195. Für Ilma Wilborn-Seiler, Wien, 9. April 1889.
147 *Grundlinien einer Erkenntnistheorie der Goetheschen Weltanschauung*, 20. Optimismus und Pessimismus.
148 *Anthroposophische Leitsätze*, GA 26, 1962, S. 252.
149 Vortrag vom 12. Januar 1924, *Mysterienstätten des Mittelalters*, GA 233a, 1980, S. 82.
150 Ebenda, 13. Januar 1924 – 1879 beginnt Steiner im Oktober sein Studium an der Technischen Hochschule in Wien, wie bereits erwähnt. Im selben Vortrag geht Rudolf Steiner im Zusammenhang mit dem rosenkreuzerischen Initiationsprinzip auf «den Haeckelismus mit all seinem Materialismus» ein, den man studieren möge, indem man sich gleichzeitig mit den Erkenntnismethoden gemäß *Wie erlangt man Erkenntnisse der höheren Welten?* durchdringt. Steiner wendet sich an seine Zuhörer mit den Worten: «Was Sie in *Haeckels* ‹Anthropogonie› über die menschlichen Vorfahren in einer Sie vielleicht abstoßenden Weise lernen, lernen Sie es in dieser abstoßenden Weise, lernen Sie alles dasjenige darüber, was man durch äußere Naturwissenschaft lernen kann, und tragen Sie das den Göttern entgegen, und Sie bekommen dasjenige, was in meinem Buche ‹Geheimwissenschaft› über die Evolution erzählt wird. Das ist, sehen Sie, der Zusammenhang zwischen dem schwachen, matten Wissen, das der Mensch mit seinem physischen Leibe hier erwerben kann, und dem, was

ihm mit der gehörigen Gesinnung, mit der gehörigen Vorbereitung durch dieses Gelernte die Götter geben können. Aber der Mensch muß ihnen dasjenige, was er auf der Erde lernen kann, entgegenbringen».
An späterer Stelle des Vortrags fügt Steiner hinzu: «Und so ist tatsächlich heute die Naturwissenschaft die Grundlage für das Schauen.» (GA 233a, 1980, S. 89ff.)

151 März 1925, *Anthroposophische Leitsätze*, GA 26, 1962, S. 252.

152 Vergl. Otto Palmer, *Rudolf Steiner über seine Philosophie der Freiheit,* Stuttgart [3]1984.

153 *Die Rätsel der Philosophie*, 1968, S. 59.

154 Ebenda, S. 621.

155 *Die Philosophie der Freiheit*, 1962, S. 145: Die Idee der Freiheit. Zusatz von 1918.

156 Ebenda, S. 142f.

157 Am 11. April 1914 charakterisiert Rudolf Steiner in einem Vortrag, der bereits herangezogen wurde, den menschlichen Willen, hinter dem «die geistige Wesenheit, die Grundwesenheit steht, die eigentlich in der Sonne lebt. ... Aber es verbirgt sich. Der Wille wird noch weniger ganz geboren als das Gefühl. Der Wille würde uns ganz, ganz anders durchdringen, wenn alles, was in ihm liegt, wirklich in unserem Bewußtsein zum Vorschein käme. Es kommt wirklich nur die alleräußerste Oberfläche des Willens, es kommen nur die alleroberflächlichsten Schaumgebilde des Willens zum Ausdruck. Das andere bleibt uns verborgen.» Was im Gefühl und was im Willen in Wahrheit lebt, «ist werdendes Karma.» Der Hüter der Schwelle verbirgt es uns, solange wir es nicht ertragen können. «Das, was von unserem Gefühl ungeboren verbleibt, lebt im Astralleib; das, was vom Willen ungeboren bleibt, lebt im Ich.» (*Inneres Wesen des Menschen und Leben zwischen Tod und neuer Geburt*, GA 153, 1959, S. 104f.)

158 Vortrag vom 30. Januar 1923, *Anthroposophische Gemeinschaftsbildung*, GA 257, 1983, S. 31-45.

159 Ebenda, S. 46.

160 Heimo Rau, *Gandhi*, [21]1993, S. 32.

161 Vortrag vom 1. Januar 1913, GA 142.

162 In seinem Aufsatz «Philosophie und Anthroposophie» führt Rudolf Steiner 1918 aus: «Was für das gewöhnliche Bewußtsein erreichbar ist, hängt von der Menschheitsorganisation ab, die im Tode zerfällt. Deshalb ist es begreiflich, daß die Erkenntnis dieses Bewußtseins von dem Übersinnlichen, dem Ewigen in der Menschennatur nichts wissen kann.

Erst das verwandelte Bewußtsein schaut in diejenige Welt, in welcher der Mensch als übersinnliches Wesen lebt, als ein Wesen, das vom Verfall des sinnlichen Organismus nicht berührt wird.» (GA 35, 1965, S. 109)

Goethes grüne Schlange verkörpert alle Sinnes-Erfahrungen jedoch in einer Weise, die ihre mögliche *Metamorphose in das Übersinnliche* beinhalten; weshalb sich ihr Körper zuletzt in lauter leuchtende Edelsteine zu verwandeln vermag, auf denen jene Brücke auferbaut wird, die Sinnes- und Geisteswelt dauerhaft verbindet. Goethes grüne Schlange weiß darum, daß alles Sinnliche im Tode zerfällt, sie selbst also ohnehin aufgeopfert wird.

Hinter allen Sinneserscheinungen walten und wirken übersinnliche Schöpfermächte. Sie gestalten alles in Imaginationen und Inspirationen, die Steiner (am 1. Oktober 1921) auch «Expirationen» nennt, denen wiederum *nach außen getriebene* Intuitionen zugrundeliegen, die deshalb in allen stofflichen Erscheinungen zur Offenbarung gelangen. Denn, so Rudolf Steiner: «Der Geist wird doch immer über den Stoff siegen und sich immer neuerdings in Stoff verwandeln.» (Vortrag vom 9. April 1923, *Was wollte das Goetheanum und was soll die Anthroposophie?* GA 84, 1961, S. 46) Aus demselben Grunde aber wohnt dem Mysterium des geistig-physischen Welten-Urwesens auch die Metamorphose des Sinnlichen in Übersinnliches inne.

Die sich nur auf die Sinnesbeobachtung und das Verstandesurteil über Sinnesbeobachtungen stützende Forschung hingegen gleicht einer Schlange, die sich unter keinen Umständen opfern will – und deshalb Anthroposophie ablehnt.

163 *Goethes Geistesart*, GA 22, 1956, S. 71.

164 In dem Zyklus *Der übersinnliche Mensch anthroposophisch erfaßt*, den Rudolf Steiner im November 1923 in Den Haag hielt, richtete er den Blick seiner Zuhörer auf die Sinne, die doch zunächst all unsere Erdenfreuden und Erdenschmerzen verursachen. «Wir Menschen bedenken ja nicht immer, was alles die Eindrücke, die Erlebnisse unserer Sinne für uns bedeuten.» Ja, es könnte für den nach übersinnlicher Erkenntnis Strebenden sehr leicht der Eindruck entstehen, das Sinnesleben sei als untergeordnet zu betrachten und im Grunde zu fliehen. Für den Initiierten aber gewinnt das Anschauen der sinnlichen Welt einen unersetzlichen Wert, obwohl unsere Sinne uns doch eigentlich nichts für die innere Sicherheit unseres Ich geben. Andererseits wissen wir erst dann etwas über unsere Sinne, wenn wir zu übersinnlichen Erkenntnissen aufsteigen.

Wenn wir durch die Todespforte geschritten sind, «gelangen wir nach einer gewissen Zeit bewußt in die Region der Angeloi, Archangeloi und Archai.» Diese geben uns lebensvolle Einblicke in das, «was sie unten auf der Erde tun.» Und der Mensch versteht, «daß er wieder hinunter muß auf die Erde. ... Und er lernt wissen, daß er diese Taten nur schauen kann, wenn er auf die Erde hinuntersteigt, sich mit einem physischen Leib umhüllt und dadurch der sinnlichen Wahrnehmung teilhaftig wird. Ja, die tiefsten Geheimnisse der sinnlichen Wahrnehmung, nicht nur der Wahrnehmung des Hochgebirges, sondern aller sinnlichen Wahrnehmungen, enthüllen uns in wunderbaren Gesprächen die Wesenheiten, mit denen wir zusammen sind zwischen Tod und neuer Geburt. Und so schön, so großartig sind die Schönheiten der sinnlichen Natur – das gewöhnliche Bewußtsein nimmt es bloß nicht wahr –, daß dasjenige, was in der menschlichen Seele aufsteigen kann an Erdenerinnerungen, wenn sie durch die Pforte des Todes gegangen ist, erst die richtige Beleuchtung erlangt, wenn der Mensch nur dasjenige, was seine Augen schauen, was seine Ohren hören, und was seine übrigen Sinne auf der Erde wahrnehmen durften, beschrieben findet von den Engeln, den Erzengeln und den Urkräften.

So ist der Zusammenhang des Physischen mit dem Überphysischen. Und so ist der Zusammenhang des menschlichen physischen Lebens mit seinem überphysischen Leben. Die Welt ist eben voller Großartigkeit, und was wir hier in dem Leben, im physisch-sinnlichen Leben als physischer Mensch schauen, das darf uns freuen, das darf uns erheben. Seine eigentlichen Geheimnisse lernen wir kennen, wenn wir durch die Pforte des Todes gegangen sind. Und je mehr wir uns freuen gelernt haben an der physisch-sinnlichen Welt, je gründlicher wir auf alles eingegangen sind, was uns an Freuden die physisch-sinnliche Welt geben kann, desto größeres Verständnis bringen wir der Engelwelt entgegen, die uns erzählen will von dem, was wir auf der Erde noch nicht verstehen, was wir erst verstehen lernen, wenn wir hinüberkommen in diese überphysische Welt.» (Vortrag vom 18. November 1923, GA 231)

Der Königssohn in Goethes *Märchen* repräsentiert das Freiheitsstreben des im reinen Denken sich mit dem Übersinnlich-Wesenhaften, mit der schönen weißen Lilie vermählenden Menschen-Ich. Die grüne Schlange hingegen verkörpert das freudige Erleben aller Sinneserfahrungen, deren übersinnlich-wesenhafter Inhalt sich erst in seiner ganzen wundermächtigen Tiefe und Schönheit erschließt, wenn sie jenseits der Schwelle zu den Edelsteinen geworden sind, deren Substanz jeder Sinneserfahrung innewohnt.

165 *Goethes Geistesart*, GA 22, S. 74f.

166 Ebenda, S. 77.

167 Gemäß der Auffassung von Ernst Mayr, die im Vorwort dieser Schrift Erwähnung fand.

168 Vortrag vom 24. Mai 1921, *Die Naturwissenschaft und die weltgeschichtliche Entwickelung der Menschheit seit dem Altertum*, GA 325, 1969.

169 Vortrag vom 22. November 1919, *Die Sendung Michaels*, GA 194, 1962.

170 Siehe hierzu *Anthroposophische Leitsätze*, GA 26. S.221f.

171 Beispielsweise bekennt Goethe: «Das unmittelbare Gewahrwerden der Urphänomene versetzt uns in eine Art Angst: wir fühlen unsere Unzulänglichkeit; nur durch das ewige Spiel der Empirie belebt, erfreuen sie uns.» (Maximen und Reflexionen, S. 433) Goethe spricht hier von jener «Angst», die als ein heilig-ehrfürchtiges Gewahrwerden des göttlich-schöpferischen Weltenwesens zu verstehen ist, das in jedem Urphänomen unmittelbar zu uns sprechen kann.

171a Vortrag vom 22. November 1919, ebenso die folgenden Zitate.

172 Vortrag vom 16. Mai 1912, *Erfahrungen des Übersinnlichen*, GA 143, 1983, S. 201.

173 Ebenda, Vortrag vom 7. Mai 1912, 1983, S. 163.

174 *Wahrspruchworte*, GA 40, 1969, S. 9f.

175 Zwischen dem 5. und 13. Oktober 1923 hielt Rudolf Steiner in Dornach fünf Vorträge über *Das Miterleben des Jahreslaufes in vier kosmischen Imaginationen*. Der erste Vortrag beschenkte die Zuhörer mit der «Michael-Imagination». Steiner schilderte, wie der Mensch beschaffen ist, wenn die Michaelizeit heranrückt. Das «Herbstes-Selbstbewußtsein» erweckt die Seele zum Schauen der majestätischen Gestalt des mit dem Drachen kämpfenden Michael. Wenn der Herbst herannaht, wird der Mensch durch das Selbstbewußtsein zum Besieger des Naturbewußtseins, indem er sich mit Michael verbindet. Der Mensch «muß das Michaelfest feiern lernen, indem er das Michaelfest gerade zu einem Entängstigungsfeste, zu einem Furchtlosigkeitsfeste, zu einem Fest innerer Initiative und innerer Kraft gestaltet, indem er das Michaelfest zu einem Feste der Erinnerung des selbstlosen Selbstbewußtseins gestaltet.» (GA 229, 1955, S. 21)

176 *Anthroposophische Leitsätze*, GA 26, 1962, S. 231-234.

177 *Die Rätsel der Philosophie*, GA 18, S. 170f. – Rudolf Steiner bezeichnet

Goethe als «Vater der Geistesforschung»: 21.Febr.1918, *Das Ewige in der Menschenseele*, GA 67.

178 *Theosophie*, GA 9, 1955, S. 155ff.

179 Vorträge über vergleichende Anatomie II, Artemis 17, S. 275.

180 Eindringliche Darstellungen des *Spinnennetzes* und der *Vogelfeder* hat der bedeutende Biologe Adolf Portmann (1897–1982) gegeben. Jedes Spinnennetz ist eigentümlich für eine bestimmte Spinnenart. Bereits die Wahl des Ortes, an dem sich das Spinnennetz befinden soll, verweist auf die Komplikation des Verfahrens. Die ererbte Weise der Ortswahl muß jedesmal auf die ganz besonderen, nicht selten ungewöhnlichen Umstände bezogen werden. Erst dann werden die ersten Fäden gespannt, wenn die Spinne den Ort durch Herumwandern überprüft hat. Falls es möglich ist, ein Fadenende anzukleben, begibt sich die Spinne danach auf Umwegen zum nächsten Ansatzpunkt und spannt den Brückenfaden; oder, wenn das nicht möglich ist, spinnt sie am oberen Körperende einen Wickel ihrer Seide, den sie vom Luftzug ergreifen läßt, damit er dann irgendwo anklebt. Nachdem der Netzrahmen, ein echter Gerüstbau, erstellt ist, folgen die Speichenfäden. Durch einen weiteren, großzügigen Spiralfaden werden die Speichen verbunden. Die Hilfsspirale wird später wieder Stück für Stück abgebaut. Erst danach wird der Fangfaden gestaltet. Alle diese verschiedenen Fäden werden in einer Drüsengruppe am Körperende erzeugt, wobei nicht alle dasselbe Sekret absondern. Etwa siebenhundert Spinnröhrchen laufen auf sechs fingerartig beweglichen Organen zusammen. Von den kompliziert gebauten Klauen der Hinterbeine werden die Fäden zu einem einzigen Faden vereint und beim Spinnen geführt.

Auch die *Vogelfeder* hat Adolf Portmann als ein Wundergebilde der Evolution höchst eindringlichen Betrachtungen unterzogen. In seinem Buch *Aufbruch der Lebensforschung* (1965) beschreibt er die Geheimnisse der Vogelfeder auf dreißig Seiten. Wer sich mit diesen komplexen Inhalten immer wieder meditativ befaßt, wird verstehen, warum Portmann von den schöpferischen Gründen der Werke des Geistes spricht, die in allen Naturerscheinungen zur Offenbarung gelangen.

Im Jahr 1974 blickte der Siebenundsiebzigjährige auf sein Leben mit den Worten zurück: «Nach fünf Jahrzehnten der Arbeit auf mehreren Feldern der Biologie ... erlebe ich die Ehrfurcht vor dem Geheimnis der Wirklichkeit als unabdingbare Voraussetzung für eine innere Umstimmung des Geistes der Naturforschung, für eine Wandlung, die statt des

Herrschaftswissens, das uns vor die äußerste Bedrohung unseres Daseins geführt hat, ein Heilswissen erstrebt, das unser gefährdetes Leben wieder menschenwürdig macht.» (*An den Grenzen des Wissens – Vom Beitrag der Biologie zu einem neuen Weltbild*, 1974, S. 228f.)
Ein heilsames Wissen aber wird die Menschheit erst dann erlangen, wenn sie das gewöhnliche, an die Sinne gebundene Erkenntnisleben einer Schulung zu unterziehen bereit ist, die höhere Stufen des Bewußtseins erschließt. Alle Naturerkenntnis bedarf des «Heilswissens» der Geisterkenntnis.
Im August des Jahres 1913 sprach Steiner über *Die Geheimnisse der Schwelle* und zeigte den Weg auf zur geistigen Welt, in der nichts mehr an die physische Welt erinnert und die doch allen Erscheinungen der Sinneswelt – also auch jedem Spinnennetz, jeder Vogelfeder – zugrundeliegt. Der Inspiration erschließt sich eine Welt von Gedankenlebewesen. Diese Wesen «sind Gedanken, lautere Gedanken, bloße Gedanken, aber lebendige Gedanken mit Innenwesenheit, sie sind Gedankenlebewesen. ... Ein Geist spricht zum andern, und eine Gedankensprache wird gesprochen in diesem Geisterlande! Aber diese Gedankensprache ist nicht bloß eine Sprache, sondern sie ist in ihrer Gesamtheit das, was die Taten der geistigen Welt darstellt.
Indem diese Wesen sprechen: handeln, tun, agieren sie. Man lebt sich also, wenn man die Schwelle zur geistigen Welt überschreitet, in eine Welt hinein, wo Gedanken Wesen sind, aber als Wesen dort viel realer sind als der Mensch in Fleisch und Blut in der Sinneswelt. In eine Welt lebt man sich hinein, wo das Handeln im Geistergespräch besteht, wo die Worte sich hinüber- und herüberbewegen, und wo etwas geschieht, indem es ausgesprochen wird.» (Vortrag vom 27. August 1913, GA 147, 1960, S. 75)

181 Vortrag vom 6. Januar 1924, *Mysterienstätten des Mittelalters*, GA 233a, 1963.

182 Siehe hierzu die Ausführungen des Verfassers in *Goethe, Schiller und die Anthroposophie*, 2002, S. 49 f.

183 Neununddreißigste Woche, 29. Dezember – 4. Januar.

184 In: *Philosophie und Anthroposophie, Gesammelte Aufsätze 1904–1923*, GA 35, 1965, S. 332-390.

185 Ebenda, S. 339ff.

186 Am 23. Oktober 1909 legte Rudolf Steiner dar: «Heute werden wir die allerersten Fundamente legen zu einer anthroposophischen Sinnes-

lehre.» Und im weiteren Verlauf des Vortrags fügte Steiner hinzu: «Sinn ist das, wodurch wir uns eine Erkenntnis verschaffen ohne Mitwirken des Verstandes.» Am 27. Oktober, im vierten Vortrag, erfuhren die Zuhörer unter anderm: «Denn in bezug auf die Sinneswahrnehmung steht der Mensch in einem unmittelbaren Verhältnis zur Außenwelt, in unmittelbarer Berührung mit der Außenwelt. Es geht daraus auch hervor, daß der Mensch über das, was in seinem Innern ist, nur durch die Kraft seines Verstandes etwas wissen kann. ... Wenn der Mensch also sein Denken anwendet auf das Ich, so ist es ganz natürlich, daß dieses Denken über das Ich – weil das Ich im Innern ist – imstande ist, etwas über dieses Ich zu entscheiden.» (*Anthroposophie, Psychosophie, Pneumatosophie.* GA 115)

187 A.a.O., Anm. 184.

188 Kanzler Friedrich von Müller, *Unterhaltungen mit Goethe*, 29. April 1818, 1959, S. 34f. – Bei diesen Worten über die Vermählung des toten Stoffes mit der Idee mag an eine Aussage erinnert werden, die der junge Rudolf Steiner im Zusammenhang mit der von ihm besorgten Herausgabe von *Goethes Naturwissenschaftlichen Schriften, Einleitungen*, 1884–97, formuliert hat: «Das Gewahrwerden der Idee in der Wirklichkeit ist die wahre Kommunion des Menschen.» (GA 1, 1973)

189 Vortrag vom 1. August 1924, *Esoterische Betrachtungen karmischer Zusammenhänge*, 3. Band, GA 237.

190 *Anthroposophische Leitsätze,* GA 26, 1962, S. 237f.

191 Auf dem Fundament dieses Liebes-Willens der *Philosophie der Freiheit* hat Rudolf Steiner die geistige Kommunion der Menschheit begründet. Am 29. und 31. Dezember 1922 – in der Silvesternacht wurde das Erste Goetheanum ein Opfer der Flammen – hat Steiner über den auf diesem ehernen Fundament begründeten kosmischen Kultus gesprochen. Gegen Ende des erstgenannten Vortrags heißt es: «Hat man in sich im Zentrum die physischen und seelischen und geistigen Kräfte zusammenwirkend gefunden, schaut man sie draußen in den Weltenweiten. Das menschliche Wollen erhebt sich zum künstlerischen Schaffen und zuletzt zu einem solchen Verhältnisse zur Welt, das nicht bloß ein passives Erkennen ist, sondern das eine positive Hingabe ist ... Das Zusammenleben mit dem Weltenlauf wird ihm zum Kultus, und es entsteht der kosmische Kultus, in dem der Mensch in jedem Augenblicke seines Lebens darinnenstehen kann.» (*Das Verhältnis der Sternenwelt zum Menschen und des Menschen zur Sternenwelt*, GA 219, 1966, S. 161) Und am übernächsten Abend

vernahmen die Zuhörer, wie wesenhaft sich der Mensch in diesen kosmischen Kultus hineinstellen kann: Im unmittelbaren Anblick gewahrt der Mensch «eine tote Welt», aber von seiner eigenen Geistigkeit wandelt sie der Mensch, «wenn er von seinem Geistigen der Welt mitteilt, indem er die Gedanken belebt zur Imagination, Inspiration, Intuition, indem er die geistige Kommunion der Menschheit vollführt.» – «So hineingestellt, kann der Mensch wollend und fühlend sich erleben. Hingegeben an das Allwalten des ihn umgebenden Weltendaseins, des kosmischen Daseins, kann er erleben dasjenige, was durch ihn ausgeführt wird in dem großen Tempel des Kosmos als Transsubstantiation, indem er opfernd darinnensteht in rein geistiger Art.

Was sonst nur abstrakte Erkenntnis wäre, wird zu einem fühlenden und wollenden Verhältnis zur Welt. Die Welt wird zum Tempel, die Welt wird zum Gotteshaus. Der erkennende Mensch, sich aufraffend im Fühlen und Wollen, er wird zum opfernden Wesen. Das Grundverhältnis des Menschen zur Welt steigt auf vom Erkennen zum Weltenkultus, zum kosmischen Kultus. Daß all dasjenige, was unser Verhältnis zur Welt ist, zunächst sich als kosmischer Kultus erkennt im Menschen, das ist der erste Anfang dessen, was geschehen muß, wenn Anthroposophie ihre Mission in der Welt vollziehen soll.» (S. 192, 194) – Wenn ein solcher kosmischer Kultus angestrebt wird, verwandelt sich alles Streben der Menschheit von Grund auf. Dann wird auch verstanden werden, warum Rudolf Steiner am 27. Februar 1910 im Zusammenhang mit dem Schauen «des Christus in seiner Äthergestalt» sagen konnte: «Der Laboratoriumstisch muß erst zum Altar werden, so wie er es für Goethe war, der als Kind seinen kleinen Altar aus Naturprodukten an den Strahlen der aufgehenden Sonne entzündete.» (*Das Ereignis der Christus-Erscheinung in der ätherischen Welt*, GA 118, 1965, S. 89)

192 Vortrag vom 13. Januar 1924, *Mysterienstätten des Mittelalters*, GA 233a, 1980, S. 94.

193 *Mein Lebensgang*, GA 28, [8]1982, S. 169-172.

194 In seiner Autobiographie charakterisiert Rudolf Steiner dieses Geheimnis der Ergänzung: Goethe drang erkennend «von der Sinnes-Natur zur Geist-Natur» vor ; Steiner wollte «die Erkenntnis bis zur ideengemäßen Auffassung der geistigen Welt selbst» führen. Durch seine Goethe-Arbeit erlebte Steiner «den Unterschied einer Seelenverfassung, der sich die geistige Welt gewissermaßen wie gnadenvoll offenbart, und einer solchen, die Schritt vor Schritt das eigene Innere immer mehr dem Geiste erst ähnlich

macht, um dann, wenn die Seele sich selbst als Geist erlebt, in dem Geistigen der Welt darinnen zu stehen. In *diesem* Darinnenstehen empfindet man aber erst, wie innig in der Menschenseele Menschengeist und Weltengeist miteinander verwachsen können.» (GA 28, S. 175ff.) Demgemäß stellte sich Steiner in seiner Doktorarbeit die Aufgabe, « ‹eine Verständigung des Bewußtseins mit sich selbst› herbeizuführen. Denn ich sah, wie der Mensch erst dann verstehen konnte, was die wahre Wirklichkeit in der äußeren Welt ist, wenn er diese wahre Wirklichkeit in sich selbst geschaut hat.» Auf diesem Wege «emsiger geistiger Innentätigkeit» leuchtet das eigene wahre Sein, das echte Selbstbewußtsein folglich nicht von vornherein auf, «sondern erst nach der Verständigung des Bewußtseins mit sich selbst.» Erst nach der entsprechenden Vorbereitung kann «des Menschen höchster Wert», kann die Freiheit begriffen werden. (S. 178)
Die von Steiner 1892 veröffentlichte erweiterte Dissertation, die als «Vorspiel einer Philosophie der Freiheit» unter dem Titel *Wahrheit und Wissenschaft* in eine Zeit philosophischer Mutlosigkeit und geistiger Lähmung wie ein Michaelschwert hineinstieß, endet mit den Worten: «Das wichtigste Problem alles menschlichen Denkens ist das: *den Menschen als auf sich selbst gegründete, freie Persönlichkeit zu begreifen.*»

195 Vortrag vom 29. September 1920, *Grenzen der Naturerkenntnis*, GA 322, 1981, S. 45f.

196 Ebenda, Vortrag vom 3. Oktober 1920, S. 124f.

197 Vortrag vom 30. November 1919, *Die Sendung Michaels*, GA 194, 1962.

198 Vortrag vom 3. Oktober 1920, GA 322, 1981, S. 127.

199 Vortrag vom 5. November 1917, GA 73, 1973, S. 46.

200 Ebenda, Vortrag vom 8. Oktober 1918, S. 238. Der Titel des Vortrags lautet: «Ist eine übersinnliche Erkenntnisweise wissenschaftlich zu begründen?»

201 Goethe, *Materialien zur Geschichte der Farbenlehre*, Hamburger Ausgabe Band 14, ^{6}1981, S. 90ff.

202 Vergl. Vortrag vom 21. Oktober 1916, *Innere Entwicklungsimpulse der Menschheit*, GA 171.

203 Vortrag vom 15. August 1924, *Das Initiaten-Bewußtsein*, GA 243, 1969, S. 95ff.

204 Philosophie und Anthroposophie, im gleichnamigen Band, GA 35.

205 Erster Teil der Betrachtung: Was offenbart sich, wenn man in die vorigen Leben zwischen Tod und neuer Geburt zurückschaut?, *Anthroposophische Leitsätze*, GA 26, 1962, S. 183-187.

EWALD KOEPKE

Rudolf Steiner und das Gralsmysterium

Der Prüfungsweg des Parzival
122 Seiten, Leinen mit Schutzumschlag

Ewald Koepke schildert die inneren Zusammenhänge der Anthroposophie Rudolf Steiners mit der in der Gralssuche des Parzival aufkeimenden neuen Kultur der Frage.

«Das Buch bietet genügend Anlässe zu fragendem, vertiefendem Nacharbeiten und es könnte aus bewusst geübter Fragekultur heraus die Bemühungen auf dem Feld der Bewältigung ungelöster anthroposophischer Probleme im besten Sinne bestärken.»

Klaus J. Bracker, Die Drei

«Als ich das Buch aus der Hand legte, stellte sich im Nachklang eine Intuition ein, die sich folgendermaßen formulieren lässt: Rudolf Steiner will Mitarbeiter, keine ‹Jünger›. Ewald Koepkes Buch scheint mir ein gezielter Wink in diese Richtung zu sein.»

János Darvas, Das Goetheanum

EWALD KOEPKE

Die Heilung des Amfortas

Eine Aufgabe der Zukunft
123 Seiten, Leinen mit Schutzumschlag

Schon einmal war es Parzival vergönnt, auf die Gralsburg zu gelangen. Fast hätte er das Ziel seiner Berufung erreichen können: Gralskönig zu werden. Doch er versäumte, im Anblick des leidenden Amfortas die Frage zu stellen: «Oheim, was leidest du?»

Für den anderen in seinem Leiden Mitleid empfinden zu können, ist die eine Seite der versäumten Frage des nach dem heiligen Gral suchenden Parzival. Die genaue Beschaffenheit der nicht heilen wollenden Wunde des Gralskönigs Amfortas erkennen zu wollen, ist die andere Seite.

Ewald Koepke greift die Hinweise der Geisteswissenschaft Rudolf Steiners auf, daß es «nicht uneigentlich gesprochen, sondern ganz eigentlich gesprochen» ist, «daß der Mensch, um die Freiheit zu erringen, durch die Verwundung des Amfortas gehen muß, damit er auch den Parzival kennenlernen kann». – Ewald Koepke erkundet eine dringende und wesentliche Aufgabe der Zukunft und der Gegenwart.